L'IMAGE INCONSCIENTE DU CORPS

DU MÊME AUTEUR

Le Cas Dominique
Seuil, 1971
coll. Points, 1974

Psychanalyse et Pédiatrie
Seuil, 1971
coll. Points, 1976

Lorsque l'enfant paraît, tome 1
Seuil, 1977

L'Éveil de l'esprit de l'enfant
en collaboration avec Antoinette Muel
éditions Aubier, 1977

L'Évangile au risque de la psychanalyse, tome 1
éditions Jean-Pierre Delarge, 1977
Seuil, coll. Points, 1980

Lorsque l'enfant paraît, tome 2
Seuil, 1978

L'Évangile au risque de la psychanalyse, tome 2
éditions Jean-Pierre Delarge, 1978
Seuil, coll. Points, 1982

Lorsque l'enfant paraît, tome 3
Seuil, 1979

La Foi au risque de la psychanalyse
en collaboration avec Gérard Sévérin
éditions Jean-Pierre Delarge, 1980
Seuil, coll. Points. 1983

La Difficulté de vivre
Interéditions, 1981

Au jeu du désir
Seuil, 1981

Séminaire de psychanalyse d'enfants
en collaboration avec Louis Caldaguès
Seuil, 1982

Sexualité féminine
Scarabée et Compagnie, 1982

en cassettes de 60 minutes
Séparations et Divorces
La Propreté
Seuil, 1979

FRANÇOISE DOLTO

L'IMAGE INCONSCIENTE DU CORPS

ÉDITIONS DU SEUIL
27, rue Jacob, Paris VIe

ISBN 2-02-006929-6

1. Schéma corporel et image du corps

Au début de ma pratique en psychanalyse d'enfants (1938), conseillée par Sophie Morgenstern[1], première psychanalyste d'enfants en France, je proposai aux enfants - désireux de comprendre avec moi ce qui était la cause en eux, à leur insu, des difficultés de vivre qu'ils connaissaient - du papier, des crayons de couleur; puis, plus tard, j'ajoutai de la pâte à modeler.

Dessins, couleurs étalées, formes, sont déjà des moyens spontanés de s'exprimer pour la plupart des enfants. Ils aiment alors à «raconter» ce que leurs mains ont traduit de leurs fantasmes, ils verbalisent ainsi ce qu'ils ont dessiné et modelé à qui les écoute. C'est parfois sans rapport logique (pour l'adulte) avec ce que l'adulte croirait y voir. Mais le plus surprenant a été ce qui s'est imposé peu à peu à moi. C'est que les instances de la théorie freudienne de l'appareil psychique : Ça, Moi, Surmoi, sont repérables dans toute composition libre, qu'elle soit graphique (dessin), plastique (modelage), etc. Ces productions de l'enfant sont ainsi de véritables fantasmes représentés, d'où sont décodables les structures de l'inconscient. Ils ne sont décodables comme tels que par les dires de l'enfant qui anthropomorphise, qui donne vie aux différentes parties de ses dessins dès lors qu'il en parle à l'analyste. C'est ce qu'il y a de particulier dans l'analyse des enfants : ce qui, chez les adultes, se déchiffre à partir de leurs associations d'idées sur un rêve raconté, par exemple, peut s'illustrer, chez les enfants, par ce qu'ils disent sur les graphismes et les compositions plastiques,

1. Suicidée en 1940, à l'entrée des Allemands à Paris.

supports de leurs fantasmes et de leurs fabulations dans leur relation de transfert.

Le médiateur de ces trois instances psychiques (Ça, Moi, Surmoi), dans les représentations allégoriques que fournit le sujet, s'est montré spécifique. Je l'ai appelé l'image du corps.

Exemple 1. Deux dessins d'un enfant gravement tiqueur de onze ans environ.

Premier dessin : un cheval dont la tête ne rentre pas dans le cadre du papier, sur lequel il y a un cavalier qui lutte avec un ennemi qui n'est pas totalement visible, mais dont on voit l'épée qui arrive en haut, de la gauche dans le champ du dessin, menaçant la tête de ce cavalier, en même temps que l'on voit, dans la partie basse et à droite du dessin, un serpent venimeux qui va, dit l'enfant, piquer le cheval du cavalier. Sur ce dessin, le cheval n'a pas sa tête, le cavalier a la sienne.

Deuxième dessin (à une autre séance) : il se présente comme une variante du motif précédent. La tête du cavalier n'est pas entièrement dans le champ de la feuille ; le cheval, lui, y a sa tête, mais sa queue n'a pas la place de figurer sur la feuille. Le serpent est remplacé par une tête de tigre qui est à gauche en bas et qui est prête à attaquer le cheval. Cette tête de tigre est en fait du côté où il devrait y avoir la tête du cheval, mais elle est à un niveau inférieur.

Le jeune garçon qui, à l'invitation du psychanalyste, raconte ses deux dessins, peut se mettre à la place de tous les personnages et, de la place de chacun d'eux, imaginer et dire ce qu'il ressentirait.

Apparaissent ainsi successivement une tête signifiant la dévoration orale, celle du tigre ; une tête de maîtrise de la musculature anale, que peut représenter la tête du cheval ; et une tête de la maîtrise du cavalier, qui représente l'être humain. Ces trois têtes sont susceptibles de s'échanger l'une l'autre, étant exclu qu'il puisse y avoir les trois à la fois dans le champ du dessin. De plus, il y a toujours un danger pour le cavalier, qui est représenté soit par l'oralité qui fait partie d'un corps (le tigre), soit par le serpent venimeux qui, par-derrière, figure les forces telluriques et anales qui peuvent se venger de l'individu, et en même temps, l'épée d'un supérieur hiérarchique humain qui le vise.

Ultérieurement, dans les derniers dessins de cet enfant, le danger est représenté par un éclair foudroyant qui détruirait en même temps le cavalier, le cheval, et probablement les animaux qui étaient là ; et qui se trouvait en conflit avec ces instances vivantes, conflit figuré par l'attaque.

L'explicitation de ces différents dangers a pu faire découvrir, par les associations libres sur les ennemis, les orages, les dangers du venin, les dangers de la dévoration, que ces thèmes figuratifs étaient liés à un drame familial.

La mort du grand-père paternel de l'enfant avait été suivie de conflits familiaux liés à l'héritage, et le père de l'enfant avait été le témoin de la tentative de meurtre d'un de ses frères par l'aîné de la fratrie. L'enfant en avait été verbalement mis au courant, en surprenant une conversation de ses parents alors que, chez les grands-parents, il couchait dans leur chambre. Tout s'est télescopé pour lui, l'avidité orale de l'héritage, le tabou du meurtre et l'étonnement d'assister à la connivence de ses parents parlant à voix basse dans le lit conjugal pour donner raison au meurtrier qui n'avait heureusement fait que blesser l'autre (on avait parlé d'un accident de chasse) et convenir de le cacher. L'enfant avait déclenché ses tics au retour des obsèques du grand-père.

On voit comme, grâce aux dessins successifs, l'analyse des souvenirs et des associations qui s'y trouvaient inconsciemment figurés a permis de libérer ce qui se présentait comme contradictions insolubles pour ce garçon, qui ne pouvait à la fois garder sa tête, sa vitalité musculaire et la maîtrise de sa conduite. Il s'est trouvé être le témoin silencieux et donc complice d'une conversation parentale ayant une portée déshumanisante par rapport au code de la Loi. Mais, l'important, ce qui permet de comprendre qu'on puisse faire de la psychanalyse d'enfants, c'est qu'il apporte lui-même les données de l'interprétation par ce qu'il dit de ses dessins fantasmagoriques ; c'est lui, lui-le serpent qui pense comme ça, lui-la tête de tigre qui représente la mère dangereuse (son père l'appelait sa tigresse) à laquelle il s'identifie, et qui est dangereuse pour le cheval qui représente son père, dans ce cas-là ; en même temps que l'épée de Dieu, remplacée par la foudre du ciel, vient condamner l'enfant, blesser son humanisation dès lors qu'à juger son père, complice de son oncle, il se paraît coupable au regard de la Loi. Car ce qu'il a entendu par leurs paroles, c'est que ses parents - son père surtout, moins sa mère, angoissée d'être dans le secret - étaient dans leur désir aussi transgresseurs de la Loi qu'un enfant incestueux, lui, en l'occurrence, témoin occasionnel de leur colloque au lit conjugal dans la maison de la lignée paternelle.

Exemple 2. Il s'agit d'un garçon de dix ans totalement inhibé, presque sans voix, dont le visage montre un sourire angoissé et figé. A la demande de dessiner pour s'exprimer, puisqu'il ne peut rien raconter et que, soi-disant, il ne rêve pas, il se met à représenter graphiquement des «batailles de tanks». De fait, tous les dessins de ses premières séances sont des représentations de ce même thème, d'une façon qui manifeste clairement l'ampleur de son inhibition dans le rapport à l'autre. Dans l'un de ses dessins, par exemple, il y a un tank au graphisme pâle et tremblé en pleine page, et, seulement à l'extrémité droite du papier, le bout du canon d'un autre. De ce bout de canon ne sort aucun obus ; il n'y a d'obus projeté que du canon du tank visible, mais dans une direction telle, manifestement, qu'aucun dommage ne saurait en résulter pour le tank invisible.

De séance en séance se poursuit de la même façon cet impossible combat entre deux tanks, qui se trouvent ultérieurement remplacés par des boxeurs, vus de profil, un bras seul visible, à distance respectable l'un de l'autre. Se confirme donc le problème de la rivalité sous forme de l'impossible corps à corps. Car ces boxeurs n'ont, selon les premiers dessins successifs que le garçon en fait, ou pas de tête parce qu'ils ne tiennent pas entiers dans l'espace du papier, étant donné le volume de leur corps, ou pas de pieds. S'en apercevant, il les redessine les genoux pliés; ils sont tous les deux à genoux l'un devant l'autre, mais leurs bras, même en s'étendant, ne peuvent pas se toucher.

Quand enfin, après plusieurs séances, il en arrive à pouvoir mettre les deux boxeurs debout l'un en face de l'autre, ce qui apparaît, c'est que l'un a un maillot rayé, et l'autre pas. Il serait celui-là, s'il était dans le dessin, répond-il à ma question. Or, ce maillot rayé, les associations l'ont montré, rappelait le pull d'un camarade de classe, qui, rentré de l'école avec une mauvaise note, avait reçu une correction de son père.

Alors, à ma question : «Tu voudrais bien que ton père te flanque des corrections? — Ah! C'est pas ça que je veux dire, mais son papa, il s'occupe de lui.»

Et, en effet, cet enfant avait un père totalement indifférent à lui; à la limite, ce père n'avait pas reconnu son fils comme quelqu'un de valable. Toute l'inhibition de l'enfant a pu s'exprimer dans une autodestruction de sa libido virile, par absence d'identification possible à un père qui ne se reconnaissait pas tel et qui ne reconnaissait pas dans son fils un garçon devenant valable, puisqu'il n'avait aucun intérêt pour lui. Il y avait même là renversement de la situation œdipienne, c'était le père qui était jaloux de son fils et qui ne lui permettait pas de se construire en référence à lui, en élaborant des instances de psyché : Moi, Surmoi, Idéal du Moi, du fait qu'il n'était, ce père, ni un Surmoi inhibiteur de la non-observance de la loi du travail - qui est une sublimation des pulsions anales - ni un interlocuteur de son fils. Il ne savait que lui dire : «Tais-toi», «Va-t'en de là», «Laisse-moi tranquille». C'est-à-dire qu'il ne supportait pas le Moi Idéal d'un garçon phallique oral, qui a droit et à la parole adressée par lui à son père, et aux échanges parlés avec son père. L'enfant se sentait donc un trop grand danger pour son père, du fait que celui-ci en avait peur. Du moins, son père, en le niant, faisait-il comme s'il avait peur de lui.

C'est l'interprétation à travers les dessins qui a mis au jour cet auto-freinage de la libido du fait de l'absence de sécurité du père à l'égard de l'enfant, assortie pour l'enfant du refuge dans une vie puérile de non-rivalité, et donc de non-créativité, toute la libido étant bloquée par le danger que l'enfant s'apercevait être pour son père. Le Moi désiré était : être un garçon qui ait un père fort, capable de contrôler l'inhibition de son fils au travail, suscitant ainsi la formation d'un Surmoi inhibiteur de la paresse, un père qui aurait été un Moi Idéal. Son rêve était d'être comme le camarade au pull rayé. Alors, son père se serait intéressé à tout ce qui intéressait son fils, comme le père du camarade au pull rayé qui le récompensait lorsqu'il avait de bonnes notes. C'est la mère de ce camarade qui avait tricoté elle-même pour son fils le beau maillot rayé ; il y avait donc dans cette famille une mère qui avait la possibilité d'aimer son enfant sans rendre son mari inexistant ; et celui-ci continuait d'être le père qui contrôle et à la fois soutient l'énergie de son fils pour qu'il devienne un être social, armé pour la vie.

C'est par des volumes représentés dans l'espace, volumes qui sont les supports d'une intentionnalité, que l'enfant s'exprime. Au départ, il semble dessiner une scène ; mais en réalité, par la façon dont il interprète lui-même, dont il parle son dessin, il prouve que, par cette mise en scène graphique, il médiatise des pulsions partielles de son désir, en lutte avec des pulsions partielles de son désir sur un autre niveau. Ces niveaux de la psyché sont ce que Freud a décrit comme : Moi, Moi Idéal et Surmoi. Et l'énergie qui se trouve mise en jeu dans les scénarios imaginaires que sont ces dessins ou ces modelages n'est rien d'autre que la libido qui s'exprime par son corps, soit passivement, soit activement, passivement dans son équilibre psychosomatique, activement dans sa relation aux autres.

Donnons l'exemple d'une situation où c'est le modelage qui est support représentatif.

Exemple 3. Un jeune homme, lycéen de classe de troisième, brillant élève de quatorze ans, mais « très nerveux », m'est amené en consultation : on se plaint au lycée de ce qu'il donne des coups de pied compulsifs dans les tables jusqu'à les desceller. La mère qui accompagne son fils a elle-même les jambes meurtries, ulcérées au niveau des tibias. Outre ses jambes à elle, elle m'apprend que sont également visés par cet agir insolite le pied du lit conjugal du côté où elle-même couche, ainsi que le pied de la table familiale du côté où elle est assise habituellement.

Lors de ce premier contact, tout ce que ce garçon peut me dire de son symptôme, c'est : «Je ne peux pas faire autrement, c'est plus fort que moi... — Mais comment se fait-il que cela vise toujours votre mère et pas votre père? — Je ne sais pas, je ne le fais pas exprès.»

Disant ne pas pouvoir dessiner, il choisit de faire un modelage et réalise ainsi un puits à l'ancienne, très artistiquement reproduit. Je dis à ce moment-là : «Un puits, qu'est-ce que vous pourriez dire? — Eh bien, il y a de l'eau dans le fond, c'est un puits d'une époque ancienne, maintenant, il n'y a plus de puits. — Oui. Que dit-on encore quelquefois qui se cache dans le puits?» Et, ensemble, nous arrivons ainsi à parler du puits et de la vérité qui est supposée en sortir toute nue. La séance terminée, lorsqu'il s'agit d'établir les rendez-vous suivants, le jeune homme, qui paraît pourtant débrouillard, me dit : «Ah, il faut demander à Maman. — Pourquoi faut-il demander à votre mère, ne savez-vous pas vous-même vos jours de liberté? — Non, il faut demander à Maman.»

La mère vient donc et s'assoit à sa gauche. Pendant qu'elle me parle des jours à fixer pour les séances suivantes, le jeune homme prend la main droite de sa mère dans sa main gauche et en conduit l'index à caresser l'intérieur du puits modelé, sans qu'elle, qui continue à me parler, paraisse s'en apercevoir. Au lieu de le laisser partir avec sa mère, je dis à celle-ci : «Veuillez l'attendre un instant, j'ai encore à parler à votre fils.» Elle s'en va et je demande au garçon : «Que veut dire le geste que vous avez fait faire à l'index de votre mère dans votre modelage? — Moi? Comment? Je ne sais pas...» (Il paraît surpris, même ahuri.) Il répond donc comme s'il avait oublié, ne s'était rendu compte de rien; je lui décris alors ce que je lui ai vu faire. Et j'ajoute : «A quoi ça vous fait penser, le doigt de votre mère dans le trou de ce puits? — Eh, ben... je ne peux pas aller au cabinet, Maman ne me permet pas d'aller au cabinet au lycée parce qu'il faut qu'elle voie, qu'elle contrôle toujours mon caca. — Pourquoi ? Vous êtes dérangé de l'intestin depuis longtemps ? — Non, mais elle veut, et elle me fait des scènes si je fais caca au lycée. — Allez chercher votre mère. »

La mère revient, et il se confirme qu'elle non plus n'avait rien remarqué du jeu avec son doigt dans le puits. Je lui dis que son fils (toujours présent) m'a parlé de la nécessité qu'elle éprouvait de vérifier son excrémentation. « Eh bien, Madame, n'est-ce pas le devoir d'une mère d'entretenir le bon fonctionnement du corps de ses enfants ? Même à mon fils aîné (un garçon de vingt et un ans), je masse l'anus chaque fois qu'il va à la selle. — Ah oui, et pourquoi ? — C'est le docteur qui m'a imposé de faire ça. Quand mon fils aîné avait dix-huit mois, il a eu un prolapsus du rectum, et le docteur m'a dit de lui masser l'anus après chaque selle, pour faire rentrer ce prolapsus. »

C'est autour de ce problème que s'était organisée, avec la prépuberté, puis la puberté en cours, la maladie prétendument nerveuse de ce garçon de quatorze ans, dont la mère n'avait pas supporté que son fonctionnement végétatif devienne autonome.

Le garçon traduisait ainsi sa jalousie vis-à-vis de son frère aîné, qui avait droit aux prérogatives du massage anal de la mère, alors qu'à lui la mère imposait seulement un contrôle visuel de ses excréments : à lui qui n'avait pas eu la « chance » d'avoir un prolapsus du rectum quand il était petit.

Le puits était la projection d'une image partielle du corps anal ; il représentait le rectum du garçon, lequel associait la vérité de la sexualité de la femme au jouir de l'excrément. Il en était resté, en somme, à une sexualité anale fixée comme telle par le désir perverti d'une mère innocemment incestueuse à l'égard de ses garçons, sous couvert de médecine et du « devoir » d'une mère touchant le « bon fonctionnement » du corps-objet de ses enfants.

Cela permet également de comprendre la signification du symptôme moteur d'agression par coups de pied. La motricité qui, lorsqu'elle est adaptée à la société, est une expression du plaisir anal sublimé, était, chez ce garçon, altérée. Ses deux membres inférieurs venaient là et agissaient dans son symptôme comme substitut du troisième membre inférieur : le membre pénien. C'est du pied qu'il frappait les jambes de sa mère, à défaut de pouvoir en pénétrer le vagin avec son pénis.

On voit enfin comment se jouait la rivalité avec l'aîné, un aîné qui ne pouvait qu'imparfaitement faire figure de Moi Idéal, étant davantage un modèle régressif dont le plus jeune, tel un tout petit, aurait voulu prendre la place.

Exemple 4. Il s'agit encore d'un exemple de modelage. C'est un enfant de huit ans qui, lors de sa séance, a réalisé un fauteuil. Je l'interroge : «Où serait-il ? — Dans le grenier. — Mais il a l'air très solide, et on ne met pas des fauteuils très solides dans le grenier. — Oui, c'est vrai. — Eh bien, qui ce serait, ce fauteuil, si c'était quelqu'un ? — Ce serait le grand-père... Parce qu'on dit qu'il est vieux et qu'il ne veut pas mourir. — Et alors, c'est embêtant, qu'il ne meure pas ? — Eh ben, oui, parce qu'on n'a pas de place à la maison et alors, nous, on est obligé d'être dans la chambre avec Papa et Maman parce que lui, il ne veut pas qu'il y ait quelqu'un qui couche avec lui dans l'autre pièce.»

Voilà donc un vieillard encombrant, que les parents avaient pris chez eux en espérant que bientôt il mourrait, un vieillard paralysé, qui était toujours assis dans un fauteuil, et qu'on aurait bien voulu mettre avec les objets cassés dans le grenier. Ce fauteuil était représentatif du corps encombrant et trop bien portant du vieillard qui empêchait de vivre une famille petitement logée. Il est certain que l'enfant n'aurait jamais pu raconter l'histoire autrement que par ce moyen, par ce fantasme, qui illustrait une fixation anale au siège, littéralement parlant, laquelle faisait d'ailleurs de l'enfant un encoprétique. C'était à cause de cette encoprésie qu'il était venu en consultation pour une psychothérapie.

Là encore, on peut observer comment un enfant, à l'aide d'une production plastique, anthropomorphise ce que Freud a dégagé comme instances psychiques. Le grand-père, en l'occurrence, incarnait un Surmoi anal (culpabilité du faire, de l'agir dynamisant, progressif). Le problème était de «déjecter» cet homme tout en le gardant et le respectant. C'est probablement la raison pour laquelle l'enfant avait des rétentions anales qui s'évacuaient par non-contrôle sphinctérien, en même temps qu'il échouait dans les sublimations des pulsions orales et anales, les manipulations mentales que représente la scolarité pour un enfant.

Ces exemples ont l'intérêt de nous montrer comment, dans toute composition libre, se représente, se dit, l'image du corps : les associations que fournit l'enfant venant y actualiser l'articulation conflictuelle des trois instances de l'appareil psychique.

Chez les enfants (et chez les psychotiques) qui ne peuvent pas parler directement leurs rêves et leurs fantasmes comme le font les adultes dans les associations libres, l'image du corps est pour le sujet une médiation pour les dire, et pour l'analyste le moyen de les reconnaître. C'est donc un dit, un dit à décoder, et dont le psychanalyste seul n'a pas la clé. Ce sont les associations de l'enfant qui l'apportent, la clé : ce par quoi il se trouve en fin de compte être lui-même l'analyste. Car c'est lui qui en arrive à se saisir lui-même comme le lieu de contradictions inhibitrices pour la puissance mentale, affective, sociale et sexuelle de son âge.

Qu'on le comprenne bien : *l'image du corps n'est pas l'image qui est dessinée là, ou représentée dans le modelage; elle a à se révéler par le dialogue analytique avec l'enfant*. C'est pour cela que, contrairement à ce que l'on croit en général, l'analyste ne saurait interpréter d'emblée le matériel graphique, plastique, qui lui est amené par l'enfant; c'est celui-ci qui, en associant sur son travail, arrive à donner les éléments d'une interprétation psychanalytique de ses symptômes. Là encore, pas directement, mais en associant sur les paroles qu'il a dites (par exemple, le pull rayé du boxeur). Moyennant quoi, parler d'image, d'image du corps, ne veut pas dire que celle-ci soit seulement d'ordre imaginaire, puisqu'elle est aussi bien d'ordre symbolique, étant signe d'un certain niveau de structure libidinale en butte à un conflit, qui a à se dénouer par la parole de l'enfant. Il faut encore qu'elle soit reçue par qui l'écoute au travers des événements de l'histoire personnelle de l'enfant.

LE SCHÉMA CORPOREL N'EST PAS L'IMAGE DU CORPS

Les exemples qui précèdent permettent d'insister sur ces deux termes : il ne faut pas confondre image du corps et schéma corporel.

Dans tous les cas qui viennent d'être rapportés, il s'agissait d'enfants sains quant à leur *schéma* corporel ; c'est seulement le fonctionnement de celui-ci qui se trouvait obéré par des *images* pathogènes du corps. L'outil, le corps, ou mieux le médiateur organisé entre le sujet et le monde, si je puis dire, était potentiellement en bon état, dépourvu de lésions ; mais son utilisation fonctionnelle adaptée au conscient du sujet était empêchée. Ces enfants étaient le théâtre, dans leur corps propre, d'une inhibition du schéma corporel pour les deux premiers cas (maladie des tics, totale inhibition idéative et motrice avec mutisme et sourire figé), d'un non-contrôle du schéma corporel pour les deux suivants (coups de pied non contrôlables, encoprésie). L'utilisation adéquate de leur schéma corporel se trouvait annulée, entravée par une libido liée à une image du corps inappropriée, archaïque ou incestueuse. Libido barrée du fait du manque des castrations qu'auraient dû donner à leurs pulsions archaïques les adultes, et des sublimations qu'auraient dû leur permettre d'acquérir les adultes responsables de leur humanisation (éducation).

Cette invalidation d'un schéma corporel sain par une image du corps perturbée se retrouve par exemple dans le cas de l'enfant dessinant deux tanks qui ne parvenaient pas à se combattre « pour de bon ». Au schéma corporel non invalidé auraient correspondu au contraire un trait non tremblé, des canons qui auraient visé l'adversaire. Ou, dans les dessins suivants, des boxeurs qui auraient eu chacun deux bras et qui ne se seraient pas mis à genoux pour boxer. On pourrait presque dire qu'en dépit d'un schéma corporel sain, intégré[1], c'est à l'image du corps qu'il manquait un bras, c'est elle qui était à genoux (témoignant par là de l'impuissance du garçon à soutenir les potentialités de la stature debout et les situations de rivalité). C'est - dans le quatrième cas - cette partie ou ces parties absentes de son image du corps, interdites d'agressivité à l'égard du grand-père gêneur subi par ses parents, qui empêchaient l'enfant de s'identifier à un garçon qui, lui, réussissait, pour autant qu'il avait, ce camarade, une mère et un père non en conflit l'un vis-à-vis de l'autre, comme l'étaient ses parents (à cause de la présence du grand-père), et concourant chacun à soutenir l'existence humanisée de leur fils et ses efforts scolaires.

Le schéma corporel est une réalité de fait, il est en quelque sorte notre vivre charnel au contact du monde physique. Nos expériences de notre réalité dépendent de l'intégrité de l'organisme, ou de ses lésions transitoires ou indélébiles, neurologiques, musculaires, osseuses, et aussi de nos sensations physiologiques viscérales, circulatoires - on les appelle encore cœnesthésiques.

Certes, des atteintes organiques précoces peuvent provoquer des troubles du schéma corporel, et ceux-ci, du fait du manque ou de l'interruption des relations langagières, peuvent entraîner des modifications passagères ou durables à vie de l'image du corps. Il est cependant fréquent qu'un schéma corporel infirme et une image du corps saine cohabitent chez le même sujet. Considérons les enfants atteints de poliomyélite, c'est-à-dire de paralysie motrice, mais non sensitive. Si la maladie survient après l'âge de trois ans, soit après l'acquisition de la marche, de la continence sphinctérienne et du savoir concernant leur appartenance à un seul sexe (castration primaire), le schéma corporel, alors même qu'il peut être en partie durablement

1. Le garçon était râblé et bien portant physiquement.

atteint, reste compatible avec une image du corps presque toujours intacte, comme on le voit dans les dessins de ces enfants.

Le schéma corporel est en revanche toujours atteint, du moins en partie, quand la poliomyélite est très précoce, à l'âge de l'allaitement et du berceau, surtout avant l'expérience de la marche. Mais même si ces enfants ne récupèrent pas un schéma corporel sain, intègre du point de vue moteur et neurologique, leur infirmité peut ne pas affecter leur image du corps : il faut pour cela que, jusqu'à la maladie, au cours de celle-ci, puis durant la convalescence et la rééducation, leur relation à leur mère et à leur environnement humain soit restée souple et satisfaisante, sans trop d'angoisse de la part des parents ; qu'elle soit adaptée à leurs besoins, qui devraient être toujours parlés comme s'ils pouvaient y satisfaire par eux-mêmes, alors que l'atteinte musculaire due à la maladie et ses séquelles les en rendent incapables. Lorsqu'un enfant est atteint d'une infirmité, il est indispensable que son déficit physique lui soit explicité, référencé à son passé non infirme ou, lorsque c'est le cas, à la différence congénitale entre lui et les autres enfants. Il faut aussi qu'il puisse, dans le langage mimique et la parole, exprimer et fantasmer ses désirs, qu'ils soient réalisables ou non selon ce schéma corporel infirme.

Ainsi un enfant paraplégique[1] a-t-il besoin de jouer verbalement avec sa mère, en parlant de courir, de sauter, choses que sa mère sait comme lui qu'il ne pourra jamais faire. Il projette de la sorte une image du corps saine, symbolisée par la parole et les représentations graphiques, dans des fantasmes de satisfactions érotiques, dans l'échange de sujet à sujet. Que ses désirs soient ainsi parlés à quelqu'un qui accepte avec lui ce jeu projectif permet au sujet d'intégrer dans le langage ces désirs malgré la réalité, l'infirmité quant à son corps. Et le langage lui apporte la découverte de moyens personnels de communication. Un enfant phocomèle, né sans membres inférieurs ou supérieurs, possède un schéma corporel infirme. Cependant,

1. Paralysie neurologique des membres inférieurs.

son image du corps peut être tout à fait saine et permettre un langage de communications interhumaines aussi complètes et aussi satisfaisantes pour lui que celles d'un individu non infirme. C'est le cas de Denise Legrix, femme-tronc, auteur du livre *Née comme ça*[1] et qui, infirme de naissance, a été aimée par son père, sa mère et leur entourage social.

Un enfant qui n'a qu'un bras peut, avec ce bras, arriver à la manipulation des objets qui lui sont nécessaires. Ce qui rend l'enfant mal socialisé, voire caractériel, avec une image du corps malsaine, non castrable au moment du sevrage oral, puis de la castration anale (agir autonome) par rapport à sa mère, et qui le laisse en dépendance par rapport à elle, en fixation philique ou phobique, c'est que sa mère n'ait jamais voulu lui parler de son infirmité, alors qu'il observe la différence entre son corps et celui des autres enfants.

L'évolution saine de ce sujet, symbolisée par une image du corps non infirme, dépend donc de la relation émotionnelle de ses parents à sa personne : de ce que des informations véridiques, en paroles, lui sont délivrées très précocement, concernant son état physique d'infirme. Ces échanges humanisants - ou, au contraire, leur absence, déshumanisante - proviennent de ce que les parents ont - ou non - accepté l'infirmité du corps de leur enfant. Sont-ils culpabilisés dans leur génitalité ? Sont-ils angoissés ? Cet enfant se trouve-t-il narcissisé d'être aimé tel qu'il est, ou, au contraire, dénarcissisé dans sa valeur d'interlocuteur qui, en tant qu'infirme, n'est pas aimé, dont l'infirmité n'est pas reconnue ni parlée ? En tant qu'infirme, est-il rejeté par ses parents, au lieu d'être reconnu complètement comme leur fils ou leur fille dans l'épreuve, considéré comme un humain de plein droit avec son infirmité ? S'il est reconnu comme sujet de ses désirs, symbole de la parole conjointement accordée de deux humains tutélaires, qui sont responsables de sa naissance et qui l'aiment dans cette réalité sienne, qu'ils ne cherchent pas à lui faire oublier, ses parents (puis ses éducateurs) pourront donner à ses questions, par des médiations de

1. Paris, Éd. Kent-Segep, 1972.

langage et de façon pour eux inconsciente, la structure d'une image du corps saine. «Si tu étais un oiseau, tu pourrais voler...» «Si tu avais des pieds, des mains, tu pourrais faire comme ce petit garçon... tu es aussi malin que lui.»

Et l'on voit ces enfants, sans bras ni jambes, arriver à peindre avec la bouche aussi bien que ceux qui ont des mains; et ceux qui n'ont que des pieds arriver à être aussi adroits avec leurs pieds que d'autres le sont avec des mains. Mais cela ne peut se faire que s'ils sont aimés et soutenus dans les moyens qui leur restent pour devenir créateurs, et qui sont représentants de leurs pulsions dans les échanges avec autrui.

Un être humain peut n'avoir pas structuré son image du corps au cours du développement de son schéma corporel. Cela peut parfois être dû, ainsi que nous venons de le voir, à des infirmités, à des maladies organiques neuro-végétatives ou musculaires précoces; cela peut être dû aussi à des maladies néonatales, suites d'accidents obstétricaux ou d'infections ayant détruit des zones de perception subtile dans la prime enfance (surdité, anosmie, bec de lièvre, cécité, etc.).

Mais on peut faire l'hypothèse que la non-structuration de l'image du corps est en grande partie due au fait que l'instance tutélaire, désorientée de n'avoir jamais les réponses attendues habituellement d'un enfant de cet âge, ne cherche plus à communiquer avec lui autrement que dans un corps à corps, pour l'entretien de ses besoins, et abandonne son humanisation. Il est plus que probable qu'un tel être humain, puisque son corps survit, serait capable, tôt ou tard, d'élaborer une image du corps langagière selon des modalités qui lui seraient particulières, par le truchement de repères relationnels sensoriels et de sa complicité affective avec quelqu'un qui l'aime, qui l'introduit à une relation triangulaire, et qui lui permet d'advenir ainsi à la relation symbolique.

Chez des enfants précocement infirmes poliomyélitiques, par exemple, qui ont donc, eux, un schéma corporel plus ou moins gravement infirme, peut très bien se révéler une image du corps parfaitement saine, à condition, du moins, qu'ils n'aient pas été névrosés avant la poliomyélite et aient été soutenus au cours de la période aiguë de la maladie par la mère et le père, dans leur relation à autrui et à eux-mêmes. Ils dessinent alors des corps qui ne présentent aucun des dysfonctionnements ou des manques qui sont les leurs.

Image du corps et schéma corporel : comment les distinguer.

Revenons maintenant d'une autre façon à notre distinction essentielle.

Le schéma corporel spécifie l'individu en tant que représentant de l'espèce, quels que soient le lieu, l'époque ou les conditions dans lesquels il vit. C'est lui, ce schéma corporel, qui sera l'interprète actif ou passif de l'image du corps, en ce sens qu'il permet l'objectivation d'une intersubjectivité, d'une relation libidinale langagière avec les autres qui, sans lui, sans le support qu'il représente, resterait à jamais fantasme non communicable.

Si le schéma corporel est en principe le même pour tous les individus (à peu près de même âge, sous le même climat) de l'espèce humaine, *l'image du corps, par contre, est propre à chacun : elle est liée au sujet et à son histoire.* Elle est spécifique d'une libido en situation, d'un type de relation libidinale. Il en résulte que le *schéma corporel est en partie inconscient, mais aussi préconscient et conscient, tandis que l'image du corps est éminemment inconsciente;* elle peut devenir en partie préconsciente, et seulement quand elle s'associe au langage conscient, lequel utilise métaphores et métonymies référées à l'image du corps, tant dans les mimiques langagières que dans le langage verbal.

L'image du corps est la synthèse vivante de nos expériences émotionnelles : interhumaines, répétitivement vécues à travers les sensations érogènes électives, archaïques ou actuelles. Elle peut être considérée comme *l'incarnation symbolique inconsciente du sujet désirant* et ce, avant même que l'individu en question soit capable de se désigner par le pronom personnel « Je », sache dire « Je ». Je veux faire entendre que le sujet inconscient désirant en relation au corps existe dès la conception. L'image du corps est à chaque moment mémoire inconsciente de tout le vécu relationnel, et, en même temps, elle est actuelle, vivante, en situation dynamique, à la fois narcissique et inter-relationnelle : camouflable ou actualisable dans la relation ici et maintenant, par toute expression langagière, dessin, modelage, invention musicale, plastique, comme aussi mimique et gestes.

C'est grâce à notre image du corps portée par - et croisée à - notre schéma corporel que nous pouvons entrer en communication avec autrui. Tout contact avec l'autre, que ce contact soit de communication ou d'évitement de communication, est sous-tendu par l'image du corps ; car c'est dans *l'image du corps, support du narcissisme,* que le temps se croise à l'espace, que le passé inconscient résonne dans la relation présente. Dans le temps actuel se répète toujours en filigrane quelque chose d'une relation d'un temps passé. La libido est mobilisée dans la relation actuelle, mais peut s'en trouver réveillée, re-suscitée, une image relationnelle archaïque, qui était restée refoulée et qui fait alors retour.

Profitons-en pour souligner que le schéma corporel, qui est abstraction d'un vécu du corps dans les trois dimensions de la réalité, se structure par l'apprentissage et l'expérience, alors que l'image du corps se structure par la communication entre sujets et la trace, au jour le jour mémorisée, du jouir frustré, réprimé ou interdit (castration, au sens psychanalytique, du désir dans la réalité). C'est en quoi elle est à référer exclusivement à l'imaginaire, à un intersubjectif imaginaire marqué d'emblée chez l'humain de la dimension symbolique.

Pour le dire autrement : *le schéma corporel réfère le corps actuel dans l'espace à l'expérience immédiate. Il peut être indépendant du langage* entendu comme histoire relationnelle du sujet aux autres. Le schéma corporel est inconscient, préconscient et conscient. Le schéma corporel est évolutif dans le temps et l'espace. *L'image du corps réfère le sujet du désir à son jouir, médiatisé par le langage mémorisé de la communication entre sujets.* Elle peut se rendre indépendante du schéma corporel. Elle s'y articule par le narcissisme, originé dans la charnalisation du sujet à la conception. *L'image du corps est toujours inconsciente, constituée de l'articulation dynamique d'une image de base, d'une image fonctionnelle et d'une image des zones érogènes où s'exprime la tension des pulsions.*

En psychanalyse, le rôle du divan.

Dans la technique psychanalytique, c'est justement de ce que le schéma corporel est neutralisé par la position allongée du patient que le déploiement de l'image du corps se trouve permis. L'image du corps se trouve mise en jeu, en même temps que la vision du corps - et surtout de l'expression du visage - de l'analyste est impossible, ce qui provoque chez l'analysant une représentation imaginaire de l'autre et non pas une saisie de sa réalité visible. Il y a donc une absentéisation du jouir des pulsions scopiques, et une frustration du jouir des pulsions auditives (puisque c'est l'analysant qui parle, et l'analyste très peu). En quelque sorte, Freud s'est servi, sans le savoir, de l'image du corps, et il s'en est même servi plus que nous ne le faisons aujourd'hui puisqu'il frustrait ses patients de toute satisfaction génitale pendant le temps de la cure.

Recherche de désir et défense contre les désirs sont processus langagiers constructifs pour l'image du corps visant à protéger l'intégrité du narcissisme en même temps que l'intégrité du schéma corporel, c'est-à-dire le corps lui-même en tant qu'ensemble charnel cohésif qui doit rester intègre pour percevoir. Ainsi, dans une douleur trop intense, tout l'organisme (tout le psychisme ?) pressent que la rencontre avec un obstacle du corps souffrant en tel ou tel lieu blessé ou endolori pourrait provoquer une non-sécurité, et c'est la protection de soi dans une distance gardée à l'égard des autres. Cela relève du schéma corporel imaginé consciemment, il ne s'agit pas là de l'image du corps.

Il peut arriver aussi que des processus affectifs de dénégation du plaisir-déplaisir, ou encore des processus idéatifs de dénégation de l'objet érotique par le langage du corps ou le langage verbal, visent à protéger le sujet d'une expérience répétée de laquelle il ne peut attendre que du désagréable[1]. Il est intéressant pour le psychanalyste de saisir la dynamique du désir inconscient à ses différents niveaux : il y a d'abord le niveau du corps-chose, puis les niveaux révélés par l'image du corps de chaque stade dans son aspect trinitaire inconscient : langage mimique, viscéral ou gestuel inconscient.

Dans le cas de modelage du puits que j'ai cité[2], on a vu comment l'image du corps partiel anal pouvait se trouver actualisée dans un vécu relationnel. Donnons encore l'illustration de cette fillette qui, lors de sa première séance, dessine, étant seule avec moi, un très beau vase de fleurs épanouies, en indiquant le niveau de l'eau où plongent les tiges. Ensuite, j'ai un entretien avec la mère en présence de la fillette. Or, celle-ci fait, pendant ce temps, un deuxième dessin, celui d'un minuscule pot de fleurs sans niveau d'eau, avec dedans un minuscule bouquet de fleurs fanées. On voit là la différence de l'image du corps de la fillette, telle que ressentie inconsciemment, selon qu'elle est en présence de sa mère ou sans elle. Relativement à sa mère, elle se sent minable et fanée, tandis que, lorsqu'elle est seule interlocutrice de l'analyste qui l'écoute, elle se sent le droit de s'épanouir et d'être dans sa beauté séductrice narcissique.

Le schéma corporel de cette fillette n'est pas modifié par la présence de sa mère ; cette présence entraîne, en revanche, une modification dans l'image du corps et, de ce fait, dans sa représentation projective. Cette modification permet de comprendre les relations actuellement perturbées entre mère et fille. Les symptômes, motifs de la consultation, sont ainsi illustrés. L'enfant exprime, grâce à ses deux dessins, ce qui est ressenti d'un narcissisme blessé dans sa relation à sa mère, et qui ne peut être dénoué, décodé, que grâce au travail psychanalytique. Ce décodage doit se faire, non seulement par rapport au désir de la fillette dans sa relation au désir de la mère et vice versa, mais aussi par rapport au désir de chacune dans leur relation

1. Un exemple banal en est la timidité, son langage du corps : « rougir », « suer ». L'érythrophobie en est la névrose, mais la timidité n'est pas névrotique. — 2. Cf. p. 12.

triangulaire œdipienne - actuelle pour l'enfant, passée pour la mère -, c'est-à-dire par rapport à l'objet de leur désir génital : pour la fille, son père, autrement dit, le conjoint de sa mère.

La situation triangulaire que l'analyste fait apparaître par sa seule présence, situation triangulaire de la mère parlant avec l'analyste, met l'enfant dans une situation mineure de fleur[1] vieillie et qui n'est plus vitalisée, alors que la situation duelle de l'enfant avec l'analyste l'avait narcissisée. (L'analyste, quoique femme en ce cas, semble être à la place du père.) Ce dessin exprime le ressenti douloureux de la castration génitale chez la fille qui s'imagine, à cause de sa mère, en place non désirable pour son père.

C'est grâce à l'observation et à l'écoute des enfants, d'une part dans leurs relations réelles, familiales et amicales, d'autre part dans la relation transférentielle en séance analytique, que j'ai pu comprendre le rôle majeur de l'image du corps du patient, de la sienne propre, et de sa projection sur autrui dans tout fantasme existentiel de présence à soi-même et au monde.

Technique d'analyse adaptée aux enfants.

Faire dessiner ou modeler l'enfant qui se trouve en séance analytique ne signifie pas jouer avec lui. La règle, pour le psychanalyste, est de ne pas partager activement le jeu de l'enfant, c'est-à-dire de ne pas mêler activement ses fantasmes à ceux de l'enfant en cure ; ce qui sous-entend que l'analyste n'érotise pas sa relation au patient, pas plus qu'il ne vise à une quelconque réparation. Il s'agit d'un travail, d'une mise en mots des fantasmes de l'enfant, tels qu'on les voit souvent aux premiers entretiens ne s'exprimer que par des regards, et non par un jeu. Pas plus que les adultes, les enfants ne viennent se distraire, s'amuser, chez le psychanalyste. Ils viennent s'exprimer en vérité. Bien des enfants qui ont eu l'opportunité d'un trai-

1. Fleur : projection de la zone érogène de l'image du corps orale-anale passive, lieu du porter fruits des plantes, créatures vivantes individuées, mais non animées et motrices.

tement psychanalytique n'ont pu en tirer aucun fruit, du seul fait que les séances de psychothérapie leur avaient été signifiées par ces mots : qu'ils allaient jouer avec un monsieur ou une dame qui aime les enfants. Le résultat a été une relation érotisée subie, la continuation d'un «être le jouet d'autrui».

Le rôle du psychanalyste est, justement, non de substituer un désir supposé sain au désir supposé pathologique des parents, ni de «rapter» l'enfant à des géniteurs ou éducateurs qui, théoriquement, ont été, ou sont, ou seraient, mauvais pour lui ; mais, au contraire, de permettre à l'enfant, par des gestes, par des signes langagiers, auxquels on adjoint des paroles adressées à sa personne (en présence des parents ou non), de savoir que l'analyste a la confiance des parents, lesquels restent, tels qu'ils sont, responsables de sa tutelle, pour qu'il advienne à sa propre compréhension en ce qui le fait souffrir. Il peut alors se retrouver sujet désirant dans le triangle initial de sa scène primitive et si, en effet, il souffre, accepter, tout au moins à l'essai, le contrat qui lui est proposé : non de jouer pour son plaisir, mais de s'exprimer auprès de l'analyste par son jeu, tant qu'il ne peut pas encore dire avec des paroles ses pensées, ses sentiments, ses fantasmes. Ses dessins et ses modelages sont destinés à être parlés, ils sont dans le transfert, comme le sont pour la technique psychanalytique des adultes les rêves, fantasmes et libre association.

J'ajouterai que j'ai pour principe, vis-à-vis des enfants qui n'ont pas encore abordé l'Œdipe, même s'ils ne sont pas de grands autistes et de grands phobiques, quel que soit leur âge, de les voir au début devant leurs parents, puis de voir fréquemment les parents seuls et, chaque fois que l'enfant le désire, de laisser ceux-ci assister aux séances et même y participer.

Je me suis toujours refusée en séance analytique à jouer avec l'enfant. De même qu'avec un patient adulte, nous n'entrons pas en conversation, de même avec l'enfant, nous n'avons pas à mêler nos fantasmes aux siens, mais à être à l'écoute, à travers son comportement, de ce qu'il a à dire, de ce qu'il ressent et de ce qu'il pense, et qui est *a priori* totalement accepté par nous.

A partir de son dessin, l'enfant en arrive, par associations d'idées, à parler de son père, de sa mère, de sa fratrie, de son entourage, de moi-même par rapport à lui, et des interprétations que je lui soumets. Ces « interprétations » étant, comme avec les adultes, des questions concernant la reviviscence de tel ou tel fantasme, et surtout des rapprochements entre ses associations, concernant telle ou telle période révolue de sa vie.

Cependant, dessins et modelage ne lui sont pas proposés dans le but de le faire parler sur son père, sa mère... Ils sont, comme les rêves et les fantasmes des adultes, des témoignages de l'inconscient. Tout dessin, toute représentation du monde est déjà une expression, une communication muette, un dire pour soi ou un dire à l'autre. En séance, c'est une invite à la communication avec l'analyste, ce à quoi il convient d'ajouter que, lorsque l'enfant parle en séance (tout comme l'adulte d'ailleurs), s'il parle de son père, de sa mère, de ses frères, il ne parle pas de ces personnes dans leur réalité, mais de ce père en lui, cette mère en lui, ces frères en lui ; c'est-à-dire déjà d'une dialectique de sa relation à ces personnes réelles qui, dans ses dires, sont déjà fantasmées.

Croyant qu'il parle de ces personnes dans leur réalité, il parle en fait de ces personnes telles qu'il se les représente, par rapport à sa propre subjectivité, ces expériences sont le fait de superpositions au cours de son histoire dans sa relation aux adultes. De là vient la possibilité de projection de ce vécu relationnel dans la représentation plastique que nous avons déjà décrite en termes d'anthropomorphisation. A ma question : « Qui serait le soleil ? », question qui met au conditionnel la possibilité d'associer sur le soleil, l'enfant peut répondre : « Le soleil, ce serait Papa, l'herbe, ce serait Untel... » Je puis encore lui demander : « Si tu étais dans ton dessin, où serais-tu ? », n'oubliant pas que le petit enfant ne peut entrer en relation qu'à travers la projection. Ce n'est, en effet, qu'avec la castration œdipienne et l'entrée dans l'ordre symbolique de la Loi, la même pour tous, que la relation directe réelle deviendra possible. Jusque-là, un monsieur est référencé au père, présent ou absent, une dame à la mère, présente ou absente. C'est donc par l'observation de ses interprétations projectives - «Grand-mère serait la tasse», «Grand-père serait le fauteuil» - que nous voyons à quel point un enfant prête une partie ou la totalité de son image du corps à des objets, des animaux, des personnes, etc. ; et c'est au moment où se fait cette projection qu'il communique sa vie inconsciente.

Un enfant de dix-sept ou dix-huit mois est à la fenêtre, il regarde le ciel. Pour la première fois, il est attiré par la vue d'une étoile dans le ciel encore clair. Sa mère vient pour fermer les volets. «Attends, attends, regarde!» dit-il. Sa maman lui explique : «C'est une étoile, c'est l'étoile du Berger, la première étoile qu'on voit dans le ciel.» Et elle ajoute : «Il fait froid, il faut fermer la fenêtre.» Quittant alors sa place à regret, l'enfant lance : «Au revoir, princesse!», accompagné d'un geste d'adieu de la main à l'étoile. On ne dit pas au revoir aux princesses des contes de fées, mais on dit au revoir à une étoile qui brille comme le regard de la mère, référée à la princesse du cœur de l'enfant, à la princesse qu'elle est pour lui.

Cueilli sur le vif, cet exemple permet de se faire une idée de ce que peut représenter le ciel dans le dessin de l'enfant. Il suffit d'observer que le petit enfant qui regarde l'adulte de bas en haut voit la tête de ses parents se profiler sur le ciel, lorsqu'ils sont dehors, et associe donc leur visage à la personne figurée occupant le ciel, c'est-à-dire à son Dieu ou à son Roi dans la réalité spatiale de son dessin : à son Dieu dans la «réalité imaginaire» (la toute-puissance fantasmée parentale), celle de la toute-puissance cosmique et divine, et à la toute-puissance régnant sur son comportement, qui est symbolisée par les mots «Roi» ou «Reine», moyen de retrouver dans le ciel enfantin l'instance Surmoïque ou le Moi Idéal[1].

L'image du corps - avant l'Œdipe - peut se projeter dans

1. Le Moi Idéal est une instance qui prend un être de la réalité (un Toi) comme repère idéalisé (modèle), pour le pré-sujet qu'est Moi référé à Toi. Modèle maître, en droit de dire «Je». Après l'Œdipe, le sujet est lui-même le sujet Je, assumant Moi, son comportement marqué de la loi génitale autant que le sont les adultes; et l'Idéal du Moi n'est plus référé à quelqu'un, mais à une éthique qui sert au Moi de soutien imaginaire pour l'accession à l'âge adulte.

toute représentation, quelle qu'elle soit, et pas seulement dans des représentations humaines. C'est ainsi qu'un dessin ou un modelage de chose, de végétal, d'animal ou d'humain est à la fois image de celui qui dessine ou modèle, et image de ceux qu'il dessine ou modèle, tels qu'il les voudrait, conformes à ce qu'il se permet d'en attendre.

Toutes ces représentations sont symboliquement reliées aux émois qui ont marqué sa personne au cours de son histoire, et tiennent compte des zones érogènes qui se sont successivement trouvées chez lui prévalentes. On sait que la prévalence, l'électivité des zones érogènes, se modifie, se déplace au fur et à mesure de la croissance du sujet et du développement de son schéma corporel tel que le permet le système neurologique de l'enfant (inachevé à sa naissance pour ne s'achever que vers vingt-sept ou trente mois). Cette évolution de l'érogénéité n'est pas seulement le déroulement d'un programme physiologique, elle est structurée par la teneur de la relation interpsychique à l'autre, notamment la mère, et c'est ce dont l'image du corps est le témoignage.

Relation interpsychique signifie que le besoin n'est pas seul en cause, ou qu'il ne s'agit pas seulement de corps à corps. Par exemple, lorsque l'enfant demande un bonbon à sa mère, le plaisir qu'il anticipe est articulé au plaisir disparu du contact de sa bouche au bout du sein ou à la tétine, mais il est dégagé du nutritif de la lactation autant que de l'olfaction de l'odeur maternelle. Recevoir le bonbon est une preuve que la personne qui le lui donne l'aime, qu'il peut s'en sentir aimé et reconnu dans son désir. C'est un don d'amour[1]. Au demeurant, si l'on refuse d'exaucer la demande de bonbon tout en reconnaissant le fait que l'enfant y demande à quelqu'un une relation à lui, et si ce quelqu'un s'intéresse alors à la personne de l'enfant, lui parle, communique avec lui, cela prouve à l'enfant qu'il est aimé, alors même qu'on lui refuse une gratification du corps. Cet amour qu'on lui donne, quoiqu'il n'ait pas été répondu à

1. Malheureusement, cela ne prouve pas toujours en pratique qu'il est aimé dans sa personne ; car le bonbon est parfois le moyen d'éconduire sa demande de relation ; on cherche à le faire taire en lui donnant le bonbon.

sa demande d'un plaisir de bouche, lui accorde un plaisir de valeur humaine largement compensateur.

Ce sera seulement, on l'a dit, avec l'entrée dans l'ordre symbolique du fait de la castration œdipienne que la relation vraie dans la parole pourra exprimer clairement celui qui parle, en tant que sujet responsable de l'agir de son Moi, que son corps manifeste. Jusque-là, le désir propre de l'enfant, qu'il soit olfactif, oral, anal, urétral (chez le garçon) ou génital (chez le garçon et la fille), ne peut pas s'exprimer directement de façon langagière autonome, rapporté (et dépendant) qu'il est notamment aux instances tutélaires : qui, en focalisant le désir, définissent le monde relationnel de l'enfant. Il ne peut l'exprimer, son désir, que par le biais de désirs partiels, à travers les projections représentées qu'il en donne. D'où l'importance théorique et pratique - dans la psychanalyse - de cette notion d'image du corps pour les enfants de l'âge pré-œdipien. Le désir de l'enfant s'exprime vis-à-vis de tout homme ou de toute femme - l'analyste compris - avec la prudence défensive nécessaire pour que soit préservée la structuration en cours. Il ne mobilise pas dans la relation à une personne extra-familiale celles de ses pulsions érotiques qui doivent rester engagées dans la situation émotionnelle sécurisante de l'espace familial, situation inconsciemment érotique vis-à-vis des deux parents. C'est que, dans leur réalité, ces personnes parentales sont les répondants de sa cohésion narcissique, référencés dans le temps à sa scène primitive, et dans l'espace à sa relation actuelle de dépendance envers eux, pour survivre. Son désir structurant incestueux (inconscient, bien sûr), homosexuel et/ou hétérosexuel, est et doit donc rester engagé vis-à-vis de son père et de sa mère. Dès lors, les émois dus à sa situation érotique actuelle, en cours d'évolution vers la pose (la mise en place) complète de l'Œdipe[1] sur les parents, ne peuvent être transférés sans danger pour la cohésion narcissique de l'enfant sur le psychanalyste, pas plus que sur toute autre personne féminine ou mas-

1. Cf. *Au jeu du désir,* Paris, Éd. du Seuil, 1981, «Le complexe d'Œdipe, ses étapes structurantes et leurs accidents».

culine. Le danger vient du risque que l'enfant ne puisse transférer projectivement que les émois non castrés, non symbolisés, liés à des pulsions archaïques : et le risque en est accru si, comme il est fréquent, les parents régressent eux-mêmes, du fait du traitement de leur enfant, à des positions libidinales aussi archaïques par exemple, dans une attitude de confiance inconditionnelle ou de méfiance irrationnelle vis-à-vis de l'analyste de leur enfant. L'enfant est alors engagé dans une situation sans issue, où il lui faut faire face à des comportements inconscients archaïques, érotisés et érotisants, de ses parents. Ceux-ci, bien que toujours responsables de son éducation, ne peuvent plus être représentants du Moi Idéal au masculin et au féminin dès lors que des comportements relevant d'une libido archaïque se mettent à dominer sur leur comportement d'adultes animés de désir génital l'un vis-à-vis de l'autre.

Lorsqu'un enfant est en cure, plus encore que pour tout enfant en cours d'évolution en famille vers l'Œdipe et la castration du désir incestueux génital, il est important que les parents assument leur place de responsables de l'enfant et de sa castration, en affirmant leur désir autonome d'adultes, avec leur confiance en eux-mêmes tels qu'ils se sentent, adultes parmi les adultes de leur âge, bref ce narcissisme qu'il leur faut garder.

La régression possible des adultes tutélaires, parents, comme tout adulte, face aux désirs archaïques de l'enfant, explique pourquoi *il est impensable de former des psychanalystes qui ne soient que psychanalystes d'enfants. Un analyste d'enfants doit être obligatoirement d'abord et aussi encore psychanalyste d'adultes.*

D'où la nécessité pour nous, analystes, d'assumer dans certains cas l'écoute du discours (ou du silence) de tel enfant et le travail de la séance en présence de l'un de ses parents, aussi longtemps qu'il a le désir d'une présence protectrice par rapport à la personne adulte que nous sommes. Puisqu'il accepte de venir chez l'analyste et de rester en séance, c'est qu'il veut bien être aidé, mais non au détriment de sa relation avec ses parents, aussi longtemps qu'il n'est pas en totale sécurité vis-à-vis de nous ; c'est-à-dire tant qu'il n'est pas sûr que nous respections en lui l'enfant de ses parents et, à travers lui, les parents qui sont les siens, tels qu'ils sont, sans viser en rien à l'en séparer quand il est fixé à eux, ni à les modifier dans leurs comportements à son égard.

La nécessité d'être psychanalyste d'adultes s'impose par rapport à la décision de prendre ou non en cure un enfant amené pour des symptômes qui inquiètent son médecin, ses parents ou ses éducateurs, alors que lui-même ne souffre encore de rien personnellement, sans doute grâce, précisément, à ces symptômes. Les séances préliminaires avec les parents, ensemble ou séparément, sans la présence de l'enfant, peuvent par elles-mêmes améliorer considérablement l'état de l'enfant, ce qui conduit à comprendre que ce sont les parents, dans leur relation, ou l'un ou l'autre des parents, angoissé par une névrose personnelle, qui provoquaient, en ne parlant pas de ces angoisses, le syndrome réactionnel de l'enfant. Le sujet à traiter, huit fois sur dix, n'est pas l'enfant mais une des personnes, aînée ou parentale, de son entourage, dont l'enfant est, à leur et à son insu, le « réagissant » qui a alerté la famille.

Dans le cas où un enfant est bien personnellement atteint de troubles irréversibles et dont il souffre, l'important est que ses parents demeurent ses éducateurs, au jour le jour animés d'un projet pédagogique et d'un désir de direction à son égard. Le rôle du psychanalyste est tout différent : il ne s'occupe pas directement de la réalité, mais seulement de ce qu'en perçoit l'enfant, actuellement référé à toute son histoire passée libidinale.

L'intérêt de décoder l'image du corps à travers les illustrations graphiques et plastiques qu'en donne l'enfant, c'est de comprendre comment il peut entrer en communication langagière, s'exprimer en vérité, avec un adulte, sans pour autant lui parler. Un adulte réagit souvent dans les face-à-face où l'enfant ne parle pas par un : « Ah, tu as perdu ta langue ? », sans comprendre que précisément cet enfant ne peut prendre langue avec lui ou elle. Même sans défiance (si les parents n'en ressentent pas), l'enfant ici n'est pas encore en sécurité avec un adulte dont il ne sait pas comment il connaît ou méconnaît, respecte ou non, le libre jeu et des relations entre ses parents, et de ses propres relations entre eux.

Une personne qui exige qu'il parle, alors qu'il ne la connaît pas, et qu'il est encore engagé dans la primauté de sa relation à ses parents, cette personne est ressentie comme violeuse, rap-trice, à l'égard du désir de l'enfant et de paroles qu'il n'a pas à lui donner. Elle le serait plus encore si, par séduction, elle voulait «jouer» avec l'enfant ou si, sans qu'il soit conscient du «métier» de l'adulte chez qui ses parents le conduisent, elle se comportait comme ayant des droits sur sa personne : sous prétexte que ses parents ont le désir qu'il entre en relation avec elle, qui lui est encore inconnue et dont il n'a pas compris comment ni en quoi elle est au service de sa propre personne.

IMAGE DU CORPS
PULSIONS DE VIE ET DE MORT

L'image du corps est à chaque instant, pour un être humain, la représentation immanente inconsciente où se source son désir. Avec Freud, je pense que les pulsions qui visent à l'accomplissement du désir sont de vie et de mort. Les pulsions de vie, toujours liées à une représentation, peuvent être actives ou passives, alors que les pulsions de mort, repos du sujet, sont toujours sans représentation, ni actives ni passives. Elles sont vécues dans un manque d'idéation. Les pulsions de mort prévalent pendant le sommeil profond, les absences, le coma. Ce n'est pas le désir de mourir, mais celui de se reposer.

Les pulsions de mort se caractérisent d'être sans représentation résiduelle de relations érotiques à l'autre. Elles sont le fait d'un corps non alertable par le désir. Les pulsions de mort incitent régulièrement le sujet à se retirer de toute image érogène, comme dans le sommeil profond, comme dans l'évanouissement qui fait suite à une émotion très forte, comme aussi dans l'énurésie ou l'encoprésie secondaire, apparaissant chez un enfant qui était déjà continent, dont le schéma corporel avait acquis la continence naturelle à tout mammifère, et qui, confronté à un état émotionnel inassimilable pour son image du corps et l'éthique s'y rapportant, un état que son narcissisme ne peut se représenter, en revient à la mise en sommeil ou d'une image de fonctionnement ou d'une image de zone érogène, ici la zone érogène urétrale ou anale.

Il dort alors, non plus comme cet enfant de trois ans qu'il est, mais comme l'enfant qu'il fut avant la continence diurne et nocturne d'un schéma corporel de trois ans. Il peut donc perdre, par pulsion de mort, au cours de la vie de veille ou de sommeil, cette continence qui est pourtant, je l'ai dit, spontanément acquise par tout mammifère ; il peut la perdre du fait d'un désir qu'il s'interdit, qui le fait retourner durant son sommeil à une image du corps archaïque. Durant son sommeil, parce que c'est là que son schéma corporel continent peut se trouver neutralisé par reviviscence d'une période relationnelle libidinale de sujet à sujet où le petit d'homme fut longtemps immature neurologique, et de ce fait incontinent. Le sommeil, en effet, se marque de la prévalence des pulsions de mort et de la mise en sommeil - littéralement - des pulsions de vie (sauf dans le rêve[1]).

L'image du corps est toujours image potentielle de communication dans un fantasme. Il n'y a aucune solitude humaine qui ne s'accompagne de la mémorisation d'un contact passé avec un autrui anthropomorphisé, sinon réel. Un enfant solitaire est toujours présent à lui-même à travers le fantasme d'une relation passée, réelle et narcissisante, entre lui et un autre, autre avec lequel il a eu dans la réalité une relation qu'il a introjectée. Il fantasme cette relation, tel le bébé qui, seul dans son berceau, présentifie sa mère par ses lallations, croyant répéter les phonèmes qu'il a entendus d'elle et, ainsi leurré, ne se sent plus seul, mais lui pour et avec elle.

La vision du monde du petit enfant est conforme à son

1. Dans le rêve, le sujet ne communique pas avec l'objet dans sa réalité, mais avec l'objet fantasmé ou l'objet introjecté. Le rêve est le gardien du sommeil.

image du corps actuelle et en dépend. Ce sera donc par le truchement de cette image du corps que nous pourrons entrer en contact avec lui.

Dès la naissance, ce sont des paroles et des phonèmes qui ont accompagné les contacts perçus par le corps de l'enfant. Les mots, avec lesquels nous pensons, ont été à l'origine des mots et des groupes de mots qui ont accompagné des images du corps en contact avec le corps d'autrui. Ces mots seront entendus et compris par l'enfant différemment suivant le stade auquel il est parvenu. Il est donc nécessaire que nous, psychanalystes, le comprenions, que les mots employés avec les enfants soient des mots qui correspondent à une expérience sensorielle déjà symbolisée ou en train de l'être. Il est évident que le mot «aimer» n'exprime pas la même chose chez un enfant de six mois, au stade oral, et chez un adulte parvenu au stade génital. L'enfant dont l'image du corps est celle du stade oral ne comprend que les mots de plaisir de bouche et de corps porté, ceux qui ont trait au fonctionnement et à l'érotique orale, pour un corps dont le schéma corporel n'est pas encore autonome.

Une petite fille de cinq ou six ans vient en consultation, n'ayant, depuis deux ans, rien saisi avec ses mains : les pulsions de mort partielles avaient absentéisé l'image du corps fonctionnelle de ses membres supérieurs. Lorsqu'un objet lui est présenté, elle replie ses doigts sur sa main, sa main sur l'avant-bras, l'avant-bras sur le thorax, de manière que ses mains ne touchent pas l'objet qui s'approche. Cette enfant mange à même les assiettes, lorsqu'elle voit un aliment qui lui plaît. Je lui tends la pâte à modeler en lui disant : *« Tu peux la prendre avec ta bouche de main. »* Immédiatement, la pâte à modeler est raptée par la main de l'enfant et portée à sa bouche. Elle peut comprendre «ta bouche de main», parce qu'il s'agit de mots accordés à son érotique orale. Elle ne réagit pas si je lui tends la pâte à modeler. Elle n'aurait pas réagi si j'avais dit : «Prends la pâte à modeler dans ta main», ou «Fais quelque chose avec du modelage», car ce sont des mots qui impliquent une image du corps du stade anal qu'elle a perdue. Ces mots, n'étant plus pour elle porteurs d'une référence de l'image du corps au schéma corporel, seraient restés vides de sens. Je lui ai, en quelque sorte, procuré la médiation fantasmée de la bouche, zone érogène gardée pour avaler et survivre, ce qui lui a permis l'usage du bras. Tandis qu'elle n'avait de mains que dans sa bouche, je lui ai mis par la parole une bouche dans sa main, lui redonnant un bras qui reliait sa main de bras-bouche à sa bouche-mains de visage, perdu lui aussi. Son schéma corporel et son image du corps avaient régressé quant à « prendre » (mais non pour « marcher ») à une époque où ils n'étaient pas encore croisés au niveau de l'agir, du faire, qui appartiennent à l'érotique anale. Son éthique était basée sur mangeable/non mangeable, contenant/contenu, agréable/désagréable, bon/mauvais. La notion de forme palpable était dominée par l'aspect tactile, labial, auditif, visuel, olfactif, perception du stade oral ; la perception de volume ne venant qu'avec le stade anal.

L'image du corps est ce dans quoi s'inscrivent les expériences relationnelles du besoin et du désir, valorisantes et/ou dévalorisantes, c'est-à-dire narcissisantes et/ou dénarcissisantes. Ces sensations valorisantes ou dévalorisantes se manifestent comme une symbolisation des variations de perception du schéma corporel, et plus particulièrement de celles qu'induisent les rencontres interhumaines, parmi lesquelles le contact et les dires de la mère sont prédominants.

L'image du corps et le Ça.

Soulignons-le : *l'image du corps est du côté du désir, elle n'est pas à référer au seul besoin.* L'image du corps pouvant préexister, mais coexistant à toute expression du sujet, témoigne du manque à être que le désir vise à combler, là où le besoin vise à saturer un manque à avoir (ou faire) du schéma corporel. *L'étude de l'image du corps en tant qu'elle est substrat symbolique pourrait contribuer à éclairer le terme de « Ça ».* A condition d'ajouter qu'il s'agit d'un « Ça » toujours en relation, et d'abord en relation avec un objet partiel nécessaire à la survie du corps, en relation associative avec une précédente relation à un objet total, relation qui a été transférée de cet objet à un autre, partiel ou total[1]. L'image du corps est un «Ça» déjà relationnel, un «Ça» non pas fœtal, mais déjà pris dans un corps situé dans l'espace, autonomisé en tant que masse spatiale, un «Ça» dont une partie constitue un pré-Moi : celui d'un enfant capable de survivre temporairement séparé du corps de l'autre. Les pulsions, émanant du substrat biologique structuré sous forme de schéma corporel, ne peuvent en effet passer à l'expression dans le fantasme, comme dans la relation transférentielle, que par le moyen de l'image du corps. *Si le lieu, source des pulsions, est le schéma corporel, le lieu de leur représentation est l'image du corps.* Cependant, l'élaboration de cette image du corps ne peut être étudiée que chez l'enfant, au cours de la structuration de son schéma corporel, en relation avec l'adulte éducateur : car ce que nous appelons *l'image du corps est ensuite refoulé, en particulier par la découverte de l'image scopique du corps, puis par la castration œdipienne.* Chez l'enfant, au cours des trois (ou quatre) premières années, elle se constitue en référence aux expériences olfactives, visuelles, auditives, tactiles, qui ont valeur de communication à distance, sans corps à corps, avec les autres : la mère, d'abord, mais aussi les autres présences de l'entourage. Lorsque personne n'est là, lorsqu'il y a une expérience sensorielle nouvelle en l'absence de témoin humain, c'est du schéma corporel seul que, théoriquement, il s'agit. Mais, pratiquement, cette expérience sensorielle est, pour le sujet lui-même, recouverte par le souvenir d'une relation symbolique déjà connue.

Fantasme, désir. Réalité, besoin.

Par exemple, un enfant qui se cogne à la table croit celle-ci méchante, et s'attend à ce que la table le console du mal qu'il

1. J'appelle «objet total» un être vivant dans son entièreté, arbre, animal, être humain. J'appelle «objet partiel» une partie représentative de cet objet total, par laquelle le sujet peut entrer en relation médiatisée à cet objet total.

s'est fait contre elle. Il projette sur le meuble une image du corps. Ce n'est que par la parole de la mère qu'il parviendra à discriminer les choses des personnes. Les personnes sont pour lui, jusque-là, des masses auxquelles il peut se cogner, mais qui alors le consolent ; un meuble est une masse à laquelle il se cogne, mais qui ne le console pas, qui ne réagit pas, quoiqu'il braille après elle et qu'il tape dessus. En revanche, dès qu'il y a un témoin humain, réel ou mémorisé, le schéma corporel, lieu du besoin, qui constitue le corps dans sa vitalité organique, se croise à l'image du corps, lieu du désir. C'est ce tissu de relations qui va permettre à l'enfant de se structurer comme humain. Plus tard, les relations humaines ainsi introjectées permettront la relation narcissique à soi-même (narcissisme secondaire).

Pour reprendre l'exemple précédent, quand, plus tard, l'enfant se cogne à un meuble, c'est de sa propre main qu'il se touche et se caresse, et c'est lui qui soigne son corps endolori ; il ne suppose plus aux choses des comportements intentionnels. Il introjecte l'expérience de la différence entre une chose et un corps vivant, ici le sien ; la chose, le corps de sa mère et l'objet table. Il a transféré dans sa main la capacité d'action salvatrice et réconfortante que seule sa mère pouvait réaliser pour lui quand il était petit et qu'il se faisait mal en se heurtant aux choses. Cette introjection lui permet de s'automaterner.

C'est dans la mesure où l'image du corps se structure ainsi dans la relation intersubjective que toute interruption de cette relation, de cette communication, peut avoir des effets dramatiques. Le nourrisson qui attend Maman partie depuis deux semaines l'attend telle qu'il l'a quittée. Quand elle revient, après quinze jours, il la voit autre, et lui aussi est devenu autre, dans sa réalité. C'est là qu'un autisme peut s'installer, parce qu'il ne retrouve pas avec l'autre la sensation du lui d'il y a quinze jours, il ne retrouve dans sa mère ni la même mère qu'avant ni le même lui. C'est ce changement qui peut encore être traumatisant dans la vue de la maman revenant de la maternité avec un bébé ; elle n'a plus le bébé dans son ventre, comme lorsqu'elle était partie ; or, c'est ce à quoi l'aîné s'attend, sans savoir qu'il s'y attend : il ne s'attend pas à la voir avec un nourrisson. Sachant par les paroles dites qu'est né un petit frère ou une petite sœur, il s'attend à ce qu'elle revienne avec un enfant de son âge.

Le fantasme qu'il a de ce qu'il attend n'est pas ce qui se passe dans la réalité. L'effet parfois pathogène de cette discordance entre l'imaginaire et la réalité, c'est ce sur quoi opère la psychanalyse. Tout enfant doit constamment ajuster le fantasme, dérivant de ses relations passées, à l'expérience imprévisible de la réalité actuelle, laquelle diffère en tout ou en partie du fantasme. Cet ajustement permanent accompagne la croissance continue du schéma corporel de l'enfant face à la réalité des adultes dans leur forme qui lui paraît parfaite, immuable (tout changement y est insolite) et désirable. Il s'agit, dans l'image du corps, avons-nous dit, de désir et pas seulement de besoin.

La répétition permanente des modalités du besoin, suivie de l'oubli quasi total des tensions qui l'accompagnaient, souligne ce fait que l'être humain vit beaucoup plus narcissiquement les émois de désir, associés à son image du corps, que les sensations de plaisir et de souffrance, liées aux excitations de son schéma corporel (sauf, il est vrai, dans les cas limites où sa vie est en péril, ou lorsque, chez l'enfant, la région en cause dans la tension est narcissiquement surinvestie par des fantasmes partagés avec l'adulte tutélaire, surtout s'ils restent non exprimés de part et d'autre).

Il n'y a que le désir pour trouver à se satisfaire, sans jamais s'assouvir, dans les expressions théoriquement sans limites que permettent la parole, les images et les fantasmes. Le besoin, lui, ne peut être « atermoyé » par la parole qu'un temps, il doit être satisfait dans le corps. Avec plaisir ou non, il doit être obligatoirement effectivement assouvi pour que la vie du corps puisse continuer. C'est par les deux processus que sont tensions de douleur ou de plaisir dans le corps, d'une part, paroles venues d'un autre pour humaniser ces perceptions, d'autre part, que le schéma corporel et l'image du corps sont en relation.

Édifiée dans le rapport langagier à autrui, l'image du corps constitue le moyen, le pont de la communication interhumaine. C'est ce qui explique, à l'inverse, que le vivre dans un schéma corporel sans image du corps soit un vivre muet, solitaire, silencieux, narcissiquement insensible, aux limites de la détresse humaine : le sujet autiste ou psychotique reste captif d'une image incommunicable, image animale, végétale, ou image de chose, où ne peut se manifester qu'un être-animal, un être-végétal ou un être-chose, respirant et pulsatile, sans plaisir ni peine. On observe cela chez des enfants qui, muets sur eux-mêmes, semblant ignorer leurs sensations et leurs pensées, ne peuvent s'exprimer qu'en prêtant leur voix à une poupée, un chat, une marionnette[1].

C'est par la parole que des désirs révolus ont pu s'organiser en image du corps, que des souvenirs passés ont pu affecter des zones du schéma corporel, devenues de ce fait zones érogènes, alors même que l'objet du désir n'est plus là. Je tiens à insister sur le fait que, *s'il n'y a pas eu de paroles, l'image du corps ne structure pas le symbolisme du sujet, mais fait de celui-ci un débile idéatif relationnel.*

Dans ce cas, il y a tout de même «de» l'image du corps, mais tellement archaïque, image sensorielle fugace, floue et sans mots pour la représenter, qu'il n'y a pas possibilité de communiquer avec une personne. Un tel sujet est en attente de symbolisation. Il ne peut rien exprimer de son image du corps, il ne peut rien en «mimiquer». Il ne peut exprimer qu'une stupéfaction niaise ou alertée, en attente de sens. Le sens est donné par le langage, qui recouvre le partage des émotions entre deux sujets dont l'un au moins parle ses émotions, est une personne. Ces deux sujets communiquent par leurs images du corps qui sont en relation complémentaire. Si cela manque,

1. Cf. «Cure psychanalytique à l'aide de la poupée-fleur», *Au jeu du désir, op. cit.*

quelle que soit la raison de ce manque, le sujet reste apparemment débile, parce que son image du corps est sans médiation langagière.

La débilité en question.
La schizophrénie en question.

Peut-être est-ce trop dire que de parler de débilité, car la débilité effective, nous ne sommes pas sûr que cela existe. Ce qui existe, c'est l'interruption de la communication pour des raisons qui, dans chaque histoire, restent à déchiffrer. Même quand il y a des paroles, des sons... s'ils ne signifient pas pour le sujet-enfant la communication d'une personne avec sa personne, il peut y avoir une sorte de brèche dans la symbolisation, pouvant aboutir à la schizophrénie.

Dans le cas des débiles d'apparence clinique, la potentialité de symboliser l'image du corps est endormie. Dans le cas des schizophrènes, cette potentialité de symboliser l'image du corps a été interrompue à une certaine époque, et comme il n'y avait pas de mots venant de la personne avec qui la relation était structurante, dans la relation d'amour, l'enfant symbolise pour lui-même tout ce qu'il vit, dans un code qui n'est plus communicable. Et cela vient de ce qu'il n'a jamais été parlé à sa personne, ou bien que lui ont été dits, ou qu'il a entendu, des mots qui n'étaient pas ressentis, je veux dire pas conformes aux émois qu'ils étaient censés exprimer, qui étaient des mots-bruits, sans valeur émotionnelle véridique, non humainement chargés d'intention capable de communiquer la vie et l'amour (ou la haine) du sujet qui parlait à l'enfant et à qui l'enfant parlait. Toutes les autres perceptions, qu'elles soient de mots, d'exemples, de communication, ne venant pas de l'objet complice attendu, sont ressenties comme des bruits de paroles, des perceptions sensorielles dépourvues de sens pour son image du corps, et, de nouveau, il est réduit, comme avant toute connaissance, à un schéma corporel, celui du moment où il devient schizophrène. Ce schéma corporel, séparé de l'image du corps, crée comme une rupture de l'espace et du temps, une faille, pourrait-on dire, où l'enfant bascule dans l'imaginaire d'un désir dissocié de sa possible réalisation. Il n'y a plus pour son désir une représentation à visée confortante, crédible pour le narcissisme d'un sujet en communication avec un autre sujet.

Ainsi un bruit de l'extérieur lui semble-t-il être une réponse à un «ressenti» actuel de son corps, le monde entier des choses est en conversation avec lui, mais pas celui des humains, car le rapport à l'autre est devenu danger, du fait d'un lâcher prise de l'autre ou de lui, des deux, mais lequel a commencé? il ne s'y retrouve ni ne s'y comprend plus. Il se retire en lui-même et établit avec lui-même un code de langage, délirant pour nous, alors que, pour lui, ce code donne sens à ce qu'il vit; ou il «déparle», émettant des phonèmes qui ne sont pas des assemblages sensés de mots.

On comprend pourquoi une troupe de mimes qui s'était produite dans un hôpital psychiatrique, devant un public où se trouvaient des psychotiques, s'est sentie mieux comprise que par un public habituel.

L'image du corps et l'intelligence du langage des gestes, des mots.

Le mime qui médiatise des images du corps est immédiatement intelligible par le psychotique, le schizophrène, justement parce qu'il ne déchiffre pas linguistiquement le spectacle du mime, ne met pas, comme le public habituel, des mots sur ce qu'il voit. Le spectacle du mime parle directement à son image du corps[1].

1. Observons que les mimes n'intéressent pas toujours les enfants sains, alors que les clowns les intéressent. C'est que les comportements mimés des clowns se rapportent à des images du corps archaïques, orales et anales, tandis que les comportements mimés des mimes se rapportent très souvent à des sentiments et à des comportements d'une érotique humaine castrée anale et génitale, c'est-à-dire se rapportant à une image du corps post-œdipienne et à une éthique accordée à la morale sociale. Ce n'est pas le cas des clowns qui attendent d'un Monsieur Loyal le signal d'arrêt de leurs élucubrations érotico-ludiques fantasmatiques, orales et anales.

De façon générale, la compréhension d'un mot dépend à la fois du schéma corporel de chacun et de la constitution de son image du corps, reliée aux échanges vivants qui ont accompagné, pour lui, l'intégration, l'acquisition de ce même mot. Le mot a certes un sens symbolique en lui-même, c'est-à-dire qu'il réunit, par-delà l'espace et le temps, dans une communication par le langage parlé, enregistré, écrit, des êtres humains qui, même sans expérience acquise en commun, peuvent se transmettre ainsi, s'ils se font confiance, les fruits langagiers acquis par eux dans le croisement de leur image du corps à leur schéma corporel. Mais celui qui n'a pas soit l'image du corps, soit le schéma corporel correspondant au mot émis, entend le mot sans le comprendre, faute d'avoir le rapport corporel (image sur schéma) qui permet d'y donner un sens.

Un aveugle de naissance peut, par exemple, parler des couleurs, prononcer les mots «bleu», «rouge», «vert» - mots qui feront image, qui prendront sens pour un interlocuteur voyant (car, chez lui, les sensations scopiques ont contribué à la constitution de l'image du corps); il n'empêche que l'aveugle-né ignore le sens de ses paroles; plus exactement, les signifiants des couleurs ne peuvent pas réunir pour lui une image du corps de voyant à un schéma corporel qui est non voyant. Chacun de nous, à vrai dire, a ainsi un rapport narcissisé (traversé de narcissisme) aux éléments sensoriels en résonance aux mots du vocabulaire[1].

Personne ne peut savoir, même parmi les voyants, lorsque quelqu'un parle de bleu, de quel bleu il parle. Ce n'est que lorsque deux interlocuteurs cherchent, parmi des bleus, le bleu dont chacun parle, qu'ils peuvent s'apercevoir qu'ils parlent ou non d'un bleu différent.

1. Ainsi peut se comprendre la façon dont l'analysant réagit aux interprétations de l'analyste en les refusant, les disant incompréhensibles. Il est vrai que les termes employés par l'analyste peuvent se référer à des images du corps que le patient a refoulées, l'obligeant du même coup à écarter une explication, une question ou une intervention qui y fait référence, et cela, même si l'analyste reprend les termes employés par l'analysant, parce que ces termes ne recouvraient pas les mêmes articulés mentaux ou affectifs que chez l'analyste. C'est parfois la cause d'une rupture brusque de la relation de transfert, irrécupérable dans la relation analytique et qui impose le changement d'analyste.

L'aveugle-né, lui, n'a pas d'image du corps quant à ses yeux, il en a le schéma corporel ; il sait qu'il a des yeux-organes, mais il n'a pas d'image relationnelle par la vue. Ce qui ne l'empêche pas de parler en se servant des signifiants de la vision. J'ai eu de tels aveugles en analyse, qui disaient toujours : « Je l'ai bien vu... », « Je ne l'ai pas vu... » ; « Que voulez-vous dire par "l'avoir vu" ? — Oui, cette personne est venue à la maison. — Mais vous l'avez entendue. Pourquoi dites-vous "Je l'ai vue" ? — Mais parce que tout le monde dit comme ça. » Bien qu'il ne puisse se représenter une couleur, l'aveugle a entendu les gens parler des couleurs, des couleurs froides, des couleurs chaudes, de l'intensité, du beau, du triste, du gai, que les voyants associent à leur vision des couleurs ; il se fait une représentation auditive et émotionnelle des couleurs dans sa relation avec les autres. Auditive, et aussi tactile, calorique.

C'est la même chose pour l'enfant, qui dira, parlant de sa maîtresse : « Elle est pas gentille, elle est verte ! Ceux d'à côté ont une maîtresse bleue, j'aimerais mieux être avec eux ! » (alors que les deux maîtresses sont en blouse blanche !).

Le cas de l'aveugle de naissance nous fait comprendre indirectement ce qu'il en est pour un enfant qui, du fait d'un schéma corporel encore immature, n'a pas pu enregistrer, par la rencontre de perceptions effectives et de son image du corps, l'expérience sensorielle sous-jacente à certains mots prononcés par les adultes. Ces mots, il les entend et il les répète à l'invitation de ceux-ci. Semblance d'adulte dans son langage, l'enfant ne possède pas, comme l'adulte, à propos de ce qu'il dit, une image du corps fantasmée, rémanence d'expériences personnellement vécues, correspondant au sens qu'ont les mots pour l'adulte.

Les mots, pour prendre sens, doivent d'abord prendre corps, être du moins métabolisés dans une image du corps relationnelle. C'est le cas pour l'adulte qui, d'être en principe passé par la castration œdipienne génitale, parle d'un champ d'expérience rapporté à son corps, sexuellement adulte, à son schéma corporel et aux perceptions interrelationnelles telles qu'il les connaît : tout cela encore inconnaissable pour l'enfant. Quand celui-ci reprend dans son langage les mots d'adulte qu'il entend, ils sont pour lui représentatifs d'autres érogénéités que celles auxquelles l'adulte pouvait faire allusion.

Image du corps
et cas particulier du prénom.

De tous les phonèmes, de tous les mots ainsi entendus par l'enfant, il en est un qui va être d'une importance primordiale, assurant la cohésion narcissique du sujet : c'est son prénom. Dès la naissance, le prénom - lié au corps et à la présence d'autrui - contribue de façon déterminante à la structuration des images du corps, y compris les images les plus archaïques. Le prénom est le ou les phonème(s) accompagnant le sensorium de l'enfant, d'abord dans sa relation à ses parents, puis avec autrui, de la naissance à la mort. Même dans le sommeil profond, c'est le dire de son prénom qui peut réveiller un sujet. S'il est dans le coma et qu'on l'appelle par son prénom, il ouvre les yeux. Son prénom, c'est le premier et l'ultime phonème qui soit en rapport avec sa vie pour lui et avec autrui, et qui la soutienne, car ce fut aussi, dès sa naissance, le signifiant de sa relation à sa mère. A condition, bien sûr, que celle-ci ne l'ait pas durablement appelé «bout de chou», «zizi», «toto» ou «mimi». Si le prénom accompagne le sujet au-delà de la castration œdipienne et est repris par tous en société, le surnom éventuellement donné par la mère à son bébé devrait être abandonné en même temps que le sevrage ou que la propreté sphinctérienne.

Tout ceci explique pourquoi on ne peut, sans risque grave, changer le prénom d'un enfant.

Cas de Frédéric.

J'ai eu à traiter le cas d'un enfant qui, abandonné après sa naissance par ses géniteurs, fut recueilli en pouponnière et adopté à l'âge de onze mois. A cet âge, donc, les parents adoptifs lui avaient donné un nouveau prénom : Frédéric, différent de celui qu'il portait jusqu'alors, mais cela ne fut pas dit par la mère lors des renseignements préalables à la cure.

C'est à sept ans que je vois Frédéric en consultation, pour des symptômes d'apparence psychotique. Le début du traitement psychanalytique fait découvrir qu'il est hypo-acousique. On l'appareille et, avec l'aide du travail psychothérapeutique, son intelligence se réveille, une incontinence sphinctérienne se résout.

Il s'adapte totalement à sa classe d'âge, mais, à l'école, refuse de lire et est incapable d'écrire. J'observe pourtant qu'il se sert des lettres et notamment de la lettre A qu'il distribue un peu partout, écrite dans tous les sens, dans ses dessins. « Est-ce un A ? » Il fait signe que oui. Je répète la question : « Et celui-là ? » (un A à l'envers). Il répond un « oui » sur l'aspiration, alors qu'il parle toujours sur le son émis en expiration.

La maîtresse m'écrit qu'il participe à toutes les activités, mais qu'il refuse d'apprendre à écrire, d'apprendre à lire.

Je cherche qui pourrait être désigné par ces A, car il n'y a, dans sa famille, aucun prénom qui commence par cette lettre. L'interprétation qu'il pourrait s'agir de la surveillante de la consultation, dont le nom commence par A, reste sans effet. La mère adoptive me révèle alors ce que nous ne savions pas : que l'enfant portait, quand elle l'a adopté, le prénom Armand. Ce qui me permet d'interpréter à l'enfant que c'est peut-être Armand qu'il signifie, dans son dessin, par tous ces A ; qu'il a sans doute souffert de ce changement de prénom au moment de son adoption, adoption dont, par ailleurs, il avait très tôt été informé. Mais cette interprétation ne donne aucun résultat.

C'est alors - et ceci témoigne de l'importance de l'image du corps de l'analyste, parce que la suite n'avait même pas été raisonnée par moi - qu'après un moment d'attente silencieuse, pendant lequel l'enfant était occupé à dessiner ou à modeler, et moi à réfléchir, il me vient l'idée de l'appeler à la cantonade, sans le regarder, c'est-à-dire en ne m'adressant pas à sa personne là présente par son corps devant moi, mais avec une voix élevée, de ton et d'intensité différents, ma tête tournant dans la direction de tous les points cardinaux, au plafond, sous la table, comme si j'appelais quelqu'un dans l'espace dont je ne saurais pas où il est situé : « Armand... ! Armand... ! Armand... ! » Les témoins présents à ma consultation de Trousseau voient l'enfant écouter en tendant son oreille vers tous les coins de la pièce. Sans me regarder, pas plus que moi je ne le regarde. Je mime cette recherche d'un « Armand », et un moment vient où les yeux de l'enfant rencontrent mon regard, et je lui dis : « Armand, c'est ton prénom quand tu as été adopté. » Là, j'ai perçu dans son regard une exceptionnelle intensité. Le sujet Armand, dé-nommé, avait pu renouer son image du corps à celle de Frédéric, le même sujet nommé tel à onze mois. Il y avait eu un processus tout à fait inconscient : il avait besoin d'entendre ce prénom non pas dit d'une voix normale, la mienne, celle qu'il me connaissait, qui s'adressait à lui dans son corps, là, d'aujourd'hui, dans l'espace de la réalité actuelle, mais dit d'une voix sans lieu, par une voix de tête, une voix *off*, comme on dit aujourd'hui, l'appelant à la cantonade. C'était ce genre de voix de maternantes inconnues qu'il avait entendu quand on parlait de lui ou qu'on l'appelait, lorsqu'il était à la pouponnière des enfants à adopter. C'est cette retrouvaille dans le transfert sur moi, sa psychanalyste, d'une identité archaïque, perdue depuis l'âge de onze mois, qui lui a permis de dépasser, dans la quinzaine qui a suivi, ses difficultés à lire et à écrire.

Cette prégnance des phonèmes les plus archaïques, dont le prénom est l'exemple type, montre que *l'image du corps est la trace structurale de l'histoire émotionnelle d'un être humain. Elle est le lieu inconscient (et présent où ?) d'où s'élabore toute expression du sujet ; lieu d'émission et de réception des émois interhumains langagiers.* Elle tire ce qu'a de durable sa cohésion de l'attention et du style d'amour prodigués à l'enfant. Il va de soi, par conséquent, qu'elle dépend du commerce affectif avec la mère et les familiers. C'est une structure qui découle d'un processus intuitif d'organisation des fantasmes, des relations affectives et érotiques prégénitales. Fantasme signifie ici mémorisation olfactive, auditive, gustative, visuelle, tactile, baresthésique et cœnesthésique de perceptions subtiles, faibles ou intenses, ressenties comme langage de désir du sujet en relation à un autre, perceptions qui ont accompagné les variations de tensions substantielles ressenties dans le corps, et notamment, parmi ces dernières, les sensations d'apaisement et de tension dues aux besoins vitaux.

LES TROIS ASPECTS DYNAMIQUES D'UNE MÊME IMAGE DU CORPS

Puisque l'image du corps n'est pas une donnée anatomique naturelle, comme peut l'être le schéma corporel, mais qu'elle s'élabore au contraire dans l'histoire du sujet, *il nous faut étudier de quelle façon elle se construit et se remanie tout au long du développement de l'enfant.* C'est ce qui va nous conduire à distinguer trois modalités d'une même image du corps : *image de base, image fonctionnelle* et *image érogène, lesquelles toutes ensemble constituent et assurent l'image du corps vivant et le narcissisme du sujet à chaque stade de son évolution.* Elles sont reliées entre elles, à tout moment, maintenues cohésives par ce que nous appellerons : *image (ou plutôt : substrat) dynamique,* désignant par là la métaphore subjective des pulsions de vie[1] qui, sourcées dans l'être biologique, sont continûment tendues par le désir du sujet de communiquer avec un autre sujet, à l'aide d'un objet partiel sensoriellement signifié.

1. Actives et passives.

Image de base.

La première composante de l'image du corps est l'image de base. L'image de base est ce qui permet à l'enfant de se ressentir dans une «mêmeté d'être», c'est-à-dire dans une continuité narcissique ou dans une continuité spatio-temporelle qui demeure et s'étoffe depuis sa naissance, malgré les mutations de sa vie et les déplacements imposés à son corps et en dépit des épreuves qu'il est amené à subir. C'est comme cela que *je définis le narcissisme : comme la mêmeté d'être, connue et reconnue, allant-devenant pour chacun dans le génie de son sexe.*

C'est de cette mêmeté, fortement ou ténument pérenne, que vient la notion d'existence. Le sentiment d'exister d'un être humain, qui arrime son corps à son narcissisme, sentiment qui est évident, vient de cette conviction, sans doute illusoire, de continuité. C'est aussi pour cela qu'à l'inverse les éclipses de narcissisme sont l'ouverture à quantités d'aberrations pour l'équilibre d'un être humain. Ici se situent les dérangements, les dérèglements fonctionnels, qu'on peut interpréter comme de véritables «chutes» ou failles de narcissisme, susceptibles de provoquer, par pulsions de mort localisées dans des régions du corps, des atteintes d'organes telles que l'infarctus ou les ulcères subits au moment de chocs émotionnels.

Mais si le narcissisme est continuité, il n'en a pas moins une histoire, il n'en est pas moins susceptible de remaniements, ce qui oblige à y distinguer différents moments. Et, puisque je parle à présent de l'image de base, je dois ajouter qu'elle est fondamentalement «référée à», «constitutive de», ce que j'appelle *narcissisme primordial.* J'entends par là le narcissisme du sujet en tant que *sujet du désir de vivre, préexistant à sa conception.* C'est ce qui anime l'appel au vivre dans une éthique qui soutient le sujet à désirer. C'est ce en quoi l'enfant est héritier symbolique du désir des géniteurs qui l'ont conçu. *Cette éthique, celle du fœtus,* est articulée au jouir d'augmenter tous les jours sa masse charnelle, c'est une *éthique additionnelle vampirique,* une éthique de l'«amasser», du «prendre»;

et c'est parce qu'il s'agit du sang placentaire que cette éthique équivaut, après coup, dans le souvenir fantasmé, à une période vampirique[1].

Ce narcissisme primordial constitue en quelque sorte une intuition vécue de l'être-au-monde pour un individu de l'espèce, c'est-à-dire dépourvu de tout moyen expressif, comme l'est encore l'enfant *in utero.* Ce signifiant, c'est lui qui donne le sens de l'identité sociale, symbolique. Là résident, comme nous l'avons souligné, la valeur et l'*importance du prénom* qui, au moment du passage du fœtus au nourrisson, est reçu par le sujet des instances tutélaires, lié à son corps visible pour autrui, et certifie pour lui, dans la réalité, sa pérennité existentielle ; *preuve, lorsqu'il se reconnaît dans les phonèmes de ce mot, de la domination de ses pulsions de vie sur ses pulsions de mort.*

L'image de base ne peut être atteinte, ne peut être altérée, sans que surgissent aussitôt une représentation, un fantasme, qui menacent la vie même. Ce fantasme n'est pourtant pas le produit des pulsions de mort, car celles-ci sont inertie vitale, et surtout sont sans représentation. Lorsque l'image de base est menacée, il apparaît un état phobique, moyen spécifique de défense contre un danger ressenti comme persécutif, la représentation de cette persécution fantasmée étant elle-même liée à la zone érogène actuellement prévalente pour le sujet. Celui-ci réagira donc à ce qui met en danger son image de base par un fantasme de persécution viscérale, ombilicale, respiratoire, orale, anale - crever, éclater aussi, selon le moment traumatique éprouvé le premier dans son histoire.

Cela revient à dire que chaque stade vient modifier les représentations que l'enfant peut avoir de son image de base ; autrement dit, *il y a une image de base propre à chaque stade.* Apparaît ainsi, après la naissance, *d'abord une image de base*

1. Vampirique d'un prétendu autre, dont le fœtus serait parasite. Or, le placenta est sien, élaboré par l'œuf fécondé lui-même, ainsi que les enveloppes amniotiques. Les expressions langagières comme « prendre sur soi » pour sortir d'un état de faiblesse, ou « rentrer en soi-même », pour retrouver une pacification cohésive, sont des références inconscientes à cette époque.

respiratoire-olfactivo-auditive (cavum et thorax); c'est la première image aérienne de base. Elle est *suivie d'une image de base orale* qui comprend non seulement la première, respiratoire-olfactivo-auditive, mais également toute la zone buccale, pharyngo-laryngée, qui, au cavum et au thorax, associe l'image du ventre, la représentation du plein ou du vide de l'estomac (qui a faim ou qui est rassasié), laquelle peut être en résonance avec les sensations fœtales de faim et de réplétion stomacale. *La troisième image de base, qui est l'image de base anale, ajoute aux deux premières le fonctionnement de rétention ou d'expulsion de la partie inférieure du tube digestif, et ajoute aussi son entourage de masse que constitue le bassin, avec une représentation tactile des fesses et du périnée.*

Nous aurons à revenir sur ce qui est une véritable architecture relationnelle, mais qui l'est seulement si la mère nourrice parle au cours des soins : architecture centrée par les lieux érogènes de plaisir (en particulier les trous du corps, mais pas seulement), lesquels sont toujours articulés à un lieu fonctionnel où la perception est attendue, parfois appelée par des cris, attente satisfaite ou refusée par la mère nourrice.

Nulle part mieux qu'au niveau de l'image de base et du narcissisme primordial ne peut se saisir le conflit opposant pulsions de vie et pulsions de mort[1], ces dernières pouvant rester longtemps prévalentes chez un bébé, quand la mère (ou l'entourage) traite le nourrisson en paquet, en objet de soins, sans parler à sa personne.

Je voudrais illustrer ce qui précède par un exemple.

1. J'en profite pour indiquer qu'on fait erreur lorsque l'on confond les pulsions de mort avec les pulsions agressives, actives ou passives. Dans les pulsions de mort, il ne peut se glisser aucune pulsion agressive, qu'elle soit active ou passive. Car les pulsions actives et passives, quelle que soit l'image du corps dans laquelle elles sont éprouvées, sont toujours au service de la libido, donc du désir de vivre d'un sujet, en relation avec le monde extérieur, visant à satisfaire jusqu'au complet accomplissement les pulsions sexuelles du stade en cours. Tout au long de l'existence, des pulsions de mort le disputent aux pulsions de vie, un peu comme la nuit alterne avec le jour, et elles triomphent justement dans notre sommeil naturel où tout un chacun est soumis à la primauté des pulsions de mort, grâce à quoi le corps, comme anonyme, se repose des exigences du désir du sujet.

Cas de Gilles, l'instable.

C'est un garçon de huit ans, Gilles, amené pour une énurésie et dont le principal symptôme est une extrême instabilité, une impossibilité de rester à la même place. Difficilement supporté en famille et à l'école. Pas mauvais enfant. Il n'a pas d'amis, mais pas d'ennemis. Remontrances, punitions, tout semble glisser sur lui.

Quand il est en séance, il ne cesse de regarder dans tous les coins de la pièce. Ses yeux inquiets se posent à peine, le temps de dessiner, et dès qu'il bouge, il se remet à regarder partout autour de lui. Le traitement l'ayant beaucoup amélioré et son énurésie ayant cessé, je conviens avec lui que nous allons arrêter sa psychothérapie. C'est lors de la séance qui est prévue comme devant être la dernière qu'il me dit : « Maintenant, je peux dire où est le danger. — Parce que tu vas partir? — Oui. »

Il m'explique alors, en se servant de ses dessins, que les angles saillants et les angles rentrants, les angles des murs et des meubles, étaient par lui fantasmés comme lançant des flèches. Les bissectrices des angles étaient porteuses de flèches et le problème était que, s'il se trouvait à la rencontre de trois flèches, à leur intersection, il risquait d'être transpercé et de mourir sur-le-champ. Avant son traitement, ce danger était partout. Depuis, seulement dans le bureau de l'analyste.

Nous avons pu comprendre ultérieurement, car il décida avec moi de continuer pendant quelques séances, que cette hantise des angles meurtriers était reliée au signifiant « anglais ». Cet enfant parisien avait trois ans au moment de l'évacuation de 1940. C'est à ce moment - première épreuve réelle pour son schéma corporel - qu'il avait été accidenté avec sa famille, dans la voiture conduite par le père qui allait se réfugier avec les siens dans le Midi. Et c'est peu après, au bord de la mer, qu'il avait failli se noyer, échappant à son père qui essayait de lui apprendre à nager (il avait été ranimé par respiration artificielle). La psychanalyse de l'enfant ramenait ainsi des événements oubliés par tous, mais dont les parents, surpris de sa mémoire, devaient confirmer l'exactitude. A partir de ces événements, donc, Gilles n'avait plus supporté d'être séparé de sa mère, il était toujours « collé» à elle, constamment dans ses jupes. C'est là qu'il était réellement, dans une cabine téléphonique, lors d'une conversation téléphonique que sa mère avait eue avec son frère à elle, conversation dramatique où le frère, après l'Appel du 18 juin, disait qu'il partait en Angleterre pour retrouver de Gaulle à Londres. C'était pour la mère un «ressenti» chargé d'angoisse; elle était très attachée à son frère, et il y avait de gros risques pour lui. Elle redoutait en outre que son fils, ayant pu entendre la conversation, soit à même d'en répéter la teneur, alors que le métier du père devait faire revenir ce dernier et sa famille en zone occupée. De fait, à partir de cet instant, tout le non-dit de la famille et les préoccupations des parents tournaient, pour l'enfant, autour de ces mots «anglais», «Angleterre» (angle-taire) : danger de mort, si les Allemands, qui occupaient deux pièces dans la maison, l'apprenaient; et l'enfant les rencontrait souvent.

C'est donc à la séance prévue par moi et lui comme devant être la dernière que tous ces éléments, inconnus de moi, totalement oubliés des parents, ont pu apparaître; qu'a pu se révéler comment l'image du corps de base de cet enfant, si phobique et angoissé, avait été érotisée jusque dans l'olfaction, sous les jupes de sa mère, de son odeur d'angoisse, alors qu'elle parlait à son parrain qu'il adorait, et qu'il percevait l'émotion que causait pour sa mère cette séparation, cependant que la mère, à la sortie de la cabine téléphonique, avait cru mieux faire en ne disant mot à son fils des paroles qui s'étaient échangées entre elle et son frère, et dont elle espérait que l'enfant de trois ans n'avait rien compris.

Ce moment avait laissé en lui les mots «anglais», «Angleterre», comme signifiants de grandes émotions et de danger, autant pour le corps que pour le «dire à taire». De danger, à une époque où, à cause des deux incidents successifs avec le père (accident d'auto et menace de noyade), le Moi Idéal avait fait une régression vers sa mère, alors seule image adulte de sécurité protectrice, et vers une perte secondaire de continence sphinctérienne. Ce moment intense de son histoire d'enfant en cours d'organisation œdipienne, menacé par les deux hommes de sa mère, le père et l'oncle maternel, était resté enkysté, sous la forme de la menace venant des bissectrices des angles, lesquels étaient armées de flèches vectrices (image de zone sexuelle anale et urétrale), persécutrices fantasmatiques pour l'image du corps de base de l'enfant. Son corps, dans sa masse spatiale, par son instabilité motrice (image du corps fonctionnelle anale), tentait de maîtriser la phobie due aux pulsions sexuelles, la zone érogène urétro-anale étant représentée dans l'espace par les Anglais et leurs supposées flèches, au lieu de l'être dans le lieu de l'anus d'abord, puis du pénis, maître de la continence du jet urinaire et assumant des érections devenues interdites du fait que se nider dans sa mère était son seul refuge, au moins imaginairement (dans des fantasmes presque hallucinatoires de vivre à l'intérieur de la terre et d'y dormir dans un pays nommé par lui «la Lifie»).

Image fonctionnelle.

La deuxième composante de l'image du corps, après l'image de base, est l'image fonctionnelle.

Alors que l'image de base a une dimension statique, l'image fonctionnelle est image sthénique d'un sujet qui vise l'accomplissement de son désir. Ce qui passe par la médiation d'une demande localisée dans le schéma corporel en un lieu érogène où se fait sentir le manque spécifique est ce qui provoque le désir. C'est grâce à l'image fonctionnelle que les pulsions de vie peuvent, après s'être subjectivées dans le désir, viser à se manifester pour obtenir plaisir, s'objectiver dans la relation au monde et à autrui.

Ainsi, l'image fonctionnelle anale du corps d'un enfant est d'abord une image d'émission expulsive, à l'origine en rapport avec le besoin défécatoire qu'il subit, ressent passivement, et qui prend ou non sens de langage avec la mère; puis, secondairement, elle prend la forme d'une image exprimant l'expulsion sthénique agréable d'un objet partiel pas toujours substantiel, et qui peut être, par déplacement, transféré sur un objet partiel subtil du corps propre. Par exemple, l'expulsion pour le plaisir de la colonne d'air pulmonaire, en modifiant la forme d'ouverture et l'émission des sons, ce qui permet la sublimation de l'analité dans le dire des paroles et dans la modulation de la voix chantée. On doit comprendre que l'élaboration de l'image fonctionnelle réalise, par rapport à la seule mise en jeu des zones érogènes, un enrichissement des possibilités relationnelles avec autrui. La main, par exemple, qui est d'abord zone érogène préhensive orale, puis rejetante anale, a à s'intégrer à une image fonctionnelle brachiale, donnant à l'enfant la liberté squeletto-musculaire qui lui permet de parvenir à ses buts, sert la satisfaction de ses besoins et l'expression de ses désirs par ses jeux. A l'inverse, lorsque l'image fonctionnelle se trouve déniée en tout ou en partie, par exemple lors d'une intervention physiquement répressive ou verbalement castratrice qui s'oppose à l'agir de l'enfant («Touche pas»), celui-ci peut choisir comme issue un fonctionnement de repli, pour que la zone érogène n'entre pas en contact avec l'objet interdit, objet dangereux, ni son désir en conflit avec le désir de l'adulte tutélaire.

Qu'on se réfère à l'exemple de cette fillette phobique du toucher, qui put retrouver l'usage de la préhension par mon dire : «Prends avec ta bouche de main.» Par cette parole, j'avais comme «feinté» l'image tactile; l'enfant avait pris l'objet, l'avait rapté et l'avait immédiatement porté à sa bouche, avec son bras, qui, au lieu de rester replié sur le corps, avait pu s'étendre et permettre à la main de prendre, ce qu'elle ne savait plus faire depuis des mois, comme si elle ignorait qu'elle eût des mains. Je lui avais rendu la possibilité d'une image fonctionnelle orale-anale, et de l'intérêt oral pour les choses anales, qui est la possibilité du corps d'un enfant de l'âge de vingt mois. Or, cette enfant avait près de trois ans et demi, et avait été, aux dires de ceux qui la connaissaient, une enfant espiègle et communicante jusqu'à deux ans et demi, période où elle avait eu à vivre une série de traumatismes psychiques déréalisants.

Image érogène.

La troisième composante de l'image du corps est l'image érogène.

Pour seulement la présenter, je dirai qu'elle est associée à telle image fonctionnelle du corps, le lieu où se focalise plaisir ou déplaisir érotique dans la relation à l'autre. Sa représentation est référée à des cercles, ovales, concaves, boules, palpes, traits et trous, imaginés doués d'intentions émissives actives ou réceptives passives, à but agréable ou désagréable.

L'important, c'est de décrire comment ces trois composantes de l'image du corps se métabolisent, se transforment et se remanient, compte tenu des épreuves qu'affronte le sujet et des limitations qu'il rencontre, notamment sous la forme des castrations symboligènes[1] qui lui sont imposées ; de décrire, donc, comment les vicissitudes de son histoire permettent, dans le meilleur des cas, que son image de base garantisse sa cohésion narcissique. Pour cela, il est nécessaire : 1. que l'image fonctionnelle permette une utilisation adaptée du schéma corporel ; 2. que l'image érogène ouvre au sujet la voie d'un plaisir partagé, humanisant en ce qu'il a valeur symbolique et peut être exprimé non seulement par mimique et agir, mais avec des mots dits par autrui, mémorisés en situation par l'enfant, qui se servira d'eux à bon escient quand il parlera.

Comme nous l'avons indiqué précédemment, *l'image du corps est la synthèse vivante, en constant devenir, de ces trois images : de base, fonctionnelle et érogène, reliées entre elles par les pulsions de vie, lesquelles sont actualisées pour le sujet dans ce que j'appelle l'image dynamique.*

1. Voir chapitre suivant, p. 78.

L'image dynamique.

L'image dynamique correspond au «désir d'être» et de persévérer dans un advenir. Ce désir, en tant que fondamentalement frappé de manque, est toujours ouvert sur l'inconnu. L'image dynamique *n'a donc pas de représentation qui lui soit propre, elle est tension d'intention;* sa représentation ce serait le mot «désir», conjugué comme un verbe actif, participant et présent au sujet, en tant qu'incarnant le verbe aller, au sens d'allant désirant, accolé à chacune des trois images en communication actuelle ou potentielle avec les deux autres. *L'image dynamique exprime en chacun de nous l'Étant, appelant l'Advenir : le sujet en droit de désirer, j'aimerais dire «en désirance».*

Si l'on voulait décrypter une schématisation représentative de cette image dynamique, ce serait la forme virtuelle d'un *trait pointillé qui, partant du sujet,* par la médiation d'une zone érogène de son corps, *irait vers l'objet;* mais cette représentation est très approximative. L'image dynamique correspond à une intensité d'attente de l'atteinte de l'objet, et elle apparaît indirectement dans ces images de balistique que les enfants représentent avec des fusils ou des canons, en montrant que, de ce fusil ou de ces canons, partent des petits points pour atteindre l'objet de la cible. C'est le trajet du désir doué de sens, «allant vers» un but.

Elle apparaît encore sous une autre forme virtuelle, et ce très précocement dans le développement des enfants (neuf à dix mois) : quand une image les intéresse, ils font un *petit tourbillon* (nommé plus tard par eux escargot), sur toutes les parties de la représentation graphique qui les intéressent, puis tournent la page, cherchent autre chose. Et cela, c'est *l'image du sujet se sentant dynamisé, c'est-à-dire se sentant en état désirant.* Ces traces graphiques en ponctuent le rythme.

Qu'on puisse la retrouver sous l'une ou l'autre de ces deux formes graphiques, il n'en est pas moins vrai que l'image dynamique comme telle n'a pas de représentation et est, de ce fait, inaccessible à tout événement castrateur. Elle peut seulement être soustraite au sujet par un état phobique, l'objet phobique venant alors barrer l'image dynamique dans son trajet désirant, le menaçant dans son droit à l'être.

On peut parler d'image dynamique orale qui, par rapport au besoin, est centripète et, par rapport au désir, à la fois centripète et centrifuge. On peut parler d'une *image dynamique anale* qui est, par rapport au besoin, centrifuge et, par rapport au désir, centrifuge ou centripète (ce dernier cas étant celui de la sodomie accomplie sur autrui ou subie d'autrui chez les homosexuels).

L'image dynamique génitale est, chez la femme, une image centripète, relativement à l'objet partiel pénien et, chez l'homme, une image dynamique centrifuge. Dans l'accouchement, il y a une image dynamique centriguge expulsive, par rapport à l'enfant qui est sujet, donc objet total, bien qu'il soit, ce corps de fœtus à naître, objet partiel pour les voies génitales de la parturiente, femme et bientôt, vis-à-vis du sujet, mère, acceptante ou rejetante pour l'enfant tel qu'il est à sa naissance.

Précisons ce que nous voulons dire en revenant au cas de l'image dynamique orale-anale. Cette image complète du corps digestif se devrait d'être conforme au schéma corporel, une image toujours centripète, dans le sens du cheminement péristaltique qui va de la bouche à l'anus. Quand il y a des inversions du péristaltisme - cas du vomissement -, c'est que l'image orale (et non anale) est inversée, c'est-à-dire qu'elle est «analisée», qu'elle agit le rejet de l'objet partiel ingéré. Elle est inversée dans la relation à l'autre, personne présente, imaginaire ou réelle, ou par rapport à un objet ressenti comme dangereux dans l'estomac[1].

Un tel exemple révèle bien la vitalité de l'image dynamique qui, liée au désir, peut aller jusqu'à inverser le trajet de l'objet partiel du besoin. Ajoutons-y un cas d'atteinte régressive d'une

1. «Il 'm''a vomi son biberon», «Il 'me' rend tout ce que je lui donne», (paroles de mères); «Un spectacle à 'vous' donner la nausée».

image dynamique génitale. Il s'agit d'un adolescent qui, se sentant impuissant, incapable de relations avec les jeunes filles, devient masturbateur obsessionnel. Au lieu du désir de l'objet, c'est le substitut de ce désir dans une régression à l'image du corps fonctionnelle (la main masturbant son pénis) qui lui devient suffisante pour imaginer le fantasme d'un objet désiré, lequel n'a plus rien à voir avec une réalité de personne existante. Et il entre alors dans une espèce d'autisme relatif à la relation génitale, qui, dans la réalité, le rend de plus en plus inhibé et phobique à l'égard des rencontres qui le sortiraient de son isolement. L'image dynamique est toujours celle d'un désir à la recherche d'un nouvel objet. Ce en quoi elle est tout à fait contradictoire avec l'auto-érotisme, lequel ne survient que pour pallier l'absence d'objet réel adéquat au désir.

C'est repérable, à un autre niveau, dans les débuts de suçage du pouce, qui surviennent à trois mois chez l'enfant à qui on ne «fait pas la conversation» après le biberon. Car, si on lui parle après la tétée, en mettant des objets au bout de ses mains et en lui nommant tous les objets qu'il amène à sa bouche, si la mère, objet total, lui nomme toutes ses sensations tactiles, buccales et visuelles des choses qu'il touche et prend, puis jette, l'enfant a un réel plaisir, partagé avec sa mère, puis, fatigué, s'endort. Après quelques biberons, il ne suce plus son pouce. Le pouce n'était que le substitut tactile du téton, représentant partiel de la mère, objet total avec qui l'enfant désirait communiquer le désir qu'il a d'elle. La mère disparaissant trop vite en tant qu'objet de désir après satisfaction du besoin, et, le téton n'existant plus, l'enfant, du fait du développement de son schéma corporel qui lui permet désormais de mettre la main à la bouche, et du fait qu'il a beaucoup de potentialités dynamiques de ses pulsions libidinales, à la recherche d'une rencontre de l'autre par qui il se sent être, advenir, avoir et faire, les assouvit de cette manière leurrante et masturbatoire orale : téter son doigt. Le lieu du manque et de son expression par le cri étant annulé, l'enfant n'alerte plus sa mère par ses appels et, peu à peu, en arrive à ne plus rien attendre de la présence d'autrui. Chaque fois qu'il éprouve une poussée libidinale en l'absence d'objet, il se contente de ce transfert, appelé justement auto-érotique, sur un objet partiel, son poing, son pouce, leurre du sein, du téton ; une partie de son corps devenant le support illusoire du leurre de l'autre. Il entre ainsi dans un symptôme compulsif de style obsessionnel, où son désir se sert de l'image du corps, fonctionne pour fonctionner. C'est la répétition d'une même sensation corporelle toujours accompagnée de fantasmes différents, mais pas de contacts relationnels entre sujets par la relation sensorielle d'objets partiels différents dans la réalité, et encore moins de relations émotionnelles inter-relationnelles et langagières, chaque jour nouvelles à découvrir.

2. Les images du corps et leur destin : les castrations

L'évolution des images du corps.

On peut dire de l'évolution des images du corps que les difficultés qu'elle rencontre sont toujours réductibles à un même scénario. *Le désir, agissant dans l'image dynamique, cherche à s'accomplir grâce à l'image fonctionnelle et à l'image érogène, où il se focalise* pour atteindre un plaisir par saisie de son objet. Mais le désir rencontre dans sa quête des obstacles à sa réalisation : ou parce que le sujet n'a pas un désir suffisant, ou parce que l'objet est absent, ou encore parce qu'il est interdit.

Or, il faut dire que c'est d'abord le jeu de présence-absence de l'objet de satisfaction du désir, alors que celui-ci n'était pas épuisé, qui a institué telle ou telle zone comme érogène.

De fait, le désir débordant toujours le besoin, les lieux de perceptions subtiles du cavum, de l'ouïe, de la vue, plus tard de l'anus, du vagin, du pénis, deviennent des zones érogènes du fait, d'une part, de leur contact avec un objet partiel d'apaisement en relation à la mère (plus tard un partenaire sexuel), d'autre part, de l'absence médiatisée par le langage, dans le cas où l'objet partiel est manquant. D'où l'importance primordiale, éminente, de la mère, objet total *et* sujet s'exprimant par un langage gestuel, mimique, auditif et verbal, en intercommunication avec son enfant (tandis que celui-ci élabore ses images de base, fonctionnelle et érogène). C'est la mère qui, par la parole, parlant à son enfant de ce qu'il voudrait, mais qu'elle ne lui donne pas, lui médiatise l'absence d'un objet ou la non-satisfaction d'une demande de plaisir partiel, tout en valorisant, par le fait même qu'elle en parle, donc le reconnaît comme valable, ce désir qui se trouve - situation à quoi elle compatit - dénié dans sa satisfaction. La zone érogène ne peut être introduite au langage de la parole qu'après avoir été privée totalement de l'objet spécifique par lequel elle avait été initiée à la communication érotique. Et cela n'est possible que si le même objet total (la mère) vocalise les phonèmes de mots qui spécifient cette zone érogène : «Le sein de ta mère t'est défendu maintenant», «Non, fini, plus téter». Mots qui permettent que la bouche et la langue reprennent leur valeur de désir. Et ce, parce que l'objet partiel érotique est évoqué par l'objet total (mère) qui prive l'enfant du sein qu'il désire, mais un enfant déjà apaisé par un autre moyen de sa faim et de sa soif, qui n'en a plus «besoin».

C'est la parole qui, du fait de la fonction symbolique, entraîne mutation de niveau du désir : de la satisfaction érotique partielle à la relation d'amour qui est communication de sujet à sujet, ou plutôt du pré-sujet (nourrisson) au sujet qu'est la mère, objet total pour son bébé, à qui elle sert de référence au monde et à lui-même.

C'est dire que dans un processus normal d'élaboration subjective des images du corps, il y a des paroles échangées; c'est ce qui permet la symbolisation des objets de jouissance révolue.

Il en résulte que les phonèmes transitionnels pré-langagiers verbaux ont quelque chose de paranormal. Car l'objet partiel transitionnel, quel qu'il soit, substantiel ou subtil, est à la fois chose pérenne et langage confus de la relation enfant-mère ou enfant-père : langage matérialisé, fantôme de mots indicibles, conjugués inconsciemment avec un avoir sensoriel qui paraît répondre d'un étant à l'état passif qui conduirait passivement à l'être sujet.

Des mots dont cet enfant n'a pas le vocabulaire, l'objet transitionnel est peut-être le lexique, non déchiffrable, promu à représenter l'entièreté du sujet qui s'intuitionne dans sa relation d'objet-corps potentiellement érogène et dans sa relation fonctionnelle encore fusionnelle à «la mère» (l'adulte dont dépend la survie de l'enfant).

Les enfants qui ont assez de paroles d'amour et de libertés ludiques motrices n'ont pas besoin d'objets transitionnels. Quel que soit leur désir de se sécuriser, ils ont assez d'inventivité motrice associée à leur mère et assez de paroles avec la mère, celle-ci est suffisamment présente, pour qu'ils renouvellent leur «stock» de paroles vocalisées, objets transitionnels sonores peut-être, avant que de s'articuler à des situations et des agissements pour devenir de vrais mots qu'ils gardent en mémoire au cours de leurs moments de solitude et de l'endormissement.

L'objet transitionnel est un objet qui articule les enfants aux images tactiles des zones de base, fonctionnelle et érogène, orale et olfactive; et aux images manipulatrices fonctionnelles anales de l'époque où, avant d'être autonomes par la marche, ils sont «déambulés» par l'adulte. Sur les objets transitionnels, ils déplacent la relation passée des adultes à eux lorsque, de ces adultes, ils se ressentaient objets partiels.

Les objets transitionnels leur sont nécessaires lors d'un danger qui menace de les séparer du lieu de sécurité maternel, et lorsqu'ils perdent leur image fonctionnelle anale, donc la motricité et la déambulation, c'est-à-dire quand on les met au lit (parfois aussi quand ils changent de lieu).

Ils ont alors besoin de cet objet dit transitionnel, un parmi quelques-uns, qui représente la relation remémorée d'eux-mêmes, quand ils étaient petits, à l'adulte tout sécurisant : adulte dont ils ont le rôle de toute-puissance potentielle vis-à-vis de cette chose qu'est l'objet transitionnel, fétiche anti-danger. Fétiche, pour le sujet, de sa communication à l'autre sécurisant dans l'espace, pendant le temps nécessaire à la venue du sommeil profond où le désir de communiquer s'évanouit, le relais des pulsions du désir étant pris par les pulsions de mort.

Disons d'une façon très générale que, si la mère assiste son enfant, l'angoisse de celui-ci est humanisée par des perceptions subtiles et des paroles. Cet échange sécurisant avec la mère, avec *sa* mère, est pour lui la preuve d'une relation humaine durable, par-delà la blessure de l'image fonctionnelle ou la menace d'atteinte à l'image de base, ou encore au-delà de la sensation de troubles dans les échanges au service des besoins substantiels quand, perturbé, l'enfant se sent «malade». Il retrouve avec cet objet pérenne son image du corps olfactive, tactile, etc., orale et anale : retrouvaille d'une connaissance de lui-même, narcissique primordiale, qui est la base même de sa santé. Le «vase communicant» imaginaire avec la mère génitrice et nourrice est rétabli, associé aux fantasmes rémanents de la symbiose première : Moi-ma-Maman-le-monde retrouvé.

L'image du corps de l'enfant ainsi rétablie dans son intégrité, garde, de la souffrance passée, une expérience symbolisée de ses pulsions de vie de sujet coexistentiel à son corps, lesquelles ont réussi à prévaloir sur les pulsions de mort (endormissement, maladie). L'enfant, comme assisté par sa mère, du fait qu'il se sent objet élu dans ses bras retrouvés après l'épreuve, se vaccine contre l'angoisse qui, à la prochaine épreuve, le retrouvera mieux armé que le bébé qu'aucun incident n'a jusque-là perturbé. La médecine prend en considération les désordres organiques de l'enfant et permet d'évaluer les conditions matérielles et hygiéniques d'un bon fonctionnement physiologique, jouant pour n'importe quel individu humain (puériculture, pédiatrie). La psychanalyse a permis de découvrir que ce sont les échanges, subtils soutiens du narcissisme indispensable à la retrouvaille de la santé affective, qui fondent le pronostic psychosocial d'avenir de tel enfant particulier, né de tels parents, et sauvé de dangers physiques. Comme on le voit, le narcissisme, qui semble au début de la vie être relié à l'euphorie d'une bonne santé, est en fait, dès la naissance, croisé à la relation subtile langagière, créatrice de sens humain, originé dans la mère et entretenu par elle - relation qui ne peut, au début de la vie, être longtemps interrompue sans danger.

Cas d'Agnès.

Ainsi, pour cette petite fille nourrie au sein depuis cinq jours, et dont la mère avait dû être hospitalisée en raison d'un incident fébrile grave, nécessitant une intervention gynécologique. Dans les jours qui ont suivi, le bébé n'a plus rien voulu de ce que son père, resté seul, ou sa tante, présente à la maison depuis sa naissance, lui donnaient : ni eau à la cuiller ni biberon, refus total d'alimentation. Sur les conseils du pédiatre désarmé devant cette situation et qui me connaissait, le père m'a téléphoné. Je dois dire que tout cela se passait pendant la guerre, en province, et que m'amener l'enfant était de ce fait impensable. J'ai simplement répondu à ce père inquiet : « Allez à l'hôpital, ramenez-en la chemise que porte votre femme en faisant en sorte qu'elle garde toute son odeur. Vous la mettrez autour du cou du bébé et vous lui présenterez le biberon. » Le biberon a été avalé tout de suite !

C'est le travail sur la notion d'image du corps qui m'avait permis d'avoir cette idée et de faire cette suggestion. Que manquait-il à ce bébé du fait de l'absence de sa mère, pour savoir avaler ? Il n'était pas malade, mais perdait son poids - il avait faim. Ayant tété trois ou quatre jours, ce ne pouvait être que l'image olfactive de la mère soudainement devenue absente qui lui manquait. Le narcissisme fondamental du sujet (qui permet au corps de vivre) est enraciné dans les premières relations répétitives qui accompagnent à la fois la respiration, la satisfaction des besoins nutritifs, et la satisfaction de désirs partiels, olfactifs, auditifs, visuels, tactiles, qui illustrent, pourrait-on dire, la communication de psychisme à psychisme du sujet-bébé avec le sujet-sa-mère.

Sur le fond de cette indifférenciation de zones corporelles à ce lieu réel qu'est le corps de l'enfant, certains fonctionnements corporels sont élus par la répétition des sensations qu'il en éprouve, et ces lieux servent de centre au narcissisme primaire. Ce sont les lieux de son corps où l'enfant reconnaît de jour en jour, de tension-privation en détente-satisfaction, par la faim-soif suivie de rassasiement, une mêmeté ressentie comme retrouvaille d'être et de fonctionner. Mais, en même temps qu'il y a ces fonctionnements substantiels, ces apports et ces déports substantiels à des zones érogènes corporelles à dominante cardio-respiratoire, orale et viscéro-uro-anale, en même temps il y a audition, olfaction, tactilité et vision qui, dans l'espace et dans le temps, accompagnent les satisfactions de l'enfant en ces zones érogènes et étoffent son narcissisme. Lorsqu'une séparation advient entre l'enfant et sa nourrice, le désir est frustré, mais l'enfant ne s'en rend compte que lorsque le besoin accolé au désir reparaît, le besoin se trouvant alors satisfait par n'importe quelle personne sans que le désir puisse reconnaître l'audition, la vision, l'olfaction de la personne qui accompagnait auparavant ces satisfactions. Le lieu où la tension du désir et celle du besoin se confondent est devenu lieu de jouir promis, attendu, satisfait ou non. Et ce lieu où le manque s'éprouve, ce lieu de quête non seulement substantielle (soutien du vivre pour le corps, c'est-à-dire du besoin), mais aussi subtile (quête du cœur à cœur, de l'autre soi-même dans l'amour, c'est-à-dire du désir), ce lieu dans le corps est zone érogène. Mais, dans l'espace, le lieu où, dans le temps, se répète la rencontre qui répond à besoins et désirs devient espace de sécurité pour l'enfant. Par exemple, l'enfant entend plus loin qu'il ne voit. Son espace de sécurité auditif est plus grand que son espace de sécurité visuel. Et son espace de sécurité tactile est encore plus réduit que son espace de sécurité visuel. L'ensemble créé par ce lieu de sécurité, c'est l'espace dans lequel le lien à sa mère est potentiellement retrouvable. On comprend que le sein et le téton, conjoints dans l'odeur de la mère, à la bouche succionnante du bébé et à sa muqueuse pituitaire, en même temps qu'il se niche dans le creux du bras contre le flanc de sa nourrice, tout cela forme un *pattern* du désir confondu, dans cet accomplissement à la fois de besoin et de désir, avec le plaisir à être et la satisfaction de vivre et d'aimer. A chaque séparation, le sommeil s'ensuit et, à chaque affamement de l'enfant, une retrouvaille, qui lui fait continuer d'éprouver comme érogène le lieu et l'ensemble des lieux qui le relient à sa mère. Les pulsions partielles du désir continuent de se focaliser dans la bouche et dans le cavum du bébé dans l'attente de ces retrouvailles. Chaque fois que le nourrisson est sous tension, quelle qu'en soit la raison, désir ou besoin, il recherche comment accéder à ce but qu'est le Nirvana de la présence maternelle et de la sécurité nichée dans son giron. La privation un certain temps, lorsque le bébé est sous tension, suscite toutes les potentialités substitutives dont il est capable, associées à la sensorialité substantielle de l'objet partiel, le sein, pour une rencontre à l'autre qu'il fantasme avec n'importe quelle sensorialité liminaire, associée aux rencontres passées, et c'est cela qui, peut-être, est une promesse de l'autre. De même, une sonorité de la voix maternelle à distance est promesse d'une rencontre qu'il attend, avec une tension vers son jouir qui lui fait développer la reconnaissance auditive de cette voix.

On peut donc dire que, par-delà la distance du corps à corps entre le bébé et sa mère-nourrice, lorsque celle-ci est sortie de son champ visuel, ce sont les perceptions subtiles de son odeur et de sa voix qui continuent à être pour l'enfant le lieu - dans l'espace qui l'entoure - où il guette le retour de sa mère, c'est-à-dire le lieu de son lien narcissisant à elle, et la continuation de ce ressenti vivant en sécurité qu'il éprouve avec elle. De même, la défécation dans ses langes lui apportant avec l'odeur excrémentielle, la tactilité des contacts de toilette avec sa mère, ses excréments présents à son siège sont pour lui une promesse qu'elle reviendra bientôt ; de là le sens de l'encoprésie plus tard : c'est, en situation d'angoisse, la façon inconsciente qu'a un grand enfant de tenter la retrouvaille d'un espace de sécurité maternel. Les nouvelles voies de relation humaine du bébé, voies subtiles à travers le temps, par-delà la distance, et non plus rapports substantiels de corps à corps, devront être préservées, pour que le sujet n'éprouve pas trop de brisures de son narcissisme : c'est-à-dire pour assurer la sécurité de sa mêmeté, connue et reconnue d'être en rapport à ce premier autre, l'objet total connu, sa mère nourrice, qui le fait se reconnaître humain et s'aimer vivant. Le fait est que, dans la petite enfance, il est indispensable, pour que l'image du corps s'organise, qu'il y ait un continuum de perceptions répétées et reconnues sur lequel alternent des perceptions, successivement absentes et présentes, et d'autres inconnues et nouvelles que l'enfant découvre et qui le questionnent. Il en est certaines qu'il reconnaît, d'autres qui le surprennent. Devant ces autres qui le surprennent, couleur, forme, perception, personne, espace inconnus, il est nécessaire que l'adulte témoin lui donne, par des sonorités, réponse à sa surprise. C'est ainsi que le champ de variation des perceptions subtiles tolérées, vécues en sécurité, peut s'étendre. Des perceptions insolites d'abord, mais associées à la présence de la mère qui garde son habitus connu et nomme les choses, parle, puis l'expérience de l'absence de la mère, suivie de son retour, permettent à l'enfant la mémorisation du lien qui, intégré à son sensorium, l'unit à elle. Quand elle n'est pas là, c'est par sa médiation que tout ce qui l'entoure et qu'elle a humanisé de sa présence, de ses paroles, de sa motricité, de sa manipulation, de sa déambulation, témoigne dans l'espace de ce qui est sécurité existentielle pour l'enfant, dans son être, ses fantasmes, son agir, à travers sa confiance dans le retour prochain de celle qui l'aime et qu'il aime.

L'enfant est de ce fait tout entier, dans sa pré-personne en cours de structuration, lieu de ce lien relationnel, de ce lien interrompu et retrouvé. La personne première et lui-même se retrouvent parfois un peu différents, mais elle toujours le reconnaît, même si l'enfant y met un certain temps, et puis le lien est retrouvé. C'est ce qui me fait parler des objets « mamaïsés », c'est-à-dire des objets qui font surgir en l'enfant, par associations de fantasmes, la présence sécurisante mémorisée de sa mère. Parmi ceux-ci, on peut compter les objets usuels du cadre spatial habituel de l'enfant, les joujoux qu'elle lui nomme, les animaux familiers, et surtout les personnes de l'entourage, avec lesquelles la mère communique par le langage et qui, de ce fait, se spécifient pour l'enfant comme autres humains de ce premier autre élu qu'est la mère. L'enfant, grâce à ce lien introjecté, symbole de son narcissisme fondamental, est alors, à tout moment, en son corps tout entier, « cohésé ».

Son image du corps, unie par la relation symbolique continue, assume des perceptions qui, si cette relation n'existait pas ou venait à manquer trop longtemps, seraient pour lui morcelantes. Le morcellement fantasmatique de soi-même et du monde ambiant découle de l'image (métaphore) du fonctionnement alimentaire et excrémentiel (mâchoire et anus) que le schéma corporel humain conditionne; ce conditionnement est à l'origine de la discrimination du besoin et du désir, il a été la référence commune de la relation de communication avec la mère, communication de psychisme à psychisme, contaminée par les perceptions de communication substantielle d'objet partiel oral et d'objet partiel excrémentiel, plaisirs de tendresse, qui accompagnent les corps à corps pendant les soins de besoin, changes, nourriture et toilette. Plus la relation à la mère est continûment vivante dans des relations subtiles vocalisées, visuelles, olfactives, mimiques, enjouées et ludiques hors des moments de manipulation pour le soin au corps de l'enfant, moins les fantasmes de morcellement s'établissent et perdurent.

Que le narcissisme assure la continuité de l'être d'un individu humain ne signifie pas que le narcissisme n'ait pas à être remanié en fonction des épreuves auxquelles se heurte le désir de l'enfant. Ces épreuves, les *castrations* comme nous les appelons, vont permettre la symbolisation et, du même coup, elles vont contribuer à modeler l'image du corps dans l'histoire de ses réélaborations successives.

Si l'on part de l'idée (que nous préciserons davantage par la suite) que la castration est l'interdit radical opposé à la satisfaction recherchée et auparavant connue, il en résulte que l'image du corps se structure grâce aux émois douloureux articulés au désir érotique, désir interdit après que la jouissance et le plaisir en ont été connus et répétitivement goûtés. Le chemin est un jour définitivement coupé dans la poursuite d'un «de plus en plus» du plaisir que procure la satisfaction directe et immédiate connue dans le corps à corps avec la mère et l'apaisement du besoin substantiel. Le quotient de cette opération de rupture, c'est la possibilité pour l'enfant de recueillir après coup ce qu'on peut appeler les «fruits de la castration».

En explicitant ce que nous entendons par là, nous allons pouvoir donner une première idée des castrations successives, avant de les réexaminer ensuite dans le détail.

Le «fruit» des castrations.
Leurs effets humanisants.

Le fruit de la *castration orale* (sevrage du corps à corps nourricier), c'est la possibilité pour l'enfant d'accéder à un langage qui ne soit pas seulement compréhensible par la mère : ce qui va lui permettre de ne plus être dépendant d'elle exclusivement.

Le fruit de la *castration anale* (ou rupture du corps à corps tutélaire mère-enfant) prive l'enfant du plaisir manipulatoire partagé avec la mère. Bien qu'il n'ait plus besoin de l'adulte pour se laver, s'habiller, manger, se torcher, déambuler, son désir souffre d'être privé du retour à des privautés partagées dans des contacts corporels de plaisir. Grâce déjà au langage verbal, fruit du sevrage - si la castration en a été supportée -, le développement du schéma corporel a permis d'adjoindre le langage mimique et gestuel, à l'adresse physique, acrobatique et manuelle. La castration anale, une fois délivrée par la mère à son enfant, son assistance verbale, technologique, sans angoisse, sécurise l'enfant prêt à s'assumer dans l'espace tutélaire, à faire ses propres expériences, à acquérir une autonomie expressive, motrice, concernant ses besoins et nombre de ses désirs.

Pour beaucoup d'enfants, ce lâcher par la mère est une épreuve insupportable (et que dire de cette épreuve pour certaines mères!). Pourtant, autant que le sevrage - interdit du téter, de muqueuse à muqueuse, de la coopération bébé bouche-mère nourriture, bref interdit du plaisir de captation cannibale -, la séparation physique, l'interdit du plaisir du corps de l'enfant au plaisir du corps de la mère, cette castration dite anale est la condition de l'humanisation et de la socialisation de l'enfant de vingt-quatre à vingt-huit mois.

La privation totale de l'assistance physique maternelle est aussi le début de l'autonomie pour l'enfant, par rapport à ce qui était une tutelle, où il dépendait des désirs de sa seule mère, prévalente sur toutes ses autres relations. Cette décision, vue comme une promotion, et préparée par la mère à travers la délivrance à l'enfant de tous les moyens techniques concernant l'entretien de son corps, l'usage prudent de sa liberté de mouvement, son initiation progressive par des réponses véridiques à tout ce qui le questionne, cette décision - disons-nous - ouvre à l'enfant la communication avec tous les enfants de son âge et avec tout autrui, dans des échanges de paroles, des manipulations ludiques ou utilitaires partagées avec son entourage familial et social proche dont il se sent promotionné d'être l'auxiliaire.

Le fruit de la castration anale, mettant fin à la dépendance parasitaire à la mère, est aussi la découverte d'une relation vivante avec le père, les autres femmes, les camarades préférés ; c'est entrer dans l'agir et le faire de garçon ou fille en société, savoir maîtriser ses actes, discriminer le dire du faire, le possible de l'impossible. Ne pas céder au plaisir d'un agir qui pourrait nuire à soi-même et à ceux qu'on aime.

C'est grâce à cette autonomie conquise du fait de la castration anale, autonomie de l'enfant à l'égard de sa mère, mais surtout de sa mère à son égard, que l'enfant, fille ou garçon, se sent humain et peut, comme on dit, « se mettre à la place d'un autre », surtout enfant ou animal, ou d'un faible par rapport à des forts, et ainsi développer les soubassements d'une éthique humaine : « Ne pas faire à un autre ce que je ne voudrais pas qu'il me fasse », avec, hélas, aussi ce fréquent corollaire infantile impulsif, la vengeance.

C'est le langage qui permet ce qui n'est plus un « dressage » : mot qui devrait être banni lorsqu'il s'agit d'un être humain, dont l'apprentissage, dès les premières heures de son « élevage », est déjà de l'éducation.

L'enfant ne peut faire autrement que d'imiter ce qu'il perçoit, puis de s'identifier aux humains qui l'entourent. Ces personnes modèles, dont il dépend pour survivre, sont pour lui investies du droit de limiter son agressivité ou sa passivité au bénéfice de son appartenance au groupe familial et social : but culturel, utilitaire, ludique, auquel il concourt avec des semblables, ou des différents de lui. En parlant avec son entourage de ses observations, de ses désirs, il reçoit des réponses, acquiescements, dénégations, jugements. C'est à l'occasion de ces échanges de paroles avec père, mère, familiers, que l'enfant entend dire et redire les interdits. C'est ainsi que la castration symboligène est redonnée, d'une façon ou d'une autre, par quelqu'un en qui l'enfant a confiance du fait de son appartenance au groupe. Par son acceptation de ces interdits, l'enfant prend valeur d'élément vivant du groupe.

A ce moment-là, devient irremplaçable pour l'enfant la fréquentation du monde extra-familial - sans que, pour cela, il soit arraché à ce groupe et surtout à sa mère qui est la garantie de sa continuité vivante. Surtout dans le cas d'un enfant unique, c'est la fréquentation des autres enfants qui va permettre d'entrer sainement dans l'Œdipe, avec la connaissance par l'enfant de son sexe, masculin ou féminin, selon la comparaison qu'il pourra faire par l'observation des autres enfants des deux sexes. Il a besoin alors de réponses justes concernant ses observations, tant des différences sexuelles que des différences raciales ou sociales, concernant ce qu'il observe des apparences et des agissements des garçons, des filles, des hommes et des femmes rencontrés.

Il développe une identification aux aînés de son sexe, et l'expérience montre que, lorsque ceux-ci, ainsi que les adultes qu'il fréquente, ont eux-mêmes reçu la castration des pulsions archaïques, il se développe sainement vers un Œdipe conforme à la morale en cours dans sa culture. Il présente, au contraire, des signes immédiats d'angoisse devant des adultes et des aînés dont les pulsions archaïques sont mal castrées, donc mal sublimées, et qui, de ce fait, sont attirés par les enfants, parce qu'ils n'en ont pas fini avec leur propre enfance. Les plaisirs qu'ils attendent de la rencontre d'enfants et que ceux-ci, piégés, leur laissent prendre ou échanger avec eux, non seulement n'apportent pas une éducation aux enfants, au sens d'une initiation aux sublimations des pulsions en direction de la créativité adulte, mais «séduisent» les enfants au sens d'un blocage répétitif du plaisir narcissique, qui ne débouche pas sur la loi du bienfait, et ce non seulement pour l'individu, mais pour le groupe social dont il fait partie. Beaucoup de névroses d'enfants proviennent du fait que ces enfants ne sont pas informés à temps des droits limités à leur égard de tous les adultes, y compris leurs parents, familiers, éducateurs, et de la société en général. Tout est différent pour l'enfant s'il peut parler en confiance et recevoir information de ce qu'il y a eu transgression de ses droits, dont un adulte s'est rendu coupable à son égard. Cette seule affirmation suffit à rendre à l'enfant l'ordre naturel d'une éthique humaine, c'est-à-dire jamais arrêtée d'elle-même dans la recherche de la répétition de plaisirs connus. L'éthique humaine est une recherche constante de dépassement. C'est pourquoi, après la castration anale, l'enfant ouvert à la fréquentation de la société hors de sa famille, entré qu'il est dans l'affirmation de son sexe à l'envi des aînés, brigue les droits et plaisirs de l'adulte, parent (ou éducateur) de son sexe, mère ou père, relativement à son objet préférentiel, l'autre parent (l'être aimé de l'éducateur).

C'est que l'interdiction de l'inceste soit dite (et, s'il est élevé par d'autres que ses parents, l'interdit de relations sexuelles adultes-enfants), mais c'est aussi et surtout l'impossibilité réelle éprouvée de réussir ses roueries séductrices à l'égard du parent de l'autre sexe, et tout autant vis-à-vis de l'adulte rival homosexuel, qui fait que l'enfant reçoit la *castration œdipienne*. Le fruit de cette castration est son adaptation à toutes les situations de la société. De plus, les pulsions orales, anales, urétrales, qui ont déjà été castrées au moment du sevrage, puis au moment de l'autonomie du corps, vont se métaphoriser dans la manipulation des objets subtils que sont les mots, la syntaxe, les règles de tous les jeux (ce qui ne veut pas dire que l'enfant accepte d'y perdre et qu'il ne tente pas de tricher). Enfin, les signes représentatifs des phonèmes - l'écriture, la lecture -, les signes que représentent les nombres, sont des sublimations, c'est-à-dire des fruits de toutes les castrations antérieures et qui prennent leur sens de l'orientation du garçon et de la fille vers une vie génitale future, attendue comme une promesse et préparée par le plaisir d'acquérir connaissances et pouvoirs, techniques, curiosités et plaisirs. A la fin de l'Œdipe, l'enfant vit non plus pour plaire à père ou mère, mais pour lui et pour ses camarades, copains, amis.

Après l'Œdipe.

C'est la période de latence dans laquelle il entre, avec toutes les promesses d'avenir pour le temps où, avec la puberté, la maturation génitale viendra. Une castration qui a toutes les chances de réussir (dans la symbolisation des pulsions castrées qui s'ensuivra) est celle qui est donnée à temps, ni trop tôt, ni trop tard, à l'enfant, par un adulte ou un aîné qu'il estime et qui, lui, l'aime et le respecte non seulement dans sa personne, mais de telle façon qu'à travers lui l'enfant sent que sont respectés ses géniteurs.

Admettons que, pour un enfant, chaque castration ait été donnée à temps, avec un comportement chaste, par quelqu'un dont les interdits sont crédibles du fait même que les comportements de cet homme ou de cette femme interdicteur sont conformes à ses dires.

Les fruits de la réception du dire castrateur, d'abord toujours pénible à accepter, c'est, après l'épreuve, le renoncement aux actes interdits par lesquels l'enfant voulait se procurer un plaisir encore plus grand que celui dont il avait déjà goûté, ne fût-ce encore qu'en imagination, en projets. C'est le deuil dans la réalité de rêves de plaisirs que l'enfant reconnaît comme irréalisables pour lui qui aime l'adulte interdicteur et qui désire s'identifier à lui. C'est le renoncement aux pulsions cannibales, perverses, meurtrières, vandaliques, etc.

Si je veux résumer ce que j'appelle les «fruits de la castration» en une ou deux phrases, je dirai que c'est le sort fait aux pulsions qui ne peuvent pas se satisfaire directement dans la satisfaction du corps à corps, ou la satisfaction du corps avec des objets érotiques incestueux. Ces pulsions sont maintenues prohibées - et il y a là fait de réalité promotionnante - par le modèle qui a édicté le dit de la prohibition, dans le respect de l'humanisation de l'enfant. A l'envi de la façon dont les autres qui, dans la société, sont valeureux les emploient, ces pulsions entrent, après un moment plus ou moins long de silence, de refoulement, dans ce qu'on appelle les processus de sublimation, c'est-à-dire la culture. Pour le corps propre, c'est l'aisance, la grâce, l'adresse, l'habileté sportive et l'autonomie totale; pour le mental, c'est la communication langagière et l'intelligence des choses de la vie. Pour les choses du sexe, indépendamment de l'intérêt pour le plaisir des lieux érogènes sexuels et des attractions sentimentalo-sexuelles, à trois ans, la fierté qu'on a de son nom, de son sexe, de son appartenance au groupe familial porteur, du plaisir de se joindre aux enfants de son âge, est le signe qu'il y a eu bonne castration orale et anale.

Les sublimations des pulsions génitales qui vont se faire après la castration œdipienne reçue entre six et neuf ans au plus tard vont se développer pendant la phase de latence, de huit-neuf à douze-treize ans, sur des objets extra-familiaux, pour des relations sociales d'échanges selon la Loi, et dans l'effort de l'enfant pour se promotionner en vue d'une puberté qui ouvrira la voie de l'adolescence : laquelle remanie tous les conflits des castrations mal réussies du sujet *et* de ses modèles archaïques, aînés et parents. Puis, après cette période de l'adolescence où toutes les castrations doivent être considérées et acceptées, parce qu'elles sont le prix à payer pour l'éclosion des potentialités sensuelles et créatrices, sans décompensations pathogènes, les adolescents devenus responsables de leur parole symbolique, de leur personne, de leurs actes, pleinement assumés dans la vie amoureuse et sociale, deviennent des adultes, les égaux de leurs géniteurs, ceux-ci entrant ou non dans le vieillissement, avec sa sérénité parfois, mais aussi parfois dans la décrépitude exigeant assistance.

Cette présentation, cette sorte de panorama que nous venons de dresser des castrations humanisantes successives, permet sans doute de mieux comprendre que nous parlions de castrations «symboligènes». C'est sur cette notion - capitale - que nous allons maintenant faire porter notre attention.

LA NOTION DE CASTRATION SYMBOLIGÈNE

Du mot « symboligène ».

Adjoindre l'adjectif symboligène au mot de castration me paraît important. Il donne à ce dernier terme le sens qu'il a en psychanalyse. En effet, le mot « castration » signifie en français la mutilation des glandes sexuelles, donc une atteinte physique, qui rend stérile irréversiblement l'individu castré. Or le mot de castration, en psychanalyse, rend compte du processus qui s'accomplit chez un être humain lorsqu'un autre être humain lui signifie que l'accomplissement de son désir, sous la forme qu'il voudrait lui donner, est interdit par la Loi. Cette signification passe par le langage, que celui-ci soit gestuel, mimique ou verbal.

La réception de cet interdit à l'agir, qu'il briguait avec ardeur, provoque, chez le sujet qui le reçoit, un effet de choc, le renforcement de son désir devant l'obstacle, parfois une révolte, menacé qu'il se sent d'annulation de son désir, devant l'inutilité totale d'en poursuivre l'objet.

Il éprouve secondairement une inhibition à effet dépressif. C'est le travail du refoulement des pulsions en question : une tension refoulante qui, dépassant le renoncement à l'objet du désir et aux modalités de sa satisfaction, atteint la valeur de ce désir même, et qui peut entraîner une mutilation définitive (d'ordre psychique) de ses sources pulsionnelles. On doit alors parler d'infirmation traumatique, de *mutilation hystérique* et non de castration au sens psychanalytique. La confusion faite par le sujet entre l'épreuve à subir et ce risque imaginaire de mutilation, pour son corps et la zone érogène concernée par l'interdit, nous incite à garder, en français, à ce complexe le nom de *complexe de castration.*

Pour l'illustrer, on pourrait comparer l'individu à une plante qui, très jeune, fait éclore sa première fleur - en croyant que c'est la seule qu'elle aura jamais. C'est alors que le jardinier la lui coupe. Nous savons que la fleur est l'organe sexuel de la plante. Si la plante pouvait penser, elle croirait donc subir une mutilation de son destin reproductif. En fait, si le jardinier a coupé cette première fleur, c'est parce qu'il sait, ce faisant, que la force des racines va faire pousser davantage la plante ; et qu'au contraire en laissant cette branche déjà fleurie, il appauvrirait la vitalité de la plante. L'éducation par les humains d'un être humain, enfant en cours de développement, correspond à ce que fait le jardinier qui s'y connaît et qui fournit à la plante, à supposer que celle-ci se prenne à penser, l'épreuve de la nullité de la gloire liée à cette première floraison, qu'elle imaginait être promesse de sa seule chance de fécondité. Comme pour la fleur, la castration est toujours à recommencer chez l'être humain. Lorsque les conditions de relation émotionnelle entre tel enfant et tel adulte sont riches de confiance réciproque, un sens humanisant s'y fait jour, par l'exemple et par les dires. L'enfant, à l'imitation de l'adulte qui représente pour lui l'image achevée de sa personne future, accepte de lui ce que celui-ci lui impose, parce qu'il désire, pour acquérir plus de valeur, accéder à l'exemple qu'il reçoit de qui lui paraît crédible ou de qui commande sa formation et qui, de plus, a de par la Loi des droits sur lui. La verbalisation de l'interdit donné à telle visée de son désir, *à condition qu'il sache bien que l'adulte est aussi marqué que lui par cet interdit,* aide l'enfant à supporter l'épreuve, et la confiance demeure chez le sujet en son droit d'imaginer le but de ce désir que l'adulte a interdit. C'est donc par interdit que le sujet désirant est initié à la puissance de son désir, qui est une valeur, en même temps qu'il s'initie ainsi à la Loi, laquelle lui donne d'autres voies à l'identification des autres humains, marqués, eux aussi, par la Loi.

Cela entraîne un processus que l'on peut dire de mutation pour le sujet, et de renforcement pour le désir. La Loi dont il s'agit n'est pas seulement une Loi répressive. Il s'agit d'une Loi qui, si même elle paraît momentanément répressive pour l'agir, est en fait une Loi promotionnante du sujet pour son agir dans la communauté des humains. Ce ne peut jamais être la Loi de tel adulte qui la profère à son profit contre l'enfant. C'est la Loi à laquelle est soumis cet adulte, autant que l'est l'enfant.

Les pulsions ainsi refoulées subissent un remaniement dynamique et le désir, dont le but initial a été interdit, vise son accomplissement par des moyens nouveaux, des sublimations : moyens qui exigent, pour leur satisfaction, un processus d'élaboration, que n'exigeait pas l'objet primitivement visé. C'est ce dernier processus qui seul porte le nom de symbolisation, découlant d'une castration entendue au sens psychanalytique.

Ce n'est pas pour autant dire que castration égale sublimation. *Une castration peut conduire à la sublimation, mais elle peut aussi déboucher sur une perversion, sur un refoulement à issue névrotique.*

La perversion est une symbolisation; mais une symbolisation qui ne correspond pas à la Loi pour tous : loi de la progression qui, de castration en castration, conduit celui et celle qui l'expérimente à une humanisation au sens de créativité autant que d'éthique. Il peut y avoir un détournement des pulsions vers une satisfaction qui n'introduit pas la progression du sujet vers l'assomption de la Loi. Ainsi lorsque la castration conduit l'individu à la négation des processus vitaux, ce que l'on voit dans le masochisme[1].

Supposons une fillette qui réagirait à l'agression qu'elle subit d'un petit camarade en libérant ses pulsions agressives dans le cri. Si la mère intervient pour contrer cette manifestation orale des pulsions agressives de sa fille, en se moquant d'elle, comme si elle se faisait, elle, la mère, complice du garçon, la fille, dont la mère est le modèle, peut en arriver à subir l'agression comme ce que sa mère désire effectivement pour elle. C'est-à-dire, jouir d'une souffrance physique supposée approuvée par l'image achevée d'elle-même que représente l'adulte.

C'est ainsi que le Surmoi devient pervers, masochique,

1. Voir le cas de Léon, chap. 3, p. 288.

hypocondriaque (quand c'est introjecté) ou masochique dans la relation à l'autre, ou autodestructeur (accidents répétés), ou dépourvu de défense humorale devant des agressions pathogènes. La castration est comprise parfois - selon l'adulte qui la donne, selon l'enfant qui la reçoit, surtout selon le couple parental, exemple de vie reçu à ce moment-là et promesse d'avenir - comme l'interdit de tout désir qui a pour but le plaisir, et comme une dénégation de la juste intuition qu'a l'enfant concernant ce qu'est jouir de son développement physique, affectif et mental. Il y a là un effet symboligène pervers des castrations. Souvent tout à fait inconscient de la part des parents ou des éducateurs qui en sont l'origine. *Une castration qui induit le désir de se satisfaire dans la souffrance, au lieu de se satisfaire dans le plaisir, est une perversion.* C'est aussi le cas quand il y a effet homosexualisant de l'interdit touchant l'accomplissement incestueux du désir génital. L'interdit de la femme qui est objet du sujet enfant garçon, soit sa mère (ou ses sœurs), peut lui être dit et être entendu par lui comme l'interdit de toute femme, toute femme étant la propriété de son père. Les comportements et les énoncés de son père lui interdisent alors de tenter d'attirer l'attention d'aucune femme dans le milieu familial et social de son entourage. Ainsi, la castration que le père impose à son désir conduit le garçon à orienter les pulsions centrifuges phalliques qui se manifesteront en lui vers la recherche d'un homme et non d'une femme.

Répétons-le, *castration n'est pas exactement synonyme de sublimation. S'il y a sublimation, c'est toutefois parce qu'il y a eu une castration,* qui a soutenu la symbolisation des pulsions dans le sens langagier, vers la recherche de nouveaux objets, d'une façon conforme aux lois du groupe restreint familial et du groupe social, et parce que le sujet a trouvé un plaisir plus grand dans le jeu et l'accomplissement de ses pulsions en évitant le secteur de réalisation barré par l'interdit. Qu'il y ait eu castration donnée et reçue n'assure pas que le processus aboutira à la symbolisation «eugène», source de nouvelles symbolisations, excluant une symbolisation qui va se bloquer, qu'il faut dire «pathogène». Une symbolisation pathogène suscite une direction perverse dans l'accomplissement du désir. Le sujet peut être alors leurré par le plaisir qu'il a découvert, par exemple, dans un objet de fixation qui apporte un plaisir intense et répétitif, où le narcissisme va se piéger parce que la quête de son désir est arrêtée au corps, lieu partiel ou total du jouir, mais objet pour la mort.

Toute ma recherche concernant les troubles précoces de l'être humain s'applique à décoder les conditions nécessaires pour que les castrations données à l'enfant au cours de son développement lui permettent l'accès aux sublimations et à l'ordre symbolique de la Loi humaine. C'est cet ordre symbolique qui promeut tel spécimen humain, né d'homme et de femme, doué d'un corps masculin ou féminin, à devenir sujet responsable dans une ethnie donnée, en même temps que témoin de sa culture et acteur du développement de cette culture en un lieu et un temps donnés. Tout au long de l'évolution d'un être humain, la fonction symbolique, la castration et l'image du corps sont étroitement liées. La fonction symbolique, dont tout être humain à sa naissance est doué, permet à un nouveau-né de se différencier en tant que sujet désirant et prénommé d'un représentant anonyme de l'espèce humaine (à quoi pourtant il se réduit dans le sommeil profond, au moment où le sujet du désir n'est pas en relation à un objet dans la réalité).

C'est grâce à la castration que la communication subtile, à distance des corps, devient créatrice, de sujet à sujet, par la communication, à travers l'image du corps actuel et le langage, au cours de chaque stade évolutif de la libido.

La castration est génératrice d'une manière d'être nouvelle face à un désir qui devient impossible à satisfaire de la façon dont il se satisfaisait jusque-là. Les castrations - au sens psychanalytique - sont des épreuves de partition symbolique. Elles sont un dire ou un agir signifiant, irréversible et qui fait loi, qui a donc un effet opérationnel dans la réalité, toujours pénible à admettre au moment où ladite castration est donnée. Mais elles sont aussi nécessaires au développement de l'individuation de l'enfant par rapport à sa mère, puis à son père, et à ses proches, qu'au développement du langage.

Le sevrage du sein, par exemple, sépare l'enfant de sa mère comme nourriture substantielle, en séparant la bouche de l'enfant du sein lactifère. Mais le sevrage, première castration orale, ne vise qu'une modalité de satisfaction du désir, en tant que partiel. La tactilité, l'odeur, le corps à corps pour le biberon ou l'alimentation à la cuiller et la boisson au verre demeurent ; la mère demeure objet total de la relation qu'a l'enfant avec elle. Il est vrai que ce sein maternel, au moment où l'enfant pour la dernière fois le tète, ce sein qui est un objet partiel de son désir (en même temps qu'un médiateur de son besoin), ce sein qui fait partie de la mère, est appréhendé par l'enfant comme lui appartenant à lui. Il est donc séparé d'une partie de lui-même, bien sûr illusoire, mais cela, c'est par sa survivance à cette épreuve qu'il en fait l'expérience, et cette expérience est symboligène selon la façon dont la mère rend le sevrage promotionnant dans leur relation langagière, de tendresse et d'intercompréhension.

Alors, le « circuit court » du désir de muqueuse à muqueuse, de la bouche au téton, se transforme, sur fond de tension, souffrance, malaise ou manque, en circuit long de communication, de psychisme à psychisme ; communication plus étendue dans l'espace et le temps, et plus subtile que ne l'était la communication répétitive dans le corps à corps des besoins associés au désir. On peut dire que l'enfant sevré du sein, du téter (vase communicant, anthropophagie fantasmatique), érogénise d'autant plus le subtil qu'il perçoit de sa mère. L'érogénisation du subtil, olfaction, audition, vue, est déjà un symboligène davantage langagier que celle du substantiel, le lait dégluti, le plaisir de la succion ; car le substantiel est lié au besoin répétitif dans ses modalités de plaisir sans surprise. Dans le subtil, le croisement entendu de la voix de la mère avec la voix d'autres personnes introduit l'enfant à des relations nouvelles ; alors que dans la relation bouche à sein, personne ne vient se mêler. C'est grâce aux séparations à l'effet symboligène de ce type, que sont les castrations successives, que les zones érogènes liées à la tactilité, avant la séparation du corps à corps, pourront devenir lieux de désir et de plaisir, tant reçu que donné à un autre, et signe d'alliance.

Le plaisir donné est dès lors ressenti comme une découverte, une invention, une création à deux, pour une conjugaison - à travers le corps - des psychismes de la mère et de son nourrisson. La jouissance devient symboliquement le fruit d'une rencontre à la fois imaginaire et réelle, dans le temps et dans l'espace, associée au corps de l'enfant dans ses sensations partielles, mais aussi au corps tout entier, grâce à la présence subtile et expressive de la mère : présence dont les modalités de perception demeurent en mémoire, sans s'éliminer comme c'est le cas pour le substantiel.

Il s'agit d'une modification à valeur symbolique, tous les jours nouvelle, de la présence maternelle, et non pas d'une disparition de l'objet-mère. D'un affinement de la connaissance que l'enfant a d'elle et de soi, dans le plaisir de se souvenir d'elle, de l'attendre et de la retrouver, semblable et surprenante, en quelque chose différente. En revanche, si l'objet disparaît à jamais, la castration n'est plus ni valorisation du désir, ni porteuse de vie connue, ni ouverture à un appel de communication interhumaine. C'est, après un certain temps d'attente, un épuisement du désir et un arrêt de la dynamique du désir, la mutilation de l'image du corps qui s'était développée dans la relation du nourrisson à sa mère; il s'ensuit une impossibilité de symbolisation d'un lien disparu, donc de la sublimation dans des relations subtiles langagières que d'autres personnes pourraient entendre. Moyennant quoi, ces pulsions déliées brusquement de la relation à la seule personne par laquelle l'enfant se sait exister retournent au corps de l'enfant devenu anonyme par rapport à son désir. L'enfant régresse comme «un d'avant sa naissance», sans plus avoir les références d'avant la naissance.

C'est l'autisme.

Par la castration symboligène, au contraire, la mère, qui a sevré son enfant et constaté, par ses cris, son malaise à vivre et à accepter cette épreuve, s'ingénie à le consoler. D'autant plus que, souvent, elle aussi souffre de ce changement de relation à son corps propre et à son bébé. Elle initie l'enfant à se sentir aussi proche d'elle et encore plus agréablement qu'avant la privation, en échange humain avec elle. Elle l'initie à trouver, dans la communication langagière avec elle, une introduction à l'attention d'autrui : le père, les frères et sœurs, consolateurs et interlocuteurs de remplacement, alliés de la mère, qui viennent révéler au bébé le monde social. Quand un enfant est souriant, tend les bras, et qu'une autre personne est là et dit : «Comme il est gentil, votre bébé, comme il est souriant», cette personne l'introduit à une autre que sa mère; et, de rebondissement en rebondissement, de personne à personne qui le reconnaissent comme communiquant, il entre dans la communication avec la société. C'est ainsi que, justement, le sevrage, cette castration orale, est symboligène.

L'angoisse du huitième mois.

C'est pourquoi, par exemple, ce qu'on appelle l'«angoisse du huitième mois», qui a été observée et décrite par certains psychanalystes, n'est pas un passage fatal ni nécessaire, mais vient parfois de ce que l'enfant n'est pas assez porté ou déambulé vers ce qui l'attire, vers ce qu'il désire toucher (du fait que son désir de motricité est imaginairement plus précoce que la possibilité réelle de son schéma corporel). L'angoisse du huitième mois vient de ce que l'adulte ne médiatise pas dans l'espace les objets que l'enfant voit et auxquels, en les voyant, il désire, par son corps ou son toucher, sa préhension, accéder. C'est un sentiment d'impuissance qui vient du manque de médiatisation par la mère; manque la socialisation dont le bébé aurait besoin à ce moment; alors, il s'ennuie, quelque chose dépérit de ne pas s'exercer, quelque chose de son langage de désir n'est pas compris.

Profitons-en pour remarquer que, pour que les castrations puissent avoir leur valeur symboligène, il est nécessaire que le schéma corporel de l'enfant se trouve en mesure de les supporter. Naissance, sevrage, séparation de l'instance tutélaire bicéphale - féminine et masculine - que forment les deux parents, etc., doivent respecter l'intégrité la plus ténue, originelle, qui spécifie le continuum narcissique de l'image du corps du sujet.

Un enfant qui n'a pas atteint sept mois de vie fœtale n'est pas capable de supporter, sans soins particuliers, la naissance, de symboliser par les échanges respiratoires la castration ombilicale. Un enfant qui n'a pas été encore assez avec le corps de sa mère n'est pas capable de supporter le sevrage, sans régresser aux stades les plus précoces des premiers jours de sa vie. Il y a le juste moment pour apporter chaque castration ; ce moment, c'est celui où déjà les pulsions, celles qui sont en cours, ont apporté un certain développement du schéma corporel qui rend l'enfant capable d'aménager ses plaisirs autrement que dans la satisfaction du total corps à corps, lequel n'est plus absolument nécessaire à ce spécimen de l'espèce humaine que représente l'organisme corps, pour qu'il survive en tant qu'être de besoin. Reste que, à cet organisme qui fait de l'enfant un être de besoin, est associé un sujet de désir.

Le sujet qui, sans doute, est présent dès la fécondation ne se manifeste que par des désirs. Ces désirs ne peuvent pas se séparer immédiatement de leur conjonction avec les besoins. C'est le langage, au sens large du terme et au sens plus précis de paroles, qui constitue la médiation de ces évolutions que sont les castrations surmontées.

Par exemple, un enfant qui a atteint la motricité, la déambulation dans le cadre de sa famille, près de son père et de sa mère, peut, s'il connaît la personne avec qui il change de cadre, continuer à développer sa motricité et sa joie de vivre : grâce à cette personne médiatrice entre l'espace antérieur et l'espace nouveau, il est encore imaginairement à ses parents, surtout si elle lui parle d'eux. Mais, s'il est transporté brusquement dans un autre lieu et par quelqu'un qui ne connaît pas les parents, ne lui parle pas de ce qu'il est en train de vivre et du sens de ce changement, qui ne le relie pas aux souvenirs antérieurs, c'est un traumatisme psychique que vit l'enfant. Il arrête son développement moteur et ne se regreffe sur le nouveau milieu nourricier tutélaire qu'en régressant, en perdant des acquisitions, en rétablissant une relation archaïque au cadre nouveau. La séparation, castration du désir qui était engagé dans l'amour des personnes du milieu antérieur, n'a pas été symboligène, la séparation a été traumatique, il y a régression, et la symbolisation reprendra plus tard. Mais, pour le moment, c'est un traumatisme[1].

Il est une autre condition nécessaire pour assurer la dimension symboligène du processus de castration. Elle tient aux qualités de l'adulte mis en position de devoir donner la castration. Un enfant accepte une limitation et une temporisation à la satisfaction de ses désirs, et même un interdit de jamais les satisfaire, si la personne qui lui en fait l'interdit est une personne aimée, au pouvoir et au savoir de laquelle il sait qu'il est en droit d'accéder. Ce quelqu'un, cet adulte, ne peut faire accéder l'enfant à la symbolisation de ses pulsions que si, en même temps que la castration qu'il lui donne, il est animé de respect et d'amour chaste pour l'enfant à qui il propose des limitations momentanées ou des interdits définitifs au regard de telle jouissance partielle que l'enfant recherchait. Il faut encore que cet adulte soit, pour l'enfant, l'exemple d'une réussite humaine et de la promesse que ces mêmes pulsions pourront être satisfaites par l'obtention d'un plaisir bien plus grand, à l'image de celui qui lui parle et qui le dirige. Celui-ci est alors un modèle que l'enfant peut suivre, écouter, s'il veut à la fois se développer, être sur le chemin de l'accès au phallus symbolique, et avoir la certitude que son désir est valorisé, que le plaisir est accessible et bien vu par l'adulte. Il ne sait pas encore comment il faudra qu'il en trouve le chemin ; mais, puisque ce guide l'a déjà trouvé, pourquoi lui-même, en l'écoutant, en lui faisant confiance (et non soumission), ne le trouverait-il pas ?

C'est ainsi qu'une castration subie mène l'individu à une plus grande confiance en lui-même et à une communication

1. Il s'agit d'une castration mutilatrice de l'image du corps dynamique, c'est-à-dire non symboligène.

de plus en plus différenciée avec autrui, et cela tant par une adresse croissante dans le maniement du vocabulaire et généralement du langage que par l'adresse manuelle qui permet à l'enfant une activité industrieuse, un savoir-faire, grâce auquel il est capable d'échanges avec les autres, peut être apprécié par les autres et quitter, de palier en palier, la dépendance à l'égard des adultes tutélaires familiers. Progresser de castration en castration, c'est le moyen de quitter le comportement d'impuissance puérile pour passer à celui de pré-citoyen en cours d'accession à tous ses droits : à condition, ces droits, de les payer par l'acceptation des lois qui régissent ceux à l'école de qui l'enfant s'est mis par amour, c'est-à-dire ses parents, ses éducateurs, ainsi que ses camarades d'âge et ses camarades aînés. Ce sentiment de promotion lui permet de laisser derrière lui le jouir de la petite enfance, pour accéder à un jouir plus grand, un jouir de plus âgé que lui. Il y a naturellement chez les enfants ce désir de grandir, projet inclus dans leur organisme en croissance. Cet espoir de ne pas rester petit soutient leur courage devant bien des déconvenues dues à leur impuissance dans la réalité, comparée à leurs initiatives créatrices. Hélas, beaucoup d'adultes en sont encore là et reprochent, ou plutôt expriment de façon péjorative à un enfant leur mécontentement, en dévalorisant sa valeur de sujet au nom de son corps, ce qui est pour lui vexatoire. On comprend fort bien que, chez l'enfant qui grandit, le danger soit ressenti parfois de retourner à l'avant-castration puisqu'en même temps il perdrait les acquisitions que, grâce à cette castration, il a pu obtenir. Avant qu'il soit absolument assuré sur les nouvelles modalités culturelles acquises, il est dangereux pour un enfant de regarder en arrière et de s'identifier à son lui-même d'autrefois.

C'est ce à quoi correspondent les attitudes phobiques de petits qui, mis dans un espace nouveau, se réfugient dans les jupes de leur mère, avec une mimique d'abord plus ou moins anxieuse, mais pouvant le devenir gravement, et sont susceptibles d'en arriver jusqu'à perdre le langage : du fait que, justement, c'est le langage qui utilise les pulsions orales de façon civilisée, alors que la phobie projette ces pulsions sur l'idée d'un danger dans l'espace, qui aurait forme de mâchoire dentale, destinée à dévorer tout ou partie du corps de qui cherche jouissance.

Quand, au contraire, un enfant a atteint le niveau de la castration anale, c'est-à-dire est déjà capable, par son schéma corporel, d'utiliser des pulsions motrices tout à fait sublimées dans l'aisance du corps, une aisance dans toutes les modulations de ses pulsions d'une façon déjà culturelle, à ce moment-là, il ne redoute plus de s'identifier à lui-même tel qu'il était petit. C'est d'ailleurs l'âge où les enfants ne craignent pas de s'occuper des petits, de rire de leur drôlerie, et ne sont plus du tout jaloux des privautés dont les bébés sont l'objet de la part de ceux qu'ils aiment.

Inversement, lorsque la castration anale est mal assumée, soit parce qu'elle a été mal donnée par l'adulte, soit parce que l'adulte qui l'a donnée en paroles n'est pas un modèle à imiter par le sujet (si cet adulte lui-même est angoissé de ses propres désirs), jamais celui qu'il éduque ne pourra sublimer suffisamment, c'est-à-dire parler, fantasmer « pour de rire », ses pulsions anales. L'adulte tutélaire confond imaginaire et réalité ; il n'est ni tolérant, ni indulgent, ni permissif vis-à-vis de ses propres fantasmes, qui doivent rester inconscients, réprimés ou refoulés, de ses pulsions orales et anales. C'est une triste évidence de constater que nombreux sont ces adultes incapables de donner une castration symboligène des stades archaïques, parce que eux-mêmes regrettent ne plus être enfants ou regrettent que leur enfant grandisse et éprouve des désirs d'autonomie à leur égard. Ils empêchent l'enfant de se hausser à un niveau qui lui permette de dépasser ce stade éthique archaïque dans lequel il a dû rester un certain temps, et dont l'âge le sortira quasi spontanément s'il a près de lui des parents heureux, je veux dire des parents vivant d'une libido génitale autrement qu'au niveau libidinal de consommation et de travail (sublimation orale et anale). Dans la dynamique familiale, c'est beaucoup plus l'inconscient qui est l'agent de l'éducation, réussie ou non, qu'un savoir pédagogique appris. (Hors de la dynamique familiale, le piège incestueux n'est plus directement présent.)

Maintenant que j'ai explicité ce que j'entends par castration symboligène, je vais étudier plus en détail comment elle trouve à s'actualiser dans l'historicité du vécu de l'enfant.

LA CASTRATION OMBILICALE

Que la naissance constitue, de fait, la première castration, au sens que nous avons donné à ce terme, peut surprendre. C'est pourtant ce que je vais montrer ici.

La naissance, sans doute, est d'abord apparemment le fait de la nature; mais son rôle symboligène pour le nouveau-né est indélébile, et marque de modalités émotionnelles premières sa venue au monde en tant qu'être humain, homme ou femme, accueilli selon le sexe dont son corps témoigne pour la première fois, et selon la façon dont il est accepté tel qu'il est, frustrant ou gratifiant pour le narcissisme de chacun des parents.

Ce qui sépare le corps de l'enfant du corps de sa mère, et qui le fait viable, c'est la section du cordon ombilical et sa ligature.

La césure ombilicale origine le schéma corporel dans les limites de l'enveloppe qui est la peau, coupée du placenta et des enveloppes incluses dans l'utérus, et à lui laissées. L'image du corps, originée partiellement dans des rythmes, la chaleur, les sonorités, les perceptions fœtales, se voit modifiée par la variation brusque de ces perceptions; en particulier, la perte, pour les pulsions passives auditives, du double battement du cœur qu'*in utero* l'enfant entendait. Cette modification s'accompagne de l'apparition de la soufflerie pulmonaire et de l'activation du péristaltisme du tube digestif qui, l'enfant né, émet le méconium accumulé dans la vie fœtale. La cicatrice ombilicale et la perte du placenta peuvent, du fait de la suite du destin humain, être considérées comme une préfiguration de toutes les épreuves qu'on nommera plus tard castrations (en y ajoutant l'adjectif orale, anale, urétrale, génitale). Cette première séparation sera donc appelée castration ombilicale. Elle est concomitante de la naissance et elle est fondatrice, dans les modalités de joie ou d'angoisse qui ont accompagné la naissance de l'enfant en sa relation au désir des autres. Les modalités de la naissance, cette première castration mutante, serviront de matrice aux modalités des castrations ultérieures.

La naissance s'accompagne, grâce aux modifications physiologiques qui s'opèrent dans le corps de l'enfant, d'un cri sonore par lequel celui-ci se manifeste, en même temps qu'il réagit par l'évacuation du contenu substantiel intestinal au pôle cloacal, alors qu'il était auparavant un fœtus centré seulement par l'issue ombilicale, par la déglutition de liquide amniotique, et la miction urinaire dans le liquide amniotique.

En même temps que sa respiration et son propre cri qu'il entend, l'entrée en jeu de l'olfaction (l'odeur maternelle) est inconsciemment l'impact premier, pour le nouveau-né, d'un repérage particulier de sa relation à sa mère. L'audition prénatale assourdie disparaît, pour faire place à l'audition intensifiée des voix déjà connues : celles du père, de la mère, et de leurs familiers[1].

Cette perte de perceptions connues et ce surgir de perceptions nouvelles constituent ce qu'on a appelé le «traumatisme» de la naissance, qui est une mutation initiale de notre vie à tous, et qui marque d'un style d'angoisse plus ou moins mémorisé, pour chaque fœtus advenant à la vie aérienne, sa première sensation liminaire d'asphyxie, liée au quitus donné à l'élément aquatique chaud et au surgissement dans le monde aérien de la pesanteur. Des modifications cataclysmiques marquent donc notre naissance, notre première partition mutante, par laquelle nous laissons une part importante de ce qui consti-

1. Il est à noter que des études récentes ont fait la preuve qu'*in utero* l'enfant entend les sons graves, c'est-à-dire les voix d'hommes, et que ce qu'il entend de la mère, c'est le cœur qui bat, et un bruit qui ressemble au bruit des vagues qui déferlent sur la grève. Il n'entend la voix maternelle que si elle a des intensités graves. Le plus curieux, c'est que cela s'inverserait après la naissance, et qu'il entendrait alors surtout les fréquences élevées.

tuait *in utero* notre propre organisme, enveloppes amniotiques, placenta, cordon ombilical ; part grâce à laquelle nous avons pu être viables pour un autre espace qui, en nous accueillant, nous rend à jamais impossible le retour à l'espace précédent, au mode de vivre et de jouir que nous y avions connu.

Au lieu du sang placentaire qui alimentait passivement la vie symbiotique du fœtus dans l'organisme maternel, c'est sur l'air, nouvel élément commun à toutes les créatures terrestres, et dont la soufflerie pulmonaire entretient le flux et le reflux, que la vie charnelle se greffe, pourrait-on dire. Avec cette soufflerie, apparaît la modification du rythme pulsatile cardiaque qui n'est plus pendulaire, mais qui est à présent rythmé, comme l'était, dans la vie fœtale, le cœur au rythme ondulatoire de la mère. Oui : l'enfant nouveau-né a perdu, en naissant, l'audition de son propre rythme cardiaque tel qu'il le connaissait. Apparaît aussi la sensation de la masse du corps, soumise à la pesanteur, et des modalités de manipulation dont elle est l'objet de la part des mains qui l'accueillent ; et le plan du lit ou le corps de la mère sur lequel l'enfant repose. La lumière éblouit sa rétine, l'odeur de sa mère emplit son cavum, les voix de l'assistance et les bruits se font entendre clairement, alors que, jusque-là, les sonorités du monde n'étaient perçues qu'à travers cette paroi d'eau et de chair, sur ce fond où le rythme pendulaire rapide du cœur fœtal se croisait avec le rythme, plus lent de deux temps et demi, du cœur maternel. Selon les heures de la journée, ces rythmes syncopés alternaient avec ceux de la marche du corps porteur, et avec les bruits de son activité industrieuse, marqués parfois des vibrations sonores que les paroles, surtout celles des voix graves, masculines, transmettaient étouffées jusqu'à l'œuf où l'enfant se développait. La nuit, c'était le repos de ce double rythme auditif, auquel s'adjoignaient le ronflement du sommeil maternel et les borborygmes des mouvements viscéraux digestifs de la mère endormie.

Donc, brusquement, brutalement, il découvre des perceptions dont il n'avait pas notion jusqu'alors : lumière, odeurs, sensations tactiles, sensations de pression et de pesanteur, et les sons forts et nets qu'il avait sourdement perçus jusqu'ici. L'élément auditif le plus marquant va, par sa répétition, être celui de son prénom, signifiant de son être au monde pour ses parents. Signifiant de son sexe également, car c'est la première chose qu'il entend : «C'est un garçon!», «C'est une fille!», et les paroles qui ont aussitôt fusé des assistants, et les voix des familiers qui l'accueillent, les voix qui s'approchent, les voix qui s'éloignent, et, perpétuellement entendus, les phonèmes des mots «garçon» ou «fille», accompagnés du prénom dont ses parents le signifient désormais. Ce prénom, et cette qualification, la qualification de son sexe, sont lancés par des voix animées dans la joie ou dans la réticence, disant la satisfaction ou non de l'entourage, et nous découvrons chaque jour combien les nourrissons gardent, «engrammés» comme des bandes magnétiques quelque part dans leur cortex, ces premières significations de joie narcissisante, déjà, ou de réticence, sinon de peine, et d'angoisse pour eux dénarcissisante, déjà.

C'est le langage, donc, qui symbolise la castration de la naissance que nous appelons la castration ombilicale; ce langage va répétitivement frapper l'ouïe du bébé comme l'effet de son être dans l'impact émotionnel de ses parents, au gré des syllabes sonores, des modulations, et des affects qu'il perçoit de façon intuitive, sans que nous sachions exactement comment il peut les percevoir. C'est comme si tous ces affects accompagnés de phonèmes incarnaient un mode d'être narcissique premier.

Les syllabes premières qui nous ont signifiés sont pour chacun de nous le message auditif symbole de notre naissance, synonyme du présent au double sens d'actuel et de don qu'est le vivre effectif pour cet enfant qui, d'imaginaire qu'il était pour les parents, devient réalité. Réalité irréversible, féminin ou masculin, tel il est et il sera, comme il est apparu à tous, à ses parents et aux représentants de la société qui l'ont accueilli. C'est en tant que garçon ou fille, prénommé tel ou telle, qu'il est donné de son père à sa mère, reçu par son père de sa mère, tous deux le recevant non seulement l'un de l'autre, mais des générations antérieures qui les ont mis au monde et du destin qui porte, ou non, pour eux le nom de Dieu, mais qui, de toute façon, a signé cette existence. C'est inexorable, il est fille ou garçon, c'est comme ça, c'est un fait hors du pouvoir des parents. C'est en quoi eux aussi subissent dans cette affaire une castration. Leur castration à eux, c'est l'inscription de l'enfant à l'état civil, qui signe son statut de citoyen, quoi qu'il arrive à ses parents. Qu'ils le protègent, ou qu'ils ne puissent le protéger, il est dorénavant à leur charge, s'ils peuvent l'assumer; mais il ne leur appartient pas entièrement, puisqu'il est un sujet légal de la société, sur lequel leurs droits sont limités. Et leur devoir illimité!

Les projets fantasmatiques de prénom et de sexe sont arrêtés par la fixation de cette inscription à l'état civil, y compris l'appartenance à qui le reconnaît légal ou adultérin, ou se refuse à le reconnaître légalement ou, plus encore, affectivement. Il n'y a plus de fantasmes possibles, une fois cet acte accompli à la mairie; l'enfant est entré dans une réalité de laquelle il ne pourra pas se dégager, sauf selon la Loi. La symbolisation, pour le nouveau-né comme pour les parents, de cette castration du fœtus et avec lui des parents, avec la naissance et l'inscription à l'état civil, c'est son adoption pleine et entière, affective et sociale, ou son adoption réticente, signifiée par la façon dont ses géniteurs ont décidé de l'inscrire. Cette écriture dont la trace est laissée à l'état civil, conjointe à un patronyme, lui donne pour toute sa vie le signifiant majeur de son être au monde, celui que son corps jusqu'à la mort portera.

Il y a de quoi s'en étonner, mais c'est pourtant ainsi : l'impact sur un nouveau-né de l'audition et des perceptions qu'il a du jaillissement de joie, cœur à cœur, de ses parents ou, au contraire, de la dépression dans laquelle sa naissance - parce qu'il est de tel sexe, ou qu'il présente tel ou tel aspect - a mis l'un ou les deux parents, sont toujours retrouvés dans les psychanalyses. Quoi qu'il en soit de cette symbolisation de la castration ombilicale, nous avons maintenant les preuves formelles qu'elle peut délivrer à l'enfant une puissance symbolique plus ou moins grande, selon la façon dont a été vécue par la mère, sur le plan physiologique, sa délivrance, c'est-à-dire l'expulsion du placenta environ une demi-heure après sa naissance, et dont a été vécue, par le couple conjoint du père et de la mère, la promesse tenue à leurs yeux par la réalité relativement à leurs fantasmes de génitude féconde et viable dans l'enfant, fille ou garçon. Ils peuvent se sentir comblés; mais le bébé peut n'être pas conforme à ce qu'en fantasmes ils avaient espéré.

Il y a donc deux sources de vitalité symboligène que promeut la castration ombilicale : l'une due à l'impact organique de la naissance dans l'équilibre de la santé psychosomatique de la mère, et par là du couple des conjoints dans leur relation génitale; *l'autre est l'impact affectif que la viabilité de l'enfant apporte, en plus ou en moins de narcissisme, à chacun des deux géniteurs* qui, de ce fait, vont l'adopter avec les caractéristiques de leur émotion du moment, et l'introduire à leur vie comme le porteur du sens qu'il a eu pour eux à ce moment.

Ces deux sources de puissance symboligène, résultant de la *castration ombilicale de l'enfant* et de la *castration imaginaire des parents,* sont bien visibles lorsque l'une ou l'autre d'entre elles a été tarie au moment de la naissance. La mort ou la morbidité de la mère marque de façon indélébile, de culpabilité inconsciente à vivre, tout enfant qui a semblé, par sa naissance, avoir été responsable, pour son père, d'un effet pathogène ou mortifère sur sa génitrice. De même, lorsque le sexe et l'apparence de l'enfant ont profondément déçu, à la fois consciemment et inconsciemment, l'un ou l'autre de ses parents, encore plus si c'est tous les deux, le vivre est pour lui fondamentalement lié, avec son prénom, à une culpabilité : langage inculqué au sujet concernant le vivre de son désir en son corps. C'est ce qu'on retrouve dans les cas de psychoses précoces que nous avons à soigner, où la détérioration des moyens de communication du désir est, on le voit, celle d'un ordre symbolique précocement perturbé.

Ce n'est pas, contrairement à ce que l'on pourrait penser, le fait de la mort ou celui de l'hémorragie post-natale de la mère, par exemple, qui, ayant eu un impact indélébile sur l'organicité de l'enfant, a provoqué l'état psychotique. Car le fait, c'est ce qu'on a pu constater dans le plan de la réalité ; et ce que prouve le traitement psychanalytique, c'est que c'est l'élément psychogène qui a joué sur l'interdit de se développer. L'analyse de cette naissance, et le revécu de cette épreuve en des paroles justes, dites tant par les parents que par l'enfant, dans l'analyse, sont ce qui le délivre définitivement des rets qui le retenaient dans un interdit de vivre pour son propre compte.

C'est à une naissance catastrophique qu'on imputait le trouble précocissime de mauvais développement somato-psychique de l'enfant psychotique ; et l'on invoquait parfois une encéphalite passée inaperçue. Et pourtant le fait que l'analyse puisse faire sortir l'enfant de la psychose prouve que les troubles ne proviennent pas de blessures physiques - de troubles fonctionnels ou lésionnels physiques précoces ayant informé le corps du nouveau-né. Les difficultés de développement ont été elles-mêmes l'expression d'émois précoces et d'affects partagés avec l'entourage sans qu'ils aient pu être signifiés en paroles dites à temps à l'enfant, se fût-il agi de paroles infirmant le droit à la vie symbolique de l'enfant.

C'est donc dès la castration ombilicale que l'angoisse ou la joie, dans la triangulation parents-enfant, où circule la vitalité dynamique de l'inconscient, marque de façon symboligène ou non le psychisme d'un être humain, quelle que soit son organicité. Il s'agit d'une mise en marche de la source dynamique inconsciente qui va soutenir, de façon riche ou appauvrie, le développement de l'enfant. Cette puissance est largement ou médiocrement délivrée au sujet, selon le narcissisme pacifié ou conflictuel des parents ; c'est ce qui le soutient ou l'entrave pour dépasser les épreuves de la mutation de la naissance et des premiers jours d'adaptation à la vie aérienne.

C'est par les ouvertures, les trous du visage ouverts aux communications subtiles centrées et convergentes vers le cavum - narines, oreilles, associées aux perceptions optiques - que ces rencontres sont possibles, et symboliques de son être au monde.

Avec cette symbolisation fondatrice de l'être au masculin ou au féminin qui suit la naissance et la nomination de l'enfant, celui-ci entre dans la période orale. Alors, ceux qui ont été blessés dans leur vie symbolique présentent précocement des troubles concernant ces mêmes trous qui se sont ouverts aux échanges substantiels avec le monde extérieur à la naissance, à savoir : l'entrée du tube digestif, relié dans la tête au cavum, et, dans le bassin, la sortie du tube digestif, où les excréments sous les deux formes, liquide et solide, sont étroitement reliés par contiguïté tactile au développement des sensations génitales.

Nous ne serions pas dans la réalité clinique si nous n'ajoutions pas que l'effet sur la fratrie aînée de la naissance d'un enfant et de ses conditions, tant sur la santé de la mère que sur la joie ou la tristesse que le sexe de l'enfant a apportée au foyer, font aussi que cet enfant a apporté trouble ou joie à ses frères et sœurs aînés, et qu'il en reçoit en contrecoup une puissance ou un appauvrissement de son désir de vivre. Nous savons combien la désillusion que provoque le sexe d'un petit frère ou d'une petite sœur peut apporter de déstructuration dans la confiance qu'un enfant aîné a pour ses parents, lorsqu'il n'a pas encore atteint l'âge de comprendre que ceux-ci ne sont pas tout-puissants au point de pouvoir maîtriser la réalisation de leur désir quant au sexe de l'enfant qu'ils ont mis au monde[1].

Nous savons aussi combien la rivalité fraternelle peut infirmer la puissance symbolique d'un bébé, du fait des pulsions d'un aîné qui refuse d'admettre au foyer l'existence du puîné. Au niveau de l'aîné, tout ce qu'il vit de dramatique à l'occasion de la naissance d'un puîné est à replacer dans sa situation œdipienne. Le sexe du nouveau-né met en jeu ce qui lui manque à lui, et dont ce petit nouveau-né, fille ou garçon, devient pour lui le responsable, le fautif. La naissance d'un bébé dans une famille réveille les castrations des aînés.

Séparation du placenta, moment symboligène de la naissance, important pour tous les humains. Cela, jusqu'à pré-

1. Voir le cas de Pierre, p. 246.

sent, est passé inaperçu ; mais depuis que la médecine sauve nombre de nouveau-nés, nous observons combien ce moment de l'accueil social et ses modalités, tels qu'ils sont vécus, sont importants pour l'avenir du développement somatique et émotionnel[1].

C'est ainsi que les dangers réels vécus par un enfant du fait d'une infection du cordon, de l'ombilic, ou de l'angoisse de l'accoucheur pour une ligature du cordon trop courte et la crainte d'une hémorragie chez le nouveau-né, laissent des traces indélébiles dans le psychisme et la propension à l'angoisse du bébé, alors même qu'il ne s'est agi que de craintes anticipées et qu'il n'y a eu aucun événement dans la réalité pour confirmer l'inquiétude de quelques jours. Tout ce qui se rapporte à la morbidité psychogène, pourrait-on dire, venue d'angoisses néonatales, se manifeste chez les enfants - et quelquefois plus tard - par le fait que toute angoisse qu'ils ressentent provoque autour du nez et de la bouche une pâleur subite, en même temps qu'un tremblement viscéral, semble-t-il, qui s'accompagne souvent d'un accès de fièvre émotionnelle. Fièvre émotionnelle parce qu'elle apparaît sans aucune autre raison chez ces patients, enfants ou adultes, et disparaît quand, par l'analyse, on a pu mettre des paroles sur l'angoisse ombilicale vécue pendant les premiers jours, les premiers quinze jours de la vie, avant que la chute correcte du cordon ait rassuré accoucheur et famille, et donc l'enfant lui-même.

1. L'importance de la castration ombilicale semble être mieux comprise de nos jours où les études sur l'accouchement physiologique des mères ont abouti à des recherches sur l'accouchement sans violence. Les suites de la vie de l'enfant prouvent que l'accouchement sans violence, quand certains enfants d'une famille ont pu en profiter, les met à l'abri des angoisses existentielles des tout-petits que connaissent la plupart des autres nouveau-nés. Ces études sont en cours actuellement dans tous les pays. C'est Frédéric Leboyer qui, en France, est à l'origine de ces recherches sur l'accouchement sans violence et sur les statistiques des effets à long terme sur les enfants de ce style d'accouchement. (Voir aussi les études sur la question dans les *Cahiers du nouveau-né*, chez Stock.)

LA CASTRATION ORALE

Deuxième des grands renoncements typiques imposés à l'enfant, la castration orale signifie la privation imposée au bébé de ce qui est pour lui le cannibalisme vis-à-vis de sa mère : c'est-à-dire le sevrage, et aussi l'empêchement de consommer ce qui serait poison mortifère pour son corps, soit l'interdit de manger ce qui n'est pas alimentaire, ce qui serait dangereux pour la santé ou la vie. Cette castration (sevrage), lorsqu'elle est judicieusement donnée, aboutit au désir et à la possibilité de parler, et donc à la découverte de nouveaux moyens de communication, dans des plaisirs différents, avec des objet dont l'incorporation n'est pas ou plus possible. Tous ces objets sont des supports de transfert du sein lactifère ou du lait aspiré (tété au sein ou à la tétine du biberon) pour un plaisir encore plus grand, partagé avec la puissance tutélaire, avec la mère, le père, les familiers.

Le sevrage, cette castration du bébé, implique de la mère qu'elle aussi accepte la rupture du corps à corps où l'enfant était, passé du sein interne aux seins lactifères et au portage, totalement dépendant de sa présence physique à elle. Cette *castration orale de la mère* implique qu'elle-même soit capable de communication avec son enfant autrement qu'en lui donnant de l'alimentation, en lui prenant ses excréments et en le dévorant de baisers et de caresses : par paroles et par gestes, qui sont langage. La castration orale et de l'enfant, du bébé sevré, et de la mère, elle aussi sevrée de sa relation érotique, donnante, à la bouche de l'enfant, comme aussi de sa relation érotique tactile et préhensive au siège de celui-ci, se prouve par le fait que la mère prend elle-même un plaisir encore plus grand à parler à son enfant, à guider ses phonèmes jusqu'à ce qu'ils deviennent parfaits dans la langue maternelle, autant que sa motricité pour ce qui est de prendre et jeter les objets qu'elle donne et ramasse, en un début de langage moteur. L'enfant peut alors symboliser les pulsions orales et anales dans un comportement langagier parce que sa mère est heureuse de le voir capable de communiquer et avec elle et avec d'autres qu'elle-même ; il perçoit le plaisir qu'elle éprouve à assister à sa joie de s'identifier à elle, dans ses échanges langagiers ludiques avec d'autres personnes. Ce sont des possibilités de relation symbolique que cette castration a promues dans l'inconscient et le psychisme de son enfant.

Il ne faut pas oublier que le corps à corps d'une mère pour son bébé est érotisant. Il est nécessaire, d'ailleurs, que cela soit : cela fait partie de la relation mère-enfant. Mais le sevrage doit venir y marquer une étape différente, de mutation, de communication pour le plaisir, à distance du corps à corps : une communication gestuelle qui n'est plus possession de l'enfant, et qui le laisse s'identifier à sa mère dans sa relation aux autres et à l'environnement.

L'important est donc qu'elle laisse son enfant être aussi heureux dans les bras d'autrui que dans les siens, qu'elle le laisse entrer en sourire et en expression langagière (essais phonématiques) avec d'autres qu'elle.

D'un point de vue pulsionnel, objectal, la castration orale est pour l'enfant la séparation d'avec une partie de lui-même qui se trouvait dans le corps de la mère : le lait que lui, l'enfant, avait fait sourdre dans les seins de sa mère. Il se sépare de cet objet partiel, le sein de la mère, mais aussi de cette première nourriture lactée, pour s'ouvrir et s'initier à une nourriture variée et solide. Il renonce à l'illusion du cannibalisme vis-à-vis de cet objet partiel qui est le sein de la mère. Il reporte un temps, si la mère n'est pas vigilante, ses pulsions cannibales sur ses propres mains, en suçant son pouce ou son poing, avec l'illusion qu'il continue ainsi d'être au sein de sa mère. Il y a un sevrage manqué, en partie tout au moins, chez l'enfant qui continue de s'illusionner d'une relation à la mère en établissant une relation auto-érotique entre sa bouche et ses mains. Il faut bien comprendre que le lait est d'abord le lait de l'enfant, avec lequel il est en communication, en même temps qu'il le fait sourdre dans le corps de la mère par sa succion.

Lorsqu'il est sevré, il est sevré de la nourriture qu'il avait fait élaborer lui-même dans la mère et qui était sienne, en même temps que sa bouche est privée de la relation tactile au téton et au sein, objet partiel de la mère, mais qu'il croyait être sien. Et il comble le trou béant que crée l'absence du sein dans sa bouche, en y mettant le pouce. Il y prend un plaisir dépourvu de nourriture, qui est aussi plaisir de s'assurer que sa bouche, elle, n'est pas partie.

C'est justement ce que je fais étudier aux grands enfants suceurs de pouce qui veulent s'en «guérir»; je leur demande de bien réfléchir : «Suce ton pouce en faisant bien attention à ce que tu ressens. Est-ce que c'est ta bouche qui a besoin de ton pouce? Est-ce que c'est ta bouche qui est plus contente d'avoir le pouce, ou est-ce que c'est ton pouce qui veut être à l'abri dans la bouche?» C'est extraordinaire de voir comme ils se concentrent sur leurs sensations et y réfléchissent. Ils comprennent que c'est le pouce et non la bouche, ou que c'est la bouche et pas le pouce : et là on peut leur parler, justement, de ce que ce pouce a remplacé le sein maternel, et de ce qu'ils n'ont pas accepté, quand ils étaient petits, d'être privés de téter la maman, alors que, pourtant, ils étaient assez grands pour, à ce moment-là, parler et mettre dans leur bouche tout ce qui venait à leur disposition, mais, voilà, la maman n'a pas pensé qu'ils étaient assez grands pour connaître tout, et plus seulement pour partager avec elle le plaisir d'être au sein, et cette illusion a entretenu ce qui maintenant les agace, mais à quoi ils n'arrivent pas à renoncer dans les moments de fatigue ou de soucis.

Lorsque, au contraire, la séparation du sevrage est progressive et que le plaisir partiel qui lie la bouche au sein est conduit par la mère à se distribuer sur la connaissance successive de la tactilité d'autres objets que l'enfant met à sa bouche, ces objets nommés par elle l'introduisent au langage, et nous assistons alors au fait que l'enfant s'exerce, lorsqu'il est seul et éveillé dans son berceau, à se «parler» à lui-même, en lallations d'abord, puis en modulations de sonorité, comme il a entendu sa mère le faire avec lui et avec d'autres.

C'est en ce point qu'on voit la symbolisation à l'œuvre : si la mère est attentive à mettre à la bouche de l'enfant dès ce moment-là (vers trois mois), pendant les minutes suivant la tétée et précédant le sommeil, n'importe quoi que ses mains peuvent saisir et qu'il met à sa bouche, au lieu du sein. Si elle lui donne les mots qui signifient ce qu'il en ressent dans la tactilité, par exemple : «C'est le hochet, c'est froid, c'est du métal, c'est de l'os, c'est ton nounours pelucheux, c'est du tissu, c'est ton poing, c'est le doigt de papa, c'est la laine de ton tricot», tous ces mots, quand elle n'est pas là, font qu'il se la remémore et cherche à répéter les sons qui l'accompagnaient, et qu'il peut s'exercer à agir comme elle le fait avec les menus objets de leur vie commune, à fêter de phonèmes, de cris, de gestes et de sourires joyeux, l'arrivée du père et des familiers de l'entourage, sans pour cela provoquer chez la mère un sentiment de jalousie ou d'abandon. C'est comme cela que le langage devient symbolique de la relation corps à corps, circuit court de l'enfant à la mère, en se mutant en circuit long, par le subtil des vocalisations et du sens de ces mots qui recouvrent des perceptions sensorielles différentes, mais toutes «mamaïsées» par la voix de la mère, la même que lorsqu'il était au sein.

L'effet symboligène de la castration orale, c'est donc l'introduction de l'enfant, en tant que séparé de la présence absolument nécessaire de sa mère, à la relation avec autrui : l'enfant est advenu à des modalités de comportement langagier qui lui font accepter l'assistance de toute personne avec laquelle la mère est en bons termes, avec laquelle lui-même développe des possibilités de communication, ébauchées avec sa mère ou son père et développées avec d'autres.

Soulignons-le, c'est seulement après le sevrage proprement dit - sevrage du corps à corps - que l'assimilation de la langue maternelle commence à se faire, par groupes de phonèmes accompagnant des sensations et des émotions, les sensations tactiles dues au corps proche de la mère, les émotions à son approche et à son éloignement.

C'est l'époque imprécise du langage, dont l'enfant ne peut manifester le fruit sur-le-champ. Il n'en sera capable que plus tard, au moment où il découvrira le plaisir de maîtriser l'objet primordial anal, c'est-à-dire les excréments, en jouant avec ses sphincters urétral et anal, en jouant à garder les matières ou à les rejeter, surtout si c'est à la demande de la mère, et à produire des sons ou non, là aussi, surtout à la demande de la mère, dans leurs jeux face à face, puis à nommer par des phonèmes ses parents, puis ses excréments, souvent avant de nommer la nourriture.

Premiers mots répétitifs de deux syllabes, qui correspondent au sentiment d'exister de l'enfant, lorsqu'il est conjoint comme un semblable à sa mère et doublure de leur sensation, par quoi le premier langage débute : Ma... ma... ca... ca... ; c'est toujours lui-l'autre, pareil, « appareillé », qui provoque le début du parler dans ces deux syllabes semblables répétitives. Les bébés commencent presque toujours à parler par là.

Je crois que, justement, cette doublure qu'il est de la mère, et cette symbiose suivie de dyade, avec les rythmes préférentiels à deux temps, tout fait de cette époque une époque de rythme à deux temps. Évidemment, cela s'enracine dans le cœur et ses battements, mais surtout dans le fait qu'il faut être double, se dédoubler avec déplaisir quand la mère s'en va, se réunifier avec plaisir quand on se retrouve double, et se redédoubler tout à coup pour que le symbolique advienne à la notion de sentiment différent des sensations avec la mère et sans elle ; des sensations qui sont accompagnées du plaisir résiduel de la soustraction d'une des sensations, l'autre étant emportée par la mère, et de la retrouvaille qui s'accompagne d'une joie additive, d'être aussi exprimée par la mère. C'est l'ensemble de cette métaphorisation des présences d'objets partiels doublés par la présence-absence de la mère qui me semble expliquer la syllabisation double qui va constituer les premiers signifiants entre les enfants et leur nourrice.

C'est là que le rôle de la mère comme initiatrice au langage est primordial, point qui n'est pas assez connu des mères et des nourrices. Il est important qu'après chaque tétée, au moment où l'enfant, très animé avant de s'endormir, aime échanger déjà une conversation - ce qui, pour lui, est manipulation d'objets, et mirage de se mirer au visage de sa mère -, la mère lui nomme tous les objets qu'il met en bouche, désigne leur nom, leur goût, leur tactilité, leur couleur. L'enfant apprend à donner ces objets à sa mère, comme il lui donnerait une cuiller de nourriture. Et la mère, en les lui rendant, s'amuse au jeu, qui consiste parfois, tout d'un coup, à jeter l'objet par-dessus bord : exactement comme dans sa bouche, après un certain temps de manipulation, de mâchage par les mâchoires et la langue, il y a disparition par déglutition de l'objet dans l'estomac; la métaphore de l'estomac, ici, c'est le déplacement du jeter par-dessus bord, le faire disparaître du berceau. C'est une très grande joie pour l'enfant si la mère ramasse alors les choses jetées, justement parce que ce sont des choses, et qu'il ne s'agit pas d'objets partiels de consommation. On n'est pas ici dans l'ordre anal du jeter; cela peut surgir, mais le jeter commence sur le mode de la déglutition, du faire avaler par l'espace.

Nous assistons ainsi chez l'enfant sevré depuis deux ou trois semaines - il a entre six et huit mois, il commence à avoir des dents - à l'avènement des fruits symboliques d'une castration orale qui s'est faite en bonne intelligence avec la mère. C'est le langage mimique, expressif, modulé de façon variable suivant les personnes de l'entourage, et suivant les sensations et les sentiments de l'enfant; nous assistons chez l'enfant à l'avènement d'un langage modulé, pas encore grammatical, qui atteint à son intensité la plus grande vers dix-huit mois. L'enfant devient ainsi capable de manipuler les personnes de son entourage à distance. Sa bouche a hérité de son adresse manuelle, qui avait été valorisée par les parents; sa langue manipule des phonèmes qui sont, pour les parents, pour l'entourage, autant de signes des sentiments, des sensations et des désirs qu'il veut leur communiquer. C'est très intéressant, ce qui se passe là entre les zones érogènes diverses. Le premier langage dans lequel les mots ne sont pas encore reconnaissables, mais où l'intention et l'intensité du désir sont reconnues par l'entourage, promeut chez l'enfant, s'il n'est pas constamment avec ses parents, une manipulation inventive à distance, et parfois une manipulation des objets proches, pour les faire venir. Il sait très bien, par exemple, dès lors qu'il s'ennuie de l'absence de la mère, que, s'il fait dégringoler des objets, s'il fait du bruit ou s'il crie, cela va faire revenir l'adulte. Et il le fait comme on tire sur une corde pour faire sonner une cloche ! Pour lui, c'est langage.

Si la mère a des échanges mimiques et verbaux avec son enfant, à distance, l'enfant jouit vraiment et applaudit de ses mains : soit l'une contre l'autre, quand on le lui enseigne, soit plutôt en prenant dans ses mains des objets et en les cognant de joie, de haut en bas, à bout de bras, sur un support fixe comme la table. Il pousse des cris de jouissance, il est tout heureux si la mère ajoute une chanson pour moduler avec lui la joie qu'il éprouve et qu'il manifeste en frappant ce qu'il manipule sur un rythme qui est sien. Il tape selon son rythme, que la maman joue à suivre en y mettant des mots, parfois en les modulant, et cela fait une chanson : c'est fantastique, tout prend sens.

Voilà ce dont est capable un bébé qui ne marche pas encore, mais qui ne se désole jamais que sa mère (ou une personne amie qui la remplace) soit présente ou pas, à condition qu'elle ne soit pas trop loin, à portée de voix. Il ne s'ennuie pas, parce que les fruits symboliques de la castration orale ont fait de lui déjà un individu humain, qui a une vie intérieure en rapport avec les joies de sa mère, associées à ses joies à lui ; joies de sa mère qui sont aussi pour lui la certitude que son père et les adultes de l'entourage de sa mère sont fiers de lui ; et, s'il a des aînés, qu'il est en train de gravir les échelons qui le feront égal à eux.

J'oublierais un élément qui peut parfois jouer un rôle capital, si je ne mentionnais pas ici l'*aspect olfactif de tout ce qui se joue autour de la castration orale*. Car, en même temps que la tétée, accomplissement du besoin, l'enfant éprouvait une satisfaction érotique, à la fois olfactive et pseudo-cannibale, du fait de la préhension du sein entre ses mâchoires. L'enfant, qui n'a plus le sein et qui est mis au biberon, se trouve soumis à l'absence de cette érotique olfactive qui accompagnait son cannibalisme imaginaire, alors même que la préhension et la succion, lors du sevrage du sein et du passage au biberon, continuent à lui apporter par ailleurs la satisfaction qu'il connaissait déjà auparavant. Le cavum et la bouche de l'enfant vont, bien sûr de façon inconsciente, servir à la communication subtile avec la mère, à distance de corps à corps, c'est-à-dire avec la mère comme personne totale et non plus comme objet partiel, substantiel.

C'est électivement par l'olfaction que la mère peut, d'un objet partiel mamellaire, advenir à être singularisée comme objet total : parce que, justement, l'olfaction ne fait pas partie d'un lieu précis pour l'enfant. La subtilité de l'odeur se répandant dans l'espace qui l'entoure, l'enfant y est baigné au voisinage de sa mère. L'odeur n'est plus assignée à telle ou telle partie du corps maternel et, la zone érogène pituitaire étant associée toujours à une inspiration nasale, cette odeur laissée par la mère ne peut s'absenter de l'enfant que s'il est atteint d'anosmie. Il est important de comprendre que, le besoin de respirer n'étant pas soumis à temporisation, l'olfaction va accompagner chaque inspiration nasale. Donc, le désir et la discrimination du plaisir dû à la présence de la mère se font par l'olfaction, alors que le besoin de respirer se satisfait par n'importe quel air, venu par la bouche comme par le nez, et quelle qu'en soit l'odeur.

Le sevrage peut être un événement euphorisant pour le bébé et pour la mère si, sur un fond connu de communication substantielle - c'est-à-dire maintenant le téter au biberon - et d'image fonctionnelle de succion - déglutition de lait et d'aliments liquides ou semi-liquides avant que d'être solides, tous ayant un goût différent de celui du lait maternel -, l'enfant et la mère conservent ensemble ce qui demeure spécifique de leur lien psychique, manifesté par leur présence conjuguée. Est lien sensori-psychique pour le bébé l'odeur du corps de la mère proche, sa voix, sa vue, son regard, ses rythmes, tout ce qui se dégage d'elle pour lui dans le portage et qu'il peut percevoir dans leur corps à corps; en même temps, pour la mère, rien n'est changé dans son bébé, qui ne prend plus le sein, mais dont elle admire tous les jours la grâce et le développement.

Inversement, il faut le dire, une mère qui ne parle pas à son bébé en lui donnant à téter, tout en le caressant constamment, ou qui, au cours des soins, par dépression, se montre totalement indifférente, ne promeut pas chez l'enfant un sevrage favorable à la socialisation ultérieure, à une expression verbale et une motricité correctes.

Encore moins une mère qui, après avoir sevré son enfant, ne peut s'empêcher constamment de le dévorer de baisers et de l'accabler de tripotages caressants. Elle a été elle-même l'enfant blessée d'une relation fille-mère perturbée, qu'elle tente désespérément de guérir. Son enfant est pour elle le fétiche de ce sein maternel archaïque dont elle-même a été sevrée de façon traumatique.

LA CASTRATION ANALE

Il y a deux acceptions du terme castration anale. La première, qui se désigne comme un second sevrage, est synonyme de la *séparation* entre l'enfant, devenu capable de motricité volontaire et agile, et l'assistance auxiliaire de sa mère pour tout ce qui est le «faire» nécessaire à la vie dans le groupe familial : c'est l'acquisition de l'autonomie, «moi tout seul», «moi, pas toi». Cette castration assumée par l'enfant dépend, bien entendu, de la tolérance parentale au fait que l'enfant, au jour le jour, développe son autonomie dans l'espace de sécurité offert à sa liberté pour l'utile, le jeu, le plaisir. L'enfant, devenant sujet, cesse d'être un objet partiel retenu dans la dépendance de l'instance tutélaire, soumis à sa possessivité et à sa totale surveillance (nourriture, habillement, toilette, coucher, déambulation).

L'autre acception du terme castration anale, c'est - entre ces deux personnes que sont l'enfant devenu autonome dans son agir et l'adulte éducateur - l'*interdit* signifié à l'enfant de tout «agir» nuisible, de «faire» à un autre ce qu'il n'aimerait pas qu'un autre lui fasse. C'est l'accession au dire qui valorise le commerce relationnel entre les personnes reconnues maîtresses de leurs agissements, et dont le plaisir se doit d'être réciproque et libre. C'est en quoi cette seconde acception du terme castration anale est étroitement articulée à la première.

Tout enfant dont la mère et le père ne sont pas castrés analement de lui et veulent, par leurs propos ou leurs agirs vis-à-vis de lui, lui inculquer l'interdit de nuire (alors qu'eux-mêmes nuisent à son humanisation en le considérant comme un objet à dresser) signifient en paroles le contraire de l'exemple qu'ils donnent. Ils ne donnent pas la castration anale. Ils dressent un animal domestique. Le sujet est dénié au lieu que les pulsions du désir de l'enfant soient en partie barrées et en partie soutenues à l'entrée dans le langage pour un commerce d'échange ludique, et socialisé, à valeur de plaisir entre sujets.

On ne peut donc parler de castration anale que si l'enfant est reconnu comme sujet, quoique son corps soit encore immature et que ses agissements ne soient jamais confondus avec l'expression du sujet en lui, tant qu'il n'a pas acquis la totale autonomie de sa personne dans le groupe familial.

La castration anale, alors, c'est l'interdit de nuire à son propre corps, comme au monde inanimé et animé qui entoure le triangle initial père-mère-enfant, par des agissements moteurs, rejetants, dangereux ou non contrôlés. C'est, en fait et à sa racine, l'interdit du meurtre et du vandalisme, au nom de la saine harmonie du groupe ; en même temps que l'initiation aux libertés du plaisir moteur partagé avec autrui, dans une communication langagière et gestuelle où chacun prend plaisir à s'accorder avec les autres. Ce contrôle des pulsions motrices nuisibles, cette initiation au plaisir langagier de communication et au contrôle de la motricité, à la mesure et à la maîtrise de la force, appliquée aux activités utiles et agréables, tout cela permet au sujet d'advenir à son entretien, à sa conservation, à la déambulation dans l'espace, puis à la créativité industrieuse ou ludique (donc pas seulement utilitaire). En même temps, la voie reste ouverte à d'autres plaisirs, à découvrir lors des stades ultérieurs, urétral et vaginal, qui le mèneront, garçon ou fille, au stade génital.

Les êtres humains, quel que soit leur âge, sont capables de donner cette castration anale aux plus jeunes, tant par l'exemple que par la parole.

Pourquoi l'appelle-t-on anale, puisque tout ce que je viens de dire semble marquer une déprivation de plaisirs agressifs moteurs qui seraient nuisibles à soi-même ou aux autres, et une initiation au plaisir d'une motricité contrôlée, ainsi qu'au commerce avec autrui? C'est que là se situe, chez l'enfant encore immature moteur, la première motricité dont il a la preuve qu'elle lui est à lui-même agréable et qu'en général elle donne satisfaction à sa mère, puisque celle-ci vient le changer et emporte ce qu'il a produit. Après la succion-déglutition, la motricité expulsive urétrale et anale provoque toujours une modification perceptible pour l'olfaction et souvent une variation de sensations en rapport avec la relation à la mère. Par ses excréments, l'enfant rejette la mère imaginaire incorporée sous la forme d'un objet partiel oral qui, après l'avalement qui l'a fait disparaître et, après son cheminement dans le tube digestif, s'annonce pour s'extérioriser au siège. Il a mangé de maman par un plaisir lié au cannibalisme imaginaire et il expulse maintenant ce qui, de maman, par plaisir, se décorpore de lui en excrétions solides et liquides. *C'est une maman imaginaire qu'il prend et rejette, qu'il reçoit et donne, alors que la mère réelle lui a donné l'objet alimentaire partiel et lui soustrait l'objet digestif excrémentiel.* Objet dont, pour l'enfant, elle semble friande, puisqu'il n'a pas encore d'autre logique ni éthique qu'une logique d'incorporation des bonnes choses : les excréments de l'enfant sont valorisés en tant qu'objets supposés de nourriture et de plaisir pour la mère. Lorsque le système moteur se développe et que la castration orale a été symboligène, les soins maternels au siège de l'enfant s'accompagnent de paroles, de jeux, de toute une relation affective à la mère, au cours de laquelle se développe de jour en jour le schéma corporel. Mais *le schéma corporel se développe croisé avec l'image du corps* : attachée au don érogène excrémentiel et au plaisir fonctionnel de la force musculaire motrice, plaisir qu'expriment les battements joyeux de ses membres, son corps, sa bouche, ses sourires, ses gargouillements, ses rêves, ses jeux sonores, et les cris, signifiant sa peine ou sa joie à sa mère.

C'est à l'occasion de ces jeux moteurs, de la marche à quatre pattes, que l'enfant découvre, de ses déplacements et des déplacements d'objets auxquels il soumet tout ce qui peut bouger dans ce qui l'environne, que sa motricité devient pour la mère un problème qu'elle cherche à résoudre en réduisant sa liberté ou, au contraire, en suscitant des possibilités de déplacement explorateur de plus en plus étendues, qui sont possibilités de commerce avec l'enfant, source de paroles, de plaisir, source de peine et de joie, de restrictions et d'autorisations concertées et signifiées par le langage. *La castration anale se délivre ainsi progressivement. Elle guide l'enfant à maîtriser lui-même sa motricité, mais pas seulement excrémentielle.* C'est-à-dire qu'il devient continent lorsqu'il parvient à la maîtrise motrice de lui-même, pour une bonne entente avec le code du langage moteur des êtres animés du monde extérieur. *La castration anale n'est possible, d'une façon symboligène qui rend l'enfant industrieux, que lorsqu'il y a identification motrice à l'objet total que représente chacun des parents et des aînés dans sa motricité intentionnelle observable par l'enfant.*

Lorsque la symbolisation de la motricité dans des actes utiles et ludiques ne peut se faire, par manque d'initiation, de contrôle, de paroles et de gaieté ludique avec l'entourage, l'enfant ne peut sublimer le plaisir ano-rectal, le seul qui lui soit laissé pour lui-même ; et il y revient par manque de déplacement des pulsions anales, passives et actives, sur d'autres objets partiels, ailleurs qu'en son corps, dans l'exercice de la motricité pour une plus grande communication avec les personnes sur lesquelles transférer sa relation à sa mère. *Il retourne, à défaut de castration anale symboligène, à la communication liminaire initiale qu'il avait avec la mère intérieure :* c'est-à-dire jouer à retenir, par constipation, ou à extérioriser les fèces, éventuellement en diarrhée, en tout cas de façon incontinente, non maîtrisée. Et puis il s'ennuie, parfois s'excite sur n'importe quoi, et de nouveau s'ennuie. La mère reste imaginairement intérieure, au lieu d'être représentée inconsciemment par tous les objets extérieurs qu'elle a nommés et qu'elle doit permettre de manipuler.

La constipation peut donc être un signe d'inhibition de la relation motrice avec le monde extérieur : parce que l'enfant n'a pas été initié à cette relation-là par la mère, parce qu'il est en mauvaise harmonie avec elle, en ce qui concerne la fonction excrémentielle. Mais il peut aussi devenir diarrhéique quand les effets d'une excitation motrice ne peuvent pas s'exprimer autrement, et sont refoulés pour ce qui concerne les agissements de son corps squeletto-musculaire sur les objets du monde extérieur. Les pulsions anales jouent alors sur l'image du corps première, c'est-à-dire sur le péristaltisme du tube digestif, qui devient hyperactif, et dont l'hyperfonctionnement produit la diarrhée. La diarrhée initiale est une diarrhée non infectieuse; mais le tube digestif étant soumis à une suractivité, la lumière du tube digestif, qui ne manipule plus un contenu digestif trop vite expulsé, s'excite sur elle-même et provoque une infection par l'effet d'un péristaltisme à vide, qui entraîne le délabrement muqueux. C'est là la découverte de Mme Aubry, dans les recherches qu'elle a faites à «Parent de Rosan» sur des enfants de cette pouponnière d'adoption. Quand des infirmières se disputaient au-dessus du berceau de ces enfants abandonnés, sans parents, dont l'image du corps était déjà réduite à la seule boule thoraco-abdominale et au tube digestif, allant d'un pôle érogène à l'autre, et comme il n'y avait pas de langage adressé à leur personne, ils essayaient de se mettre à l'unisson de ce langage violent échangé entre des inconnus qui les angoissaient et leur réaction était un hyperpéristaltisme réactionnel qui provoquait la diarrhée. Diarrhée dont Mme Aubry a découvert qu'elle était absolument amicrobienne et qu'elle cessait si on donnait, coup sur coup, deux ou trois repas à l'enfant, pour remplir la lumière de son tube digestif : il avait alors de quoi occuper son excitation péristaltique et cela ne donnait plus de suites pathogènes.

La diarrhée, c'est une façon de rejeter un danger maternel imaginairement incorporé. Elle signifie peut-être, du point de vue de l'enfant, que, s'il expulse beaucoup, la mère orale va en redonner par en haut, apporter des objets partiels à l'entrée du tube digestif : puisqu'il expulse en bas la mère « mauvaise » (ceci à cause des dires concernant l'odorat : « Ça sent mauvais »), cela peut lui faire espérer qu'arrivera en haut la mère bonne, le lait, la bouillie : « Ça sent bon. » C'est d'ailleurs ce qui s'est passé dans l'expérience que Mme Aubry a conduite. Elle faisait redonner rapidement un ou deux repas à ces enfants diarrhéiques qu'autrefois on mettait à la diète. Bien sûr, il ne faut pas le faire si la diarrhée est déjà infectieuse, le tube digestif étant atteint par des frottements intrinsèques dus au péristaltisme exacerbé. Mais tout cela prouve au moins que, quand la diarrhée s'installe chez un enfant placé dans une ambiance de grande tension nerveuse, c'est qu'il n'a pas d'autres moyens que digestifs pour se manifester. S'il pouvait crier, ce serait déjà un autre moyen : le cri est l'expression d'une tension, d'une surtension cherchant la communication avec un autre. Si même le cri n'est entendu de personne, et si ça n'amène pas quelqu'un à venir le rassurer et entrer en langage avec lui, alors, c'est sur la mère archaïque imaginaire du tube digestif qu'il dirige la tension : parce qu'il souffre à l'intérieur de lui de ce qui, dans son tube digestif, est associé à cette mère extérieure qui le fait souffrir à travers une tension nerveuse anxiogène.

Pour mieux comprendre cette dynamique, on peut considérer le tube digestif de l'enfant sur le même mode que ces vers qu'on voit au bord de la mer et qui, dans leur progression, avalent le sable et le laissent derrière eux, comme s'ils se nourrissaient du milieu qu'ils traversent. En ce qui concerne l'enfant, c'est sa mère qui passe à l'intérieur de lui, de la bouche à l'anus : sa mère, imaginaire, sous forme d'objet partiel qu'il absorbe. Et c'est la mère extérieure réelle - celle qui le niche et le nide, qui le sécurise - qui, dans un fantasme alterné, donne à la bouche et prend à l'anus. Lorsque l'enfant expulse violemment le contenu de son tube digestif, c'est comme s'il disait à sa mère : « Remplis-moi par en haut. » C'est-à-dire qu'il appelle une communication. Il voudrait des paroles, mais il aime mieux de la nourriture que rien du tout, et c'est cela qu'il exprime. C'est la présence de la mère symbolique qu'il demande. Et, si la mère ne comprend pas que c'est d'elle, de sa présence, de sa calme tendresse qu'il a besoin, si elle ne lui donne que du matériau digestif, à boire, à manger, ce qui n'est pas du langage, un tel enfant, toujours vu par elle comme un tube digestif, pour lequel elle cherche ce qui lui manque et qui expulse le caca dont elle s'empare sans paroles accompagnatrices, est inévitablement inhibé quant à son initiation au langage pour l'avenir. Et cela intervient très tôt. Quand l'enfant commence à parler, c'est qu'il y a neuf mois qu'il est déjà potentiellement parlant, parce qu'il « avale des phonèmes ». Il les avalait par les oreilles, il doit les rendre par le larynx, et c'est la même chose analogiquement pour le subtil que pour le substantiel, c'est une métaphore de ce qui se passe dans le tube digestif.

Je disais donc que la castration motrice, qui porte la loi de l'interdit du meurtre de la nuisance vandalique tant à soi-même qu'à autrui, et aux objets investis par autrui comme sa possession, est une partie de la castration anale. Et je dis que tous les êtres humains, quel que soit leur âge, sont capables de donner cette castration anale à de plus jeunes, à condition que, plus développés que le sujet à castrer, ils soient des modèles pour son devenir, par l'envie qu'a le plus petit de les imiter pour se valoriser narcissiquement, en atteignant une image plus développée et plus harmonieuse, plus adaptée au groupe, qu'il ne l'est déjà lui-même. Cette envie va dans le sens de son développement en société, vers le *pattern* adulte, de garçon ou de fille ; car il a, par le langage, la connaissance de son sexe, mais il l'a aussi intuitivement par son désir d'imiter ceux qu'il ressent comme ses semblables sexués, sans que nous sachions très bien comment.

Cas de François.

Recevoir la castration d'un aîné d'un autre sexe, sans que jamais cette castration soit référée à des comportements de son propre sexe, peut faire dévier le devenir de l'enfant.

«Le premier étage pour devenir comme mon père, c'était d'être ma sœur», disait tel enfant qui avait été obligé d'aller jusqu'à la tentative de suicide. C'était un garçon de treize ans, intelligent, à qui il fallut deux jours pour sortir du coma. Il avait tenté de se suicider avec un couteau de cuisine en s'ouvrant le ventre. Il affola le service de chirurgie, en disant, quand il revint à lui : «Mais pourquoi, puisqu'il faut que je recommence!» C'est alors qu'écœuré, on pensa au psychanalyste de la consultation et on m'appela. Je savais seulement qu'il avait deux sœurs, une un peu plus âgée que lui, et l'autre plus jeune, qu'il était le seul garçon. Et c'est la première chose que je lui ai dite. Il avait les yeux fermés; j'ai attendu qu'il les ouvre. Il a senti ma présence. Il a ouvert les yeux, il m'a regardée, je lui ai dit mon nom et que j'étais psychanalyste, que j'étais appelée par les gens du service «parce qu'on a mis deux jours à vous réanimer et que vos premières paroles ont été : "Pourquoi me réanimer, puisqu'il faut que je recommence." Alors, mettez-vous à la place des médecins et des chirurgiens qui ont sorti d'affaire un enfant promis à la mort, et qui leur dit : "Je veux mourir." Ils ne comprennent pas, et c'est pour ça qu'ils m'ont appelée, moi qui suis psychanalyste, pour voir avec vous si vraiment vous désirez mourir, ou si vous désirez vivre, mais ne savez pas comment faire. Alors, si vous voulez me parler, vous ferez...» (il avait refermé les yeux) «... vous ferez un signe des paupières, puisque vous ne pouvez pas parler» (il avait des tuyaux partout) «et si vous ne voulez pas me voir, eh bien, je vous comprendrai très bien, ne me faites aucun signe, et je m'en irai. Vous avez le droit d'avoir envie de mourir, mais je crois que cela serait intéressant que vous compreniez qu'il y a pour vous peut-être une possibilité de vivre, si vous comprenez les raisons pour lesquelles vous croyez que vous n'avez plus le droit de vivre».

Alors, il a fait un signe, répété deux fois : ouvrir et fermer les paupières. Je lui ai dit : «Je m'appelle Madame Dolto, vous vous appelez Untel, et je viens à l'hôpital le mardi. Nous pourrons parler, mais est-ce que vous pouvez me dire, puisque vous pouvez parler un peu, pourquoi il faut que vous recommenciez? — J'ai jamais été comme les autres. — Eh ben, ça ne m'étonne pas, puisque les autres, c'est des filles, et que vous êtes un garçon!» Il a ouvert des yeux tout grands, comme s'il était ébahi de ma réponse. Et moi : «A mardi prochain!»

Ça a été un traitement extraordinaire, un traitement éclair, en cinq séances espacées d'une semaine. Il était impossible pour ce garçon d'atteindre à la maturité : c'était un enfant qui revendiquait de s'identifier à un homme, mais en étant tout le temps fusionné avec sa sœur, son aînée de quatorze mois. Et il en était arrivé à cette tentative de suicide peu après le moment où la sœur était devenue nubile. En six mois, elle s'était transformée, d'enfant était devenue jeune fille, réglée, mutée par rapport à lui. Et puis tous les garçons s'intéressaient à elle, l'appelaient au téléphone; et lui, son frère, répondait toujours : «Elle n'est pas là.» Elle n'était soi-disant jamais là, quand c'était la voix d'un gars qui appelait et que c'était lui qui répondait.

Ces deux enfants ne parlaient jamais l'un de l'autre autrement qu'en disant «nous». «Nous deux-Christine, disait-il, on veut ci... on pense ça.» Et elle disait : «Nous deux-François...» Jamais de «Je», ni de l'un ni de l'autre; ils étaient toujours «l'un et l'autre». Il était lui-même anorexique depuis l'âge de sept ans, mais personne ne s'en était inquiété dans la famille. Il était longiligne, très maigre, sportif, actif, très en avance scolairement, et les parents disaient : «Oui, il ne mange jamais de gras ni de pain, jamais de sucre, enfin, il se nourrit comme ça depuis l'âge de sept ans» — âge où était née sa plus jeune sœur. Et, de cela, il m'a donné la clé, il m'a dit que c'était depuis que sa mère attendait le «fantôme»... Je lui ai demandé : «Mais qu'est-ce que c'est que le fantôme? — Ben oui, vous comprenez, les bébés, quand ils naissent, ils se mettent debout dans leur berceau et ils remuent les voiles. Alors, moi, je l'ai appelé le "fantôme". — Qui c'est, le fantôme? —

Eh ben, c'était une fille. — Oui, alors, c'est votre sœur ? — Ben non, vous comprenez, si ça avait été un garçon, j'aurais pu être frère, mais puisque c'était une fille... — Alors, si c'était une fille, vous étiez quoi ? — Ben, c'est ma sœur (il voulait parler de Christine) qui était sœur. » Dans son idée saugrenue, il aurait été frère si le puîné avait été un garçon, mais là, il n'était rien, c'était Christine, faussement jumelée à lui, qui était « ma sœur »... et la jeune était le fantôme. En fait, c'était lui qui devenait un fantôme.

Il me dit encore que, lorsque sa mère attendait le « fantôme », le docteur de famille lui avait expliqué : « Vous devriez en profiter pour faire faire un régime à votre mari, parce que votre mari est gros et que ça peut lui porter au cœur. » Si bien que, pendant qu'elle était enceinte, son mari, le père de François, avait suivi un régime amaigrissant. Et François d'ajouter : « Vous comprenez, le gros des femmes, ça fait des bébés, mais le gros des hommes, ça leur étouffe le cœur. »

C'est formidable, tout ce qu'il a pu me dire en quelques séances et en prenant... douze kilos ! A la dernière séance, il m'a dit : « Qu'est-ce que c'est votre métier... Qu'est-ce qu'il faut faire comme études pour ce métier-là ? Moi, je voudrais faire le métier que vous faites ! — Il faut être ou médecin d'abord, ou psychologue d'abord, et puis ensuite faire une psychanalyse et apprendre ce métier-là. »

Alors, lui : « Oh ben, la psychanalyse, je sais, c'est une histoire du complexe d'Œdipe. Oui, c'est Papa qui m'a raconté ça. » (C'était à la dernière séance, séance d'adieu. Il avait voulu que son père fût présent.) « Oh, c'était l'histoire d'un type, il était embêté par un autre qui faisait tout le temps des laïus *(sic !)* et il l'a bousillé ! » J'ai dit : « Oui, c'est à peu près ça, mais il y a autre chose. — Ah oui, tu sais bien, intervint alors le père, je t'ai dit que c'est parce que le père, il était amoureux de la même femme que le fils *(encore sic !)*. »

En tout cas, pour en revenir à la difficulté de ses identifications, s'il n'avait jamais plus mangé de gras, c'est parce qu'il voulait devenir un homme et qu'il ne voulait pas avoir du gras qui devienne un bébé. D'où cette anorexie, qui le conduisait jusqu'à l'évanouissement. Quelques semaines avant de tenter de se suicider, il avait été choisi comme chef de classe au lycée. Il m'a expliqué à ce propos : «Quand les gars m'ont choisi, je me suis dit : mais je suis pas une fille, pourquoi les gars veulent-ils de moi ?»

Lorsqu'il m'a parlé de sa perte totale d'appétit qui faisait qu'il s'évanouissait, je lui ai dit : «Ça a commencé par quoi ? Est-ce que ça a commencé par l'impossibilité de manger, ou est-ce que ça a commencé par l'impossibilité de faire caca ? — C'est ça, c'est l'impossibilité de faire caca. Vous comprenez, j'étais plein de ces petits pains en forme de suppositoires.» (Il s'agissait de sandwichs qu'il avait dénommés «en forme de suppositoires» et qu'il mangeait au lycée en guise de déjeuner.) «Ça me remplissait tout entier, et ça ne pouvait plus sortir parce que j'en avais trop. Alors, je ne pouvais plus manger.»

C'est tout de même extraordinaire, cette puberté qui allait se faire et qui provoquait une éclosion de tous les fantasmes infantiles. Il y avait une confusion de tous les orifices avec une image du tube digestif comme un «truc» dans lequel s'entassait tout ce qu'il absorbait. Il avait l'idée d'obstacle par accumulation. Il a d'ailleurs dit : «Vous savez, c'est comme les tuyaux quand ils sont bouchés ; il faut les déboucher.» Et c'est pour cela qu'il avait débouché son estomac par une ouverture de l'abdomen avec un couteau de cuisine. Il lui fallait tuer le fantôme pour devenir réel. Dans son cas, la castration anale avait été donnée par la sœur. C'est-à-dire que c'est à la sœur qu'il s'était identifié au moment de pouvoir acquérir la maîtrise motrice de lui-même et du monde autour de lui, dans une espèce de faux jumelage où il se croyait semblable à elle. Il savait bien la différence sexuelle, mais il n'avait pas de différence de comportement, jusqu'au jour où le désir des garçons s'était dirigé sur sa sœur. Alors, lui, il était perdu, parce qu'il était abandonné de son Moi auxiliaire. Il n'avait pas de réelle autonomie jusque-là, en dépit d'un développement intellectuel très élevé et d'une rare réussite scolaire. La castration anale avait été donnée, mais l'identification masculinisante était impossible, et l'Œdipe s'était vécu sur un flou de l'image du corps, qui n'était pas celle d'un garçon ; c'était un désirant-être-garçon qui avait une image du corps asexuée ou féminine, devenue asexuée subjectivement de ce qu'il s'était aperçu qu'il n'était pas féminin, mais menacé secondairement (à ses yeux) de féminisation quand le vote des garçons de sa classe l'avait élu chef de classe : il leur plaisait, comme sa sœur aux garçons.

On voit là comment *la castration anale doit être donnée par ceux qui soutiennent, dans celui à qui ils la donnent, ce que nous appelons l'identification à leur sexe,* le Moi Idéal de l'enfant - c'est-à-dire le modèle envié, celui auquel il veut s'identifier - et qui, par gestes et par paroles, lui interdisent des comportements moteurs indésirables *selon les lois du groupe : comportements que le désir lui suggère, mais qui seraient nuisibles soit à lui-même, soit à autrui.* Il découle de cela que, si en cachette ou à l'insu de l'adulte, l'enfant, curieux d'expérimenter son désir, désobéit à des interdits verbaux qui lui avaient été faits et que non seulement il n'en éprouve aucun dommage, mais n'en récolte que plaisir sans nuisance à autrui ni à lui-même, il a découvert seul le moyen de satisfaire son désir et, par cela même, il a expérimenté un pouvoir dont l'adulte ne le croyait pas encore capable. C'est le moment le plus important dans la relation éducatrice de l'adulte à l'enfant entre deux et quatre ans. Lorsque cette transgression motrice est repérée par l'instance tutélaire, celle-ci devrait en féliciter l'enfant qui lui a désobéi, au lieu de le culpabiliser d'avoir désobéi à un dire ; puisque ce dire n'avait pour but que de le protéger d'un danger réel, et pas du tout de le rendre dépendant d'une parole interdisant la motricité. Cette parole est devenue caduque puisqu'il n'a plus besoin de cet interdit pour être en sécurité, en risquant son désir. *C'est là toute la difficulté de l'éducation de l'enfant de deux à quatre ans, à qui on veut inculquer, parce que c'est plus commode, qu'il ou elle ne doit pas désobéir aux injonctions prudentielles de l'instance tutélaire :* lorsqu'il les transgresse, et qu'il ne lui arrive aucun dol, on doit dire : « Bravo. Je te l'avais défendu parce que je ne te croyais pas assez grand pour pouvoir le faire sans danger, mais puisque tu l'es, eh bien, je te félicite, dorénavant ceci t'est permis ; mais ne fais pas telle autre chose, dont tu ne serais pas capable, jusqu'au jour où tu t'en sentiras capable, parce qu'il pourrait t'arriver tel ou tel ennui. Veille aussi à ce que tel enfant plus jeune que toi ne le fasse pas encore jusqu'à ce qu'il en soit capable. »

Si, au contraire, à l'occasion de cette tentative de transgression ou d'une transgression accomplie, l'enfant a expérimenté son impuissance par un dol encouru pour lui, ou par une nuisance non désirée comme telle dans son projet d'agir, la castration anale doit lui être redonnée par des paroles, en même temps qu'un secours doit être apporté à son narcissisme, d'avoir échoué dans ce désir de transgression qui était un désir promotionnant d'identification à l'adulte. Nous voyons généralement l'éducation se faire tout autrement. L'enfant a souffert de l'échec de sa tentative de transgression et l'adulte, angoissé que l'enfant ait risqué un accident ou ait provoqué un incident, l'agresse à son tour, et d'une façon souvent sadique se réjouit verbalement : « C'est bien fait, tu as désobéi, tu es puni[1]. »

Cette manière de donner la castration anale est parfaitement néfaste, inhumaine. Pour l'enfant, il lui semble que c'est l'adulte lui-même qui est, par des paroles magiques où s'exprime son désir, l'agent de sa mésaventure. C'est l'adulte qui veut, dans son idée de toute-puissance, lui imposer une impuissance motrice, qui risque de découler maintenant du désir de l'enfant même, par identification à l'adulte, lorsqu'il briguera d'atteindre un succès dans la réalité. Il est certes nécessaire que l'adulte verbalise le danger réel, l'impuissance dans laquelle était l'enfant en face de l'action qu'il voulait accomplir. Mais l'adulte doit expliquer que la même impuissance serait le lot des adultes aussi bien s'ils tentaient à leur échelle des agissements tels que ceux que l'enfant a essayé de réaliser en y échouant. Dans le premier cas, il donne à l'enfant l'espoir de s'identifier un jour à lui, en se développant et en observant les modalités de son agir ; dans le second cas, il

1. Voire, va jusqu'à dire : « Dieu t'a puni. »

donne à l'enfant la preuve que son impuissance n'est pas plus grande que celle de ses parents, s'ils se trouvaient aux prises, dans leurs conditions à eux, avec les éléments en jeu dans cette activité dangereuse. La castration anale met l'enfant en sécurité, tout en soutenant sa liberté de désirer et son espoir de réussir.

L'enfant, par expérience, découvre que les interdits sont sécurisants dès lors que, s'il les transgresse, ils amènent pour lui une souffrance réelle. C'est cette expérience qui lui donne confiance dans ses parents et dans leurs dires limitant sa complète liberté. Néanmoins, il faut savoir que toute déconvenue d'un enfant est pour lui une blessure narcissique, dans le même temps que la souffrance qu'il peut éprouver d'une déconvenue provoquée par un désir qu'il a volontairement agi est dans l'ordre de la castration. C'est pourquoi il est important de ne jamais interdire que de façon temporaire tout ce qui peut être nuisible à l'enfant comme tel, mais qu'un plus grand ou un adulte pourra faire et réussir, selon le mode de l'éthique anale, sans danger, lorsqu'il en aura la technologie. Il est nécessaire que soit toujours affirmé à l'enfant qu'avec le temps, la patience, l'observation, une adresse plus développée, et l'identification au comportement des adultes auxquels il peut faire confiance, sa persévérance et ses efforts seront récompensés : il pourra accéder un jour à la même puissance qu'il observe chez ses parents, et peut-être même à une puissance plus grande que la leur. Il découle de tout cela que les adultes, parents ou non, capables de donner à un enfant la castration anale avec le maximum d'efficacité symboligène tant pour son pouvoir ludique, industrieux, artistique et utilitaire que pour son sens social et son respect d'autrui, sont ceux qui ne projettent pas une angoisse à tout propos sur les agissements des petits dont ils sont responsables. Ce sont ceux qui sont prêts à répondre aux questions posées par l'enfant, sans aller au-delà de ce qu'il demande ; qui sont aptes à l'aider judicieusement lorsqu'il s'énerve et se décourage de ne pas arriver à telle performance qu'il brigue, faute d'en prendre le moyen technique adéquat.

Ce sont aussi ceux qui savent dire non au désir d'un enfant

lorsque celui-ci va à l'encontre de la loi de non-nuisance, soit, par exemple, par des prises de possession - chiper, chaparder, voler les objets personnels d'autrui en l'absence du propriétaire -, soit par des agissements réellement dangereux pour son âge. Quand je parle de ce que l'enfant doit apprendre à respecter le bien d'autrui en son absence, cela n'est possible que si l'enfant possède, lui aussi, des objets bien à lui, et si l'adulte ne s'arroge pas le droit d'attenter, en son absence, à ce bien. On voit, par exemple, des mères ou des pères qui jettent régulièrement certains jouets de leur enfant, sous prétexte que ceux-ci sont cassés. On en voit aussi qui confisquent des jouets ou qui obligent l'enfant à leur confier l'argent qu'on lui a donné en cadeau. Ils ne se rendent pas compte que, ce faisant, ils sapent la possibilité de respect du bien d'autrui par l'enfant. D'abord, le morcellement de ses jouets fait partie du jeu de l'enfant, et jamais aucune possession appartenant à un petit ne devrait être jetée sans que celui-ci l'ait lui-même décidé. De même, aucune possession de l'enfant ne doit lui être confisquée par punition. Si un objet est retiré à un enfant, ce ne peut être que parce que cet objet est précieux en réalité et pour aider l'enfant lui-même, qui risque de l'abîmer et de le regretter quelque temps après, le prix de l'objet ou sa sûreté excluant qu'on puisse le remplacer. Mais jamais : « Je te confisque ta poupée parce que tu as cassé la potiche. »

Un enfant dont on a respecté tout ce qu'il met dans sa caisse à jouets, et qui lui est - pour des raisons personnelles - tout à fait précieux, respectera naturellement les objets personnels d'autrui. On voit que *la castration anale ne peut être donnée que si les parents sont réellement respectueux de l'enfant et de ses biens, s'ils l'élèvent en faisant confiance à l'intelligence et à la vie en devenir chez ce petit homme ou cette petite femme, laissent large marge à son initiative,* réduisent au jour le jour le nombre des interdits qui lui ont été donnés, au fur et à mesure de son développement et des expériences acquises : parfois, au prix de transgressions des injonctions parentales, qui sont risquées, mais qui deviennent des réussites quand l'enfant en sort sans incident.

Au moment de ces transgressions réussies, de ces désobéissances qui lui ont été profitables, l'enfant est particulièrement à l'affût de ce qui va lui être dit. Va-t-on le gronder d'avoir désobéi, ou va-t-on être fier de sa réussite ? Que l'adulte reconnaisse qu'il avait mésestimé les pouvoirs qui se sont développés chez l'enfant en continuant d'interdire ce dont l'enfant était capable, et l'enfant aura encore plus confiance dans cet adulte qui était attentif à lui pour sa sécurité, et non pour le garder en dépendance. Lorsqu'un autre interdit lui sera donné, et qu'il sera fait alors référence à des transgressions antérieures réussies pour bien spécifier que, dans le cas présent, l'aventure serait trop risquée, voire catastrophique, pour lui ou pour autrui, l'enfant écoutera et ne désobéira pas.

Beaucoup d'éducations, au moment de la castration anale - donc entre dix-huit mois et quatre ou cinq ans, au moment où sont en jeu la motricité, la valeur de convivialité dans le jeu avec les autres enfants, la valeur de maîtrise corporelle, source de plaisir et de santé -, *sont l'origine de troubles du caractère en famille et en société.* Ces troubles sont dus soit à l'inhibition, soit à l'irrespect de toute règle de conduite. La non-socialisation de l'enfant vient de ce que les éducateurs n'ont pas respecté au jour le jour ses désirs d'initiatives motrices, alors même qu'elles ne comportaient aucun danger réel, simplement parce qu'elles faisaient quelque bruit, dérangeaient quelque peu l'ordonnance de l'espace, et provoquaient chez les parents des angoisses fantasmatiques au nom desquelles ils distribuaient imaginations prophétiques de malheur, menaces de punitions ou de coups, et fessées : et cela au moindre essai de transgression d'interdits absurdes et sadiques portant sur une saine promotion motrice qui honore bien plutôt la jugeote de l'enfant.

Ainsi : l'interdit de se salir, celui de faire du désordre, celui de faire du bruit en jouant, de grimper sur les meubles (on n'a qu'à les fixer au mur), aux branches solides des arbres, de toucher à tout ce que l'adulte touche lui-même, en observant bien comment il s'y prend pour, à son tour, devenir adroit. L'enfant veut imiter les adultes, c'est son devoir, si j'ose dire ; il doit être soutenu dans cet effort par une attentive sollicitude.

Les mains d'un enfant, dès l'âge de vingt-deux à vingt-quatre mois, et son corps tout entier, peuvent être aussi habiles vis-à-vis du monde extérieur que les mains et le corps de certains adultes, alors même qu'il n'est pas encore capable de maîtriser ses sphincters pour une continence absolue. A quatre ou cinq ans, éduqué en confiance, l'enfant peut être extrêmement habile, si la technologie lui est enseignée, et s'il a la joie d'aider à son tour l'adulte chaque fois que celui-ci l'y autorise. Le travail ainsi partagé, l'activité motrice à but utilitaire, les jeux avec les parents, toutes activités où chacun prend son plaisir en échangeant des paroles concernant ce qui se fait et ce qu'il sait faire, tout cela décuple le plaisir de l'agir chez l'enfant, et le prépare à une progressive et totale autonomie par introjection au jour le jour d'un savoir-faire conjoint à la parole et à l'amitié entre lui et l'adulte, entre lui et les autres enfants rencontrés, amitié que l'activité partagée lui fait ressentir.

J'ai indiqué plus haut que *la castration anale devait sa dénomination au fait qu'elle était sourcée dans le fonctionnement sphinctérien volontaire et sa maîtrise,* même si sa portée humanisante va bien au-delà de cette seule acquisition qu'on appelle celle de la propreté, et qui concerne la conduite autonome de l'enfant pour ses besoins, l'entretien de son corps, la continence inconsciente au cours du sommeil profond. Je dirai même que *cette acquisition, lorsqu'elle est trop précoce, loin d'être éducative, est mutilatrice. En quoi elle n'opère pas comme castration symboligène,* ouvrant à l'enfant les plaisirs de la sublimation des pulsions anales. Comme tous les autres mammifères, l'enfant est capable de parvenir à une continence sphinctérienne spontanée, le moment venu, qu'il y ait ou non été sollicité par l'adulte tutélaire. La continence sphinctérienne est «naturelle» dès que le développement neurophysiologique le permet. Que les adultes mettent trop tôt et/ou trop intensément l'accent sur l'exigence du «devenir propre» revient à accorder aux besoins une valorisation qui ne devrait être rapportée qu'au désir de communication et d'échanges socialisants.

C'est ainsi que le comportement des adultes qui montrent eux-mêmes du désir pour contrôler les besoins des enfants en vient à pervertir nombre d'entre eux, les conduisant à jouer de la rétention pour plaire ou déplaire à un adulte exigeant. C'est cette attitude valorisante du caca par l'attention qu'on lui porte qui suscite la manipulation des excréments lorsqu'ils sont émis, l'enfant agissant alors à l'instar de l'adulte qui prend plaisir à les lui dérober... pour jouer avec, pense-t-il. Un enfant à qui on n'a jamais demandé ou exigé des excréments ne joue pas avec eux, et préfère jouer avec d'autres objets ; à moins qu'il n'ait jamais ni jouets ni objets à sa disposition. Il prend ça, ses excréments, parce que c'est le premier objet partiel (mamaïsé) qu'il peut trouver dans son espace ; mais, s'il a des joujoux, des objets qu'il s'intéresse à manipuler, à mettre en bouche, etc., il ne s'occupera pas de son caca. L'enfant n'en fait pas cas, s'il n'est pas induit par une attitude valorisante quotidienne de sa mère pour le contenu de ses couches ou du pot de chambre. Une castration anale sainement donnée, c'est-à-dire non centrée sur le pipi-caca mais sur la valorisation de la motricité manuelle et corporelle, doit permettre à l'enfant de substituer aux plaisirs excrémentiels (limités) la joie de faire, de manipuler les objets de son monde, tant pour son plaisir que pour se promotionner par l'identification aux grands et aux parents. Les mains sont, en effet, lieu de déplacement de la zone érogène orale après sevrage. Elles agissent comme bouche préhensive sur les objets : comme des dents, comme la pince des mâchoires, les doigts s'enfoncent dans les objets mous à leur portée, les griffant, les morcelant, les palpant, appréciant les formes. Un bébé aime jouer à déchirer avec ses mains, avec une joie ludique. C'est là l'utilisation de la « bouche des mains ». Les bébés sont parfois d'une joie débordante lorsqu'ils aboutissent à cette maîtrise sur les objets, sur les éléments, l'eau, la terre ; joie humaine d'une première démolition qui pour eux est une œuvre, puisqu'elle est le transfert, sur des objets partiels plaisants pour les mains, des objets partiels alimentaires plaisants pour la bouche. Le désir n'est jamais apaisé, d'une investigation tactile des objets. Le langage du père et de la mère concernant ce touche-à-tout explorateur apporte une sécurité assistée aux premières manifestations d'une observation et d'une création qui sont pré-industrieuses, alors même que, pour commencer, cette investigation est apparemment décréative, puis déprédatrice. C'est seulement ensuite, après un certain temps d'exercice apparemment destructeur, que l'activité manuelle devient constructive et agglomératrice, comme, par exemple, dans les empilements de cubes. Alors, par ces jeux de déplacement du désir oral puis anal, l'enfant devient adroit et intelligent, observe les lois physiques selon des références sensorielles acquises par l'expérience, et en particulier les lois de la pesanteur, qu'il apprend à négocier.

Ce sont de telles acquisitions motrices et créatrices qui seront obérées dans les cas où on accorde au «problème» du pipi-caca, et à la continence précoce de l'enfant, une valeur stupide. L'enfant en est toujours capable de lui-même, l'éducation consiste seulement, cette continence survenue, à déposer ses excréments dans le lieu qui y est destiné pour tous, enfants comme adultes, au cabinet, et de s'y débrouiller fièrement seul, aussitôt que c'est neurologiquement possible. Il semble, en effet, à l'enfant, que les adultes qui vont aux cabinets et s'y isolent, sont possesseurs d'une clé symbolique extrêmement valorisée - d'autant plus que l'enfant ne les y accompagne pas. Faire pipi et caca dans l'endroit réservé aux adultes et de façon qui traduise la continence, caractéristique des grands, donne le droit d'atteindre à un niveau éthique qui délivre, avec l'autonomie complète pour les besoins corporels, le label de la dignité humaine en société.

Il n'y a que parmi les enfants dont on a exigé la continence trop tôt, qu'on en voit qui prennent du retard par rapport au schéma corporel dans l'image du corps. Car c'est alors pour eux la seule manière de rester des sujets que de s'opposer aux injonctions pressantes de la mère, et de la priver de ce plaisir quelle a - et que l'enfant ressent incestueux oral et anal - à s'occuper de pipi-caca et de fesses, cette région à la fois honteuse et sacrée, où besoins et désirs sont à l'origine de valeurs éthiques contradictoires[1]. L'enfant du stade anal devient policé pour faire ses besoins, et continent dans son sommeil, entre vingt et un et vingt-sept mois au plus tard, à condition qu'il n'y ait eu aucun dressage éducatif, et que l'éducation en vue d'une promotion humaine dans tous les autres comportements - maîtrise motrice, maîtrise sensorielle avec son expression dans les échanges langagiers, connaissance étendue du vocabulaire, acceptation des coutumes et règlements en société, fréquentation d'autres enfants - ait été le mobile des instances tutélaires.

La continence naturelle est toujours spontanée chez un enfant élevé en confiance, dans le respect de sa dignité d'humain, au milieu de plus grands et d'adultes auxquels il est en droit de s'identifier dès qu'il en a la possibilité neurologique, sans être rabroué : «Ah non, pas toi, tu es trop petit!» Elle ne survient pas naturellement chez les enfants qui, sous prétexte qu'ils sont des petits, ne peuvent pas satisfaire leur désir d'agir au fur et à mesure qu'ils l'éprouvent, de la façon dont ils voient les autres le faire.

Un enfant qui est devenu continent spontanément ne gêne jamais les adultes, à moins que ceux-ci ne soient intolérants à ses questions, à ses demandes, à ses essais, à ses initiatives d'action. Ses demandes qui, parfois, lassent les parents sont toujours intelligentes; et les adultes, lorsqu'ils le voient être impuissant à réaliser un désir, devraient plutôt l'encourager à reprendre plus tard la même expérience, plutôt que de lui lancer : «Tu vois, je te l'avais bien dit!» La plupart des enfants sont maintenus bien trop longtemps dans des lieux publics ou à table, par exemple, pour le plaisir des parents, dans une immobilité qui leur est nocive. Et ces mêmes enfants, chez eux, ne sont pas aidés à devenir habiles, alors que tout enfant le désire. Sa maladresse vient souvent à la fois de son inexpérience, de son manque de concentration, de son insuffisante observation, et surtout du manque de paroles explicatives

1. Il y a des mères exhibitionnistes et voyeuses qui parlent en public du siège de leur enfant, et le dénudent pour le changer, dans n'importe quelle pièce et devant n'importe qui.

venues de ces adultes qu'il aime observer dans leurs activités. L'enfant a besoin de compréhension technologique, et donc d'une aide verbale des parents lui expliquant que, s'ils s'y étaient pris de la façon dont lui-même s'y est pris, ils auraient rencontré le même désagrément que lui. Mais, encore une fois, il n'est possible d'en arriver là, à ce plaisir du «faire» technologique avec matériaux ou objets, que par la sublimation du plaisir excrémentiel, plaisir à produire, par soi-même, les objets partiels substantiels pipi et caca, dont tout autre «faire» est un déplacement en son intérêt affectif, idéatoire et langagier au sens vrai du terme.

Il est vrai que, depuis sa naissance, ses excréments sont nécessairement des objets d'intérêt pour les parents : puisque c'est par leur émission régulière et leur aspect satisfaisant que le médecin et la mère jugent, avec le fonctionnement digestif, la bonne santé du bébé. De plus, pour lui, ces objets d'intérêt excrémentiel ont été confondus et avec des références tactiles à son lien co-naturel à sa mère, et avec des références olfactives qu'il éprouve même quand elle est absente, s'il a déféqué dans ses langes. C'est elle qui, en les lui prenant au cours de sa toilette, en supprimant donc une sensation tactile au siège, en même temps qu'il perçoit une odeur caractéristique, ajoute des appréciations mimiques (langage) qui ne passent jamais inaperçues à l'enfant. C'est elle qui l'initie au rôle de maîtrise manuelle qu'elle a sur ces objets partiels d'expulsion dus au besoin, et aussi au rôle que l'enfant, par sa maîtrise, peut lui-même avoir à l'égard de ces objets qui servent aussi au désir, et au plaisir qu'excrémenter peut lui apporter : plaisir fréquemment solitaire, après avoir été partagé avec la mère.

Ce sont des besoins, je l'ai dit : mais c'est par toutes les relations avec la mère s'y rapportant que le «faire» initie l'enfant, après le «manger», au désir. Avec le développement de son schéma corporel, l'enfant devient naturellement sensible à ce qu'il peut, avec ses émissions, ou en les empêchant, éprouver de plaisir local - ou de plaisir à distance par la manipulation du climat émotionnel de l'adulte vis-à-vis de lui. La maîtrise ludique de ses excréments peut, au gré des exigences éducatrices, devenir un échange valorisé avec les autres, échange langagier et commerce d'objets. On a beaucoup parlé - trop d'ailleurs - du caca-cadeau : c'est très particulier à certaines éducations de bébés qui sont courantes chez nous.

D'où l'importance du style de réponse que va y apporter l'adulte, la mère notamment. Si elle paraît donner autant d'importance à la réception, à la vue ou à la non-vue de l'objet partiel excrémentiel qu'à l'enfant tout entier - jasant, souriant, manipulant des objets et les échangeant avec elle -, elle donne valeur de langage aux besoins, les excréments en tant que tels, alors qu'il s'agit de tout autre chose pour l'enfant. Or, les excréments en tant que tels ne peuvent pas être un cadeau. Ils le deviennent pour l'enfant si la mère s'en réjouit plus qu'elle ne se réjouit de ses activités ludiques manuelles et vocales. L'anus devient alors en quelque sorte un substitut de la bouche, puisque c'est le signifié anal qui par elle se trouve valorisé. C'est comme cela que le caca est susceptible de devenir - ou de demeurer - le caca-cadeau. On voit ainsi des mères qui se réjouissent, qui racontent à tout le monde le pipi-caca de leur enfant!... Et lui, déjà «pervertissable», essaie de plaire encore plus à sa mère en «se montrant», en exhibant son talent. Il apporte son pot devant tout le monde, quand il y a des étrangers. On est justement là où la castration symbolique, et non la répression pure, est bienvenue : «N'apporte pas ça, apporte plutôt ton joujou, tu ne nous as jamais vus, ton père ou moi, apporter notre caca à tout le monde.» «Apporte des gâteaux, montre-nous les joujoux qui t'intéressent, viens parmi nous si tu veux, mais alors, fais comme nous.» C'est ainsi que la mère aide l'enfant - qui veut, par sa nature sociable, se rendre intéressant, prendre part au groupe, s'y faire admettre - à apporter quelque chose dans l'ordre social.

Cette énorme valeur qu'on a donnée au caca, c'est tout à fait récent[1]. L'importance de l'excrémentation des bébés et enfants n'existait pas avant le langage dit à l'anglaise. Elle est venue,

1. Certains livres de conseils aux mères, écrits par des «psy», semblent penser que l'admiration du cadeau fécal fait partie de la panoplie des agissements dits de «bonne mère».

en partie sans doute, de la « paresse » des mères à lessiver les langes. Plus l'enfant était propre tôt, moins elles avaient de travail, à une époque où il n'y avait pas de machines à laver, où il n'y avait pas la ouate de cellulose. Il est vrai aussi que c'était un avantage pour l'enfant de ne pas trop se mouiller. Quand il se mouillait, il avait froid ; quand il avait froid, il pouvait avoir des coliques ; il y avait là tout un ensemble anxiogène, tant pour le travail de la mère que pour le risque encouru. Quand j'étais enfant, il n'y avait pas de culottes en caoutchouc, il y avait des langes en laine, mais l'enfant mouillé pouvait attraper froid, et la mortalité infantile était, justement, la hantise des mères.

Il n'en reste pas moins que, si les moyens substantiels d'échange restent de façon privilégiée ces objets partiels urétral et anal que sont les excréments, et dans la mesure même où ces objets partiels bruts sont produits inconsciemment et fatalement par son corps, l'enfant va être habilité à croire que son obéissance passive au désir du donner ses excréments au moment où l'adulte le veut représente une relation interhumaine harmonieuse. Cela pervertit ce qui fera le sens de la créativité chez l'enfant, et c'est un gauchissement compulsif en devenir, qui fait de l'enfant « la chose » fonctionnante d'une mère anxieuse quand elle n'a pas dans le pot ce qu'elle désire y voir.

C'est bien dommage pour l'humanisation à venir d'enfants dont la mère croit devoir consacrer, sous prétexte d'éducation, toute son attention à l'obtention d'un dressage : soit, après l'acceptation de la nourriture telle qu'imposée par la mère, l'excrémentation à son gré. Tout dressage est une incitation perverse à la passivité, à un interparasitage prolongé ; la mère ralentit par là, du seul fait de ses exigences et de la régularité qu'elle veut imposer aux rythmes des besoins, l'intérêt de l'enfant pour l'activité ludique motrice, l'accès à la marche, l'agilité corporelle et manuelle. Ces deux activités exigent une relaxation musculaire qui, obligatoirement, est source d'« accidents dans la culotte ». L'enfant n'est pas encore apte, de par l'insuffisance de son développement neurologique et anatomique (avant vingt et un à vingt-huit mois), à contrôler à la fois ce qu'il voit, ce qu'il entend, ce que ses mains font de façon ludique ou industrieuse, et ses sphincters. Il ne lui est pas possible, à cet âge, d'être à la fois «à la foire et au moulin». Heureusement, les mères, dans de nombreux cas, se lassent de ne pas obtenir ce qu'elles veulent, et s'intéressent aussi à toutes les autres manifestations du développement de leur enfant, remettant à plus tard ce dressage épuisant pour elles, et source ininterrompue de brouilles émotionnelles avec le petit, s'il a du caractère : ce qui est meilleur présage pour l'avenir que s'il est en cela obéissant à sa mère.

Pour l'enfant de neuf à dix mois, au plus tôt, l'entrée dans le stade anal actif du plaisir moteur de tout son corps est l'avènement du désir et du plaisir des découvertes motrices volontaires : d'abord du tronc, des membres supérieurs, puis du bassin, des membres inférieurs, qui deviennent capables de déambulation volontaire, assis ou à quatre pattes, d'adresse manuelle de plus en plus satisfaisante pour lui. Enfin, l'enfant se dresse pour la marche vers un an, parfois plus tard. Heureux l'enfant qui a découvert tout seul la marche, et que l'on n'a jamais tenu debout ni essayé de faire marcher, comme on voit faire trop souvent, bien avant qu'il ne découvre ses possibilités tout seul. C'est un moment de joie extraordinaire pour un enfant que celui où, pour la première fois, il a la révélation de sa possibilité d'avancer seul sur ses deux pieds ; et il est certainement souhaitable qu'il découvre cela sans la présence proche de l'adulte.

De toute façon, c'est par désir d'aller vers sa mère, ou d'aller vers quelque chose qui l'attire, que l'enfant accomplit ses premiers pas. Lorsqu'il marche pour la première fois, il est complètement surpris. Si, alors qu'il commence à marcher, surgit un incident, il ne peut pas recommencer avant un ou deux mois, l'incident étant associé pour lui à cette découverte.

Dans mon expérience de maman, j'étais dans cette position de la mère qui, d'une façon discrète, assiste à cet avènement de la verticalité, et découvre sur le visage de son enfant la surprise. Il est émouvant d'assister à l'extraordinaire joie rayonnante du petit homme ou de la petite femme qui invente de nouveau la station debout.

L'enfant peut à présent se déplacer dans l'espace. Ce déplacement moteur, qui s'effectua d'abord à quatre pattes ou sur le derrière, il le répétera à quatre pattes, bien qu'il sache marcher; et il faut que les mères comprennent à quel point il est nécessaire, pour le développement du thorax et des muscles du dos, des reins et des épaules, que les enfants marchent le plus longtemps possible à quatre pattes, même s'ils savent marcher debout. Ensuite, l'enfant aime se servir d'un support stable qu'il pousse devant lui, ce qui lui donne jouissance et maîtrise de son corps, en même temps que le plaisir d'aller vers sa mère et de la quitter par ses propres moyens; il mesure ainsi à son gré son espace de sécurité, dans l'autonomie que sa mère lui laisse, elle-même rassurée, pour explorer l'appartement et l'espace autour de lui.

Le déplacement d'objets extérieurs, et son déplacement autonome dans l'espace, c'est pour l'enfant une métaphore langagière - dans la dimension de l'expression motrice, grâce aux possibilités de son squelette et de ses muscles -, du péristaltisme digestif, qui faisait avancer l'objet alimentaire de la bouche à l'anus[1]. C'est ce qui explique qu'un enfant qui marche tout seul pour la première fois en lâchant tout appui revienne à quatre pattes à l'endroit où il s'est mis debout et d'où il est parti, et ce plusieurs fois avant de découvrir qu'il peut marcher au-delà. Il faut que la motricité se soit détachée de sa modalité première, pour qu'elle puisse être assumée en tant que pratique d'un sujet moteur, et non plus dépendant des conditions de l'espace extérieur[2]. C'est tout à fait au début de la marche qu'on assiste à cela. Répétons-le : les conditions qui ont accompagné la marche vers un objet sont comme la métaphore du péristaltisme qui allait de la bouche à l'anus, et l'enfant retourne donc au lieu spatial où il a découvert la possibilité de

1. Peut-être ceci explique-t-il la relative anorexie de certains enfants, lorsqu'ils viennent de découvrir la marche.
2. Certains enfants savent marcher chez eux et nulle part ailleurs.

se dresser et de marcher, pour recommencer cette expérience. L'enfant qui découvre la marche ne peut pas faire tout de suite l'expérience à l'envers, c'est-à-dire revenir debout de là où il est parvenu, après quelques pas, au bout de cette première audace, quand il est retombé sur le derrière. Il ne tourne jamais sur lui-même pour revenir, quand il marche. Il va toujours en ligne droite, c'est-à-dire qu'il se déplace encore pour un temps dans un espace qu'on pourrait dire celui du schéma oral (métaphore du trajet d'un trou du corps à l'autre).

Les changements de plan, autrement dit, monter et descendre, c'est une nouvelle découverte, qui peut être préalable à la marche et surgir dès l'époque des quatre pattes. Mais l'enfant qui a monté des marches ne peut pas encore seul les redescendre. C'est aussi extraordinaire d'assister à l'expérience première de ce qu'est monter à un escabeau comportant des barreaux des deux côtés, de part et d'autre d'un petit palier; en soi, il est tout aussi facile de redescendre, mais après être monté d'un côté, l'enfant veut descendre de l'autre, la tête en avant, ce qui provoque sa chute. De même qu'il ne croit pas possible, après quelques pas de marche, de tourner sur lui-même et revenir en marchant, de même il ne peut descendre à reculons qu'après un long apprentissage. Il y a un sens dans l'ordre des choses. L'autre sens serait pour lui désordonné. C'est comme s'il marchait à reculons dans ses premières découvertes de la marche. Cela lui est impensable. C'est un peu plus tard, quand il est maître de la marche, qu'une mutation du comportement du tout petit s'opère, mutation qui lui fait désirer agir «tout seul» comme le *«font»* les grands, alors qu'auparavant il se servait de l'aide des grands pour «jouer» à faire semblant d'agir comme eux. A partir de ce moment-là, il veut être grand pour de vrai, et non pas faire semblant de l'être. Le mot grand, mot écorché très précocement, prononcé «dan» ou «tou seu», devient synonyme de promotion et de but narcissisant. «Regarde, Maman, regarde, Papa, moi grand, moi tout seul...» C'est formidable, de voir ce visage, cette fierté de l'enfant qui veut essayer tout seul de se dépasser, pour conquérir son identification aux grands. Ses tentatives pour imiter les adultes et les aînés font comprendre au petit enfant, qui en est incapable, que sa faiblesse concerne son bassin et le manque de maîtrise de ses membres pelviens. Ses mains étaient déjà investies par une oralité transférée sur des objets d'agression dentale : morceler, jeter, déplacer, mettre ensemble, séparer. Ce sont les pieds, maintenant, qui sont investis de l'agressivité et de la tactilité réservécs jusque-là aux mains. On sait combien les enfants aiment à explorer leurs doigts de pieds, leurs talons, leurs jambes, et jusqu'à la racine de leurs membres, l'aine et le sexe, l'anus, la région fessière. Ils aiment se pincer eux-mêmes, cela restant le privilège des mains, originé sans doute dans le déplacement de la pince de la bouche sur celle des mains, qui, en outre, s'ouvre et se ferme tel un sphincter, grâce à l'opposition du pouce aux autres doigts. Les fesses restent encore le privilège des mains de l'adulte tutélaire, l'enfant n'ayant quelquefois pas le bras assez long avant trente mois pour atteindre toutes les parties de son corps (c'est à six ans que la main droite, le bras passant par-dessus la tête, peut toucher le bas de l'oreille gauche). Mais c'est aussi parce qu'il ignore la forme tactile qu'a sa fente fessière et la région anale qu'il lui faut les découvrir. Aussi toutes les manipulations de son corps devraient-elles être accompagnées de mots en désignant les différentes parties, bien loin que la mère, quand elle le voit agir, l'empêche de se toucher. C'est depuis les premiers langages, du temps où il avait quelques mois, pour peu qu'il ait réussi à attraper la région génitale par hasard - quand ses mains n'étaient encore que de petites pinces qui serraient tout ce qu'elles trouvaient, et qui tiraient ce qu'on pouvait tirer -, que le bébé, s'il n'a pas reçu alors de tapes de sa mère sur ses mains, a pu repérer là des sensations très différentes de celles qu'il pouvait avoir ailleurs, et différentes aussi de celles que sa mère, par la toilette, provoquait.

Avec l'adresse du stade anal et la maîtrise musculaire généralisée enfin advenues, l'enfant fait une découverte beaucoup plus précise de l'ensemble de tout ce qui, de son corps, était connu de lui, dans la tactilité qui jusque-là était imposée par sa mère. Ce sont ses propres découvertes, maintenant, qui sont le centre de son intérêt. Il lui faut des mots pour spécifier toutes ces régions d'exploration sensible de son corps ; et il faut que ces mots lui fassent comprendre qu'il est fait comme tous les autres humains. Car il a besoin de vocabulaire pour connaître la géographie de son corps, en particulier la région urogénitale et le fonctionnement excrémentiel actif et sensible, passif et rétentif, fonctionnement auquel il aime à se livrer sans savoir encore mettre de mots sur ce plaisir.

Ses expressions verbales : « pipi, caca », sont très intéressantes pour lui, non seulement parce qu'elles impliquent la maîtrise du mot (oralité), mais aussi parce qu'elles sont valorisantes dans la réalité, dès lors qu'en les disant il peut aussi commander à son siège. Il s'agit là d'une maîtrise accordée des mots et de la fonction, alors que, lorsque l'enfant dit le mot « manger », il ne peut en même temps manger. Quand il dit « pipi », il peut le faire ou ne pas le faire. Il ne peut pas manger en même temps qu'il parle, mais bien déféquer en même temps qu'il parle.

C'est là toute la différence entre la défécation et ce qui se passe dans la bouche. Et c'est aussi pourquoi l'interdiction d'en parler conduit l'enfant à croire qu'on veut lui interdire de ressentir ce qui a lieu dans cette région si abondamment innervée, et de ressentir l'articulation intelligente entre, d'une part, la maîtrise à conquérir, à l'instar des adultes et aînés, des fonctionnements de son corps, avec les plaisirs qui les accompagnent et, d'autre part, les plaisirs sensuels d'un autre niveau que ceux du comportement promotionnel.

On ne peut saisir l'importance qu'il faut accorder à la mise en jeu de la castration anale, si l'on ne comprend pas que c'est elle qui permet l'obtention d'une maîtrise adéquate et humanisée de la motricité, ne serait-ce que sous la forme, entre autres, de l'apprentissage de la marche.

Le caractère décisif - pour l'avenir de l'enfant - de la castration anale tient, d'un mot, en ceci qu'elle est le défilé qui va permettre (ou pas) que soient sublimées les manifestations excrémentielles sous la forme du *faire industrieux et créatif.* En même temps, la phase relationnelle de l'enfant dont nous parlons ici est aussi celle où il a à dominer sa motricité, et où il lui faut tenir compte de comportements ressentis par lui comme insolites, ceux des autres êtres vivants, animaux, adultes et enfants, et que son autonomie dans l'espace lui fait rencontrer, qui lui sont d'abord nouveaux, étrangers à son monde tutélaire habituel. Jusqu'à l'autonomie déambulatoire, il observait sans risque, dans un nimbe de sécurité familière. Cette sécurité qui lui manque maintenant, l'enfant a besoin plus encore qu'avant de l'avoir imaginairement, par des paroles gardées en mémoire, soutien d'enseignements concernant les êtres nouveaux qu'il va rencontrer : paroles porteuses de connaissances technologiques sur le monde dont il fait partie et qu'il découvre au jour le jour, paroles qui l'initient à la manipulation des choses par leur permanence dans le souvenir quand la présence tutélaire lui manque. Avec ces paroles explicatives qu'il se remémore, c'est comme si la présence tutélaire était son initiatrice au comportement des êtres et des choses encore inconnus de lui.

Ces enseignements vont lui permettre de considérer l'espace inconnu à découvrir chaque jour, le soutenir dans l'exploration du domaine familier, dans toutes les pièces de la maison, sans danger fatasmatique. Il peut en faire la conquête grâce à ce savoir verbalisé qui lui permet de s'y promotionner. Alors, il se sent valorisé dans ses premières épreuves narcissiques quand elles ne sont pas stigmatisées comme autant de «bêtises», et dans ses réussites réelles chaque fois qu'il peut agir comme il voit faire les grands.

Il est facile, à cette étape intermédiaire entre le tout petit qu'il est et le tout grand qu'il désire être, d'introjecter l'échec et la réussite comme des effets magiques dus à la malice des choses; à un désir de nuisance des créatures animales ou végétales ou encore des choses inertes, que l'enfant anthropomorphise sur le modèle de sa mère toute-puissante. L'enfant de ce stade projette des intentions anthropomorphisées de dévoration, ou de rejet, ou de nuisance, sur tout ce qui lui résiste, sur tout ce qui l'angoisse, à tort ou à raison, dans ses contacts avec les objets.

Exemple : un enfant de neuf mois qui marche très vite à quatre pattes reçoit de son père, qui le voit mettre les doigts dans une prise de courant, l'interdiction de le faire ; s'il le fait, il aura très mal, et c'est tout à fait défendu par son papa de mettre les doigts dans les trous des prises de courant. Comme tout enfant de neuf mois, celui-ci essaie, parce qu'il est intelligent, de transgresser l'interdit. Et, à un moment où il n'est pas vu, il commet l'acte défendu. Il crie. On arrive. Le jour de cette expérience, heureusement, le dommage n'est pas trop grand ; mais l'enfant montre la prise de courant et dit avec terreur : « Papa, là ! » Trois jours après, ses grands-parents viennent en visite, il fait signe à son grand-père de le suivre. Il le précède à quatre pattes. Il lui montre la prise de courant, de loin, en redisant : « Papa, là ! » Bref, la personne qui a énoncé l'interdit est pour lui présente là où, ayant transgressé l'interdit, il a reçu la décharge électrique désagréable[1].

Toute blessure narcissique pousse l'enfant à se replier sur des plaisirs connus, donc sans danger pour son schéma corporel. A cet âge, tous les plaisirs corporels sont essentiellement focalisés sur le cavum, la bouche, l'anus, pour le garçon : la verge, pour la fille : la vulve et le clitoris ; plaisirs qui se produisent par l'intermédiaire de leurs mains. Des interdits trop nombreux de toucher aux objets extérieurs à son corps obligent l'enfant à considérer ses mains comme dangereuses ; et, si on lui interdit de toucher son propre corps, il en arrive à se croire dans son corps - tout ou partie - un objet de danger, sécable, dévorable, et à croire son sexe mis en danger par ses propres mains - lesquelles sont en elles-mêmes inquiétantes pour certains enfants à qui l'on dit sans cesse : « Ne touche pas ! »

1. C'est ce que nous faisons, nous autres adultes, quand, transgressant l'ordre des lois inscrit dans la réalité des choses mal appréhendée, nous pensons « Dieu ou les Dieux s'y opposent ». De même, quand nos processus névrotiques jouent pour nous mener à l'échec ou à la maladie, nous cherchons le responsable persécuteur, le mauvais sort, bref, l'« ennemi ».

Son envie de morceler, de démonter, de toucher à tout, est une façon pour lui de se découvrir des mains capables, à l'instar de celles des adultes, de s'occuper à autre chose qu'à sa bouche, son siège ou son sexe. Il développe une habileté manuelle, une connaissance visuelle, auditive et tactile des objets ; en même temps qu'en les maîtrisant il en apprivoise les dangers, il en expérimente le côté utilitaire ou le côté agréable, bref, il se concilie le monde en apprenant à se et le con-naître, à se le rendre familier.

Une mésaventure technique, quand elle coïncide avec une réaction de moquerie, de mécontentement ou d'angoisse de l'adulte, qui y adjoint parfois des sentences comme : « Cet enfant me tue », ou bien, « Il va se tuer », « Cet enfant ne fait que des sottises », ou encore : « C'est bien fait, ça t'apprendra à désobéir », projette d'un coup, pour un enfant précoce, son désir dans les dimensions déstructurantes d'une solitude pétrifiante au milieu des dangers qui couvent sous tout attrait, des dangers qui le menacent et avec lesquels les parents sont d'accord, donc complices et dès lors persécuteurs. Tout attrait fait surgir dans l'image du corps l'image fonctionnelle motrice. Intelligemment utilisé, le désir le promotionnerait à chercher un plaisir qui, s'il l'obtenait, l'initierait à une plus grande autonomie.

Devant un échec, l'enfant a toujours besoin de paroles qui lui en expliquent la cause, sans le blâmer, et le réconcilient ainsi avec son intention, en « démagicisant » le danger qu'il a encouru et qu'il a cru intentionnellement mis là par ses parents. Il est nécessaire d'établir clairement avec l'enfant la technologie de son échec ; technologie à laquelle les adultes sont aussi soumis que lui, parce qu'il s'agit des lois de la réalité des choses.

Devant ses échecs, un enfant se sent humilié à ses propres yeux, et demande du réconfort, soit en criant, soit en allant se plaindre sur un ton geignard et régressif auprès de la mère. Or, bien souvent, cet enfant qui vient demander secours aux adultes parce qu'il a commis une maladresse, alors même qu'il voulait se promotionner, reçoit des fins de non-recevoir, des propos agressifs : « Tais-toi, laisse-nous tranquilles ! » Ou encore l'adulte l'abêtit par sa propre angoisse, en le renidant dans ses bras au lieu de le remettre devant l'obstacle, en lui montrant, avec ses propres mains, ou ses pieds, tout en la lui expliquant à l'aide de mots, la façon dont il aurait pu réussir son expérience. Disons encore que si les adultes font pour lui ce qu'il a manqué, ce qu'il n'a pas réussi, c'est aussi grave que s'ils ne faisaient rien du tout, parce qu'on supprime le désir de l'expérience en fournissant le résultat immédiat. D'où une dépendance accrue, alors que l'enfant essayait de se rendre indépendant de sa mère.

Dès que l'enfant, pour son plaisir, aime à rester assis en manipulant de menus objets, puis quand il déambule à quatre pattes ou sur son siège, plus encore quand il marche et aime tout explorer, la façon dont l'adulte présent se comporte est déterminante pour le développement de cet enfant. Le rôle de cette présence adulte est d'assurer la sécurité dans l'environnement, afin que l'enfant se sente le plus possible libre d'agir comme il est tenté de le faire. Il faut faire la part du désordre, des objets dérangés, de ceux qu'il jette par terre et qui doivent y rester. Tout cela implique une tolérance que bien des adultes n'ont pas, surtout dans de petits logements. Et pourtant ! Si les adultes savaient ce qu'ils gâchent d'intelligence sensorielle et mentale, de confiance en soi et dans les autres, en n'ayant pas la tolérance du bruit et du désordre que font et les bébés bien portants et les petits jusqu'à trois ou quatre ans, je suis sûre qu'ils abandonneraient les parcs et les éducations au « pas toucher », qu'ils découvriraient l'intelligence précoce qui s'exprime dans cette activité continuelle et apparemment désordonnée.

La présence de l'adulte occupé à ses tâches ménagères et professionnelles, tandis qu'il surveille légèrement l'enfant, lui permet de donner à celui-ci, parfois perplexe ou mécontent de ne pas arriver à ses fins, une éducation technologique par l'exemple et par des explications verbales ; il suffit qu'il joigne la parole aux gestes efficients, opérationnels, que l'enfant veut observer.

Il faut aussi y ajouter l'encouragement de paroles amicales, sans angoisse; et ne faire jamais peur à un enfant de quelque chose dont il a envie (à moins d'un réel et inévitable danger). Le laisser s'apercevoir de son impuissance et, devant celle-ci, lui promettre qu'en grandissant il sera capable de ceci ou cela; mais ne jamais faire pour lui, à sa place, ni le leurrer par une aide physique qui le fait tricher avec la difficulté.

Il est donc très important de comprendre ce qu'est l'éducation à cet âge. La propreté sphinctérienne, naturellement, en fait partie, et tous les enfants dont la propreté sphinctérienne n'est pas acquise alors qu'ils ont quatre ou cinq ans sont des enfants dont l'éducation motrice n'a pas été faite, mais « feintée », si l'on peut dire, par une attitude d'aide beaucoup trop grande et puérilisante. Ce qui en fait des assistés à vie, qui restent (sauf dans leur sommeil et dans les moments d'inattention) à une époque de leur vie où ils n'avaient pas la maîtrise de leurs sphincters. En fait, l'éducation de l'enfant petit, à partir de l'âge du « touche à tout », qui est l'âge de la marche, revient à supposer la demande : « Explique-moi comment je pourrais faire tout tout seul aussi bien que toi. »

Ce narcissisme qui pousse l'enfant à s'identifier aux adultes qu'il admire s'exprime par le fait qu'il est devenu capable de « se materner » lui-même quand il a faim, de se donner à manger, de se servir, de se mettre quelque chose pour se vêtir, de mettre ses chaussettes, même s'il n'arrive pas encore à boucler ses chaussures, ou à nouer ses lacets. Il peut se mettre à l'abri des désagréments pour son corps, exactement comme l'aurait fait sa mère : à l'abri des tensions, des besoins lorsque, évidemment, il a de quoi manger à sa disposition. Il peut aussi aider un plus jeune, en mimant le rôle de la mère et du père de façon adéquate. Il se conduit alors vis-à-vis de cet objet humain de manière à lui éviter danger et souffrance (quand la jalousie a été dépassée, bien sûr, et surtout quand il s'agit d'un enfant d'une autre famille qui lui est confié momentanément). En psychanalyse, nous disons que cet enfant a élaboré déjà un pré-Surmoi concernant tout ce qui tient au corps et à sa survivance, aussi bien le sien que celui d'autrui. A moins d'états émotionnels perturbants, il ne peut plus être nuisible à un autre, pas plus qu'il ne peut oublier de se nourrir ou d'aller aux toilettes. Tout au plus prête-t-il à tout autre les mêmes désirs que les siens : ce qui provoquera quelques incidents bien utiles, justement, en ce qui est du ressort de la castration anale.

En effet, *la différence entre l'imaginaire du faire-avec-un-autre* supposé semblable à soi *et la réalité où l'autre n'a pas du tout envie de se comporter comme il l'attendait, instruit l'enfant de ceci : que son désir imaginaire ne correspond pas au désir imaginaire de tout un chacun.* Si l'autre refuse d'être son objet, ou son collaborateur, par exemple pour jouer avec lui, il en éprouve une déconvenue. Mais si l'instance tutélaire lui explique que chacun a ses désirs, et que c'est quand les désirs se rencontrent qu'il y a du plaisir pour les deux, il aura découvert la clé de la vie en société. Hélas, bien souvent, les adultes obligent un plus grand à jouer avec un petit, alors que cela ne leur fait aucun plaisir et n'est pas du tout nécessaire au plus jeune. *Il n'est jamais sain d'enseigner à un enfant de prendre plaisir au prix du déplaisir de l'autre.* De le lui inculquer en paroles ou de lui en donner l'exemple.

Autre situation fréquente : l'enfant dont l'adulte tutélaire se «laisse faire», comme on dit, comme un «toton», et satisfait tous les désirs, cet enfant est en danger, et il sera fragile ensuite au milieu de la société des enfants de son âge. Pourquoi? Parce qu'il n'est pas castré de la castration anale en tant que celle-ci porte sur la distinction entre l'imaginaire d'une activité motrice à subir, ou à faire subir à autrui, et la réalité de la rencontre avec un autrui dont le désir n'est pas du tout conforme à la manipulation d'autrui à laquelle il a été habitué par ses parents.

Il en est de même quand les aînés reçoivent le conseil pervertissant de céder à leur petit frère ou à leur petite sœur, sous prétexte qu'il est petit ; ou de se laisser envahir par eux dans leurs occupations d'un intérêt tout différent, dans leur temps et dans leur espace. On voit cela constamment dans les familles : ces conseils, ces injonctions pervertissantes autant pour l'aîné que pour le plus jeune, mais c'est pour le plus jeune qui ne reçoit pas la castraction anale que c'est le pire. Cette éthique perverse au moment du stade anal poursuivra de façon névrosante l'enfant au stade génital.

J'entends par « castration anale » l'interdit de faire n'importe quoi pour son plaisir érotique. Des interdits limitatifs doivent être imposés au faire à partir du moment où ce « faire » provoquerait déplaisir ou danger pour les autres, à partir du moment où l'usage de la liberté gêne en réalité la liberté d'agir d'autrui.

La castration anale doit enseigner à l'enfant la différence entre ce qui est sa possession, dont il est totalement libre, et ce qui est la possession d'autrui, dont l'usage pour lui doit passer par la parole qui demande à autrui de lui prêter des objets dont il voudrait se servir, et qui accepte que cet autrui les lui refuse. Outre la pulsion de la possession d'objets partiels, le respect de la possession personnelle d'un objet par l'autre provoque chez l'enfant la compréhension d'un espace à lui qui se prolonge vers le monde extérieur, mais qui doit aussi respecter que l'espace d'un autre se prolonge par ses propres objets personnels, sur lequels il n'a pas de droit de fait, seulement ceux d'une *négociation par le langage.*

L'éducation des pulsions à partir du stade anal doit encore laisser l'enfant libre de donner ou non à un autre un objet qui lui appartient et qu'un autre envie, ou de faire du troc - souvent défavorable au naïf qui cherche à se faire des amis, ou bien est tenté par un objet parce qu'il est possédé par un autre.

Les échanges de seaux, de pelles, au jardin public, se passeraient très tôt et seraient très socialisants, si les mères n'y mettaient pas le holà. « Ton seau à toi, ne te le laisse pas prendre ! »

Quand l'enfant grandit, on assiste au don irréfléchi peut-être, au troc à perte peut-être, ou à trop grand bénéfice (selon la valeur monétaire de l'objet reçu en échange du troc) : à condition qu'il s'agisse d'objets appartenant en propre aux enfants partenaires du troc, il est clair que cela ne doit pas être défendu, mais s'expliquer. *Il n'y a pas de réglementation implicite au don, il y en a pour le troc.* Mais si une petite auto a plus de valeur aux yeux d'un enfant que le beau jouet reçu pour sa fête, c'est son affaire. C'est bien dur à admettre pour certains parents, mais pour un enfant - et encore pour bien des adultes - la valeur des choses est plus affective que monétaire. C'est d'en discuter avec l'enfant qui est formateur, mais jamais que les parents continuent à se sentir possesseurs de ce qu'ils ont donné à leur enfant, pas plus qu'ils n'ont à apprécier la valeur affective qu'il donne ou non à un cadeau reçu.

Sadisme anal?

A mon sens, lorsqu'on parle, dans tous les écrits psychanalytiques, du sadisme anal, comme si le plaisir de nuire était normalement lié aux pulsions de ce stade, on fait une grave erreur. Ce dont on parle, c'est d'enfants qui ont été éduqués de façon perverse, sans le respect dû à leur personne. Car l'enfant qui reçoit, au fur et à mesure de son désir de motricité, des limitations pour des raisons vraies de nuisance (à lui ou aux autres) tout en se trouvant soutenu et consolé par une instance tutélaire qui l'assure qu'il réussira plus tard, cet enfant, soutenu par-delà son sentiment d'impuissance par des paroles réconfortantes, ne développe absolument pas un désir de destruction sur autrui, pas plus qu'il ne comprendrait qu'il y ait du plaisir à détruire. Jamais l'enfant n'a de sadisme si ce n'est au tout début, au cours de sa première poussée de dentition. Le sadisme est oral, il n'est pas anal. L'éthique pervertie à un stade, du fait d'une castration qui n'y est pas ou mal donnée (ici, c'est le sevrage), peut contaminer de perversion le stade suivant du développement. *Tout comportement coercitif de l'adulte sur l'enfant est initiation au sadisme et incite l'enfant à s'identifier à ce modèle.*

On voit donc que la castration anale, c'est (aussi bien pour soi-même que pour les autres) l'interdit de la détérioration autant que du rapt des objets d'autrui, et de toute nuisance aux dépens du corps : pas seulement le corps des êtres humains, mais la nuisance gratuite, pour le seul plaisir de celui qui use ainsi de sa force et de son pouvoir sur le corps des animaux, sur les végétaux esthétiques ou utilitaires, sur les objets usuels nécessaires aux activités de tous en famille ou en société : le vandalisme. La verbalisation de ces interdits par l'adulte, qui donne l'exemple en conformant ses actes à ces interdits, c'est encore la castration anale.

Un petit de vingt-quatre à trente-deux ou trente-trois mois, qui est en plein dans le triomphe de l'âge anal, donc de la motricité volontaire, ne reçoit pas non plus la castration anale, qui doit être symboligène au sens psychanalytique, si tout lui est interdit et si sa liberté de rechercher, de façon intensive et auto-érotique, le plaisir de ses mouvements, de son acrobatie, de sa manipulation déménageuse des objets qu'il peut manipuler, n'a pas de place dans le temps de sa journée ni dans l'espace du lieu où il vit. Il ne peut pas sublimer ses pulsions d'une façon sociale s'il n'a pas non plus de compagnon avec qui jouer. *C'est grâce à des compagnons de son âge, un peu plus âgés, ou un peu plus jeunes que lui,* dans un apprentissage par l'expérience, qu'il réussit à éviter et les moments désagréables que provoque la force d'autrui, s'il s'agit de plus grands, et ceux que lui-même causerait à des petits uniquement afin de jouir de sa force à leur endroit.

La castration anale est cet interdit de nuire à autrui, donné au jour le jour, dès l'âge de la marche, par l'attention tutélaire, qui permet un impact utile et agréable de l'activité musculaire laissée à sa liberté d'initiative, contrôlée à distance, et assistée éducativement par des gestes et des paroles en même temps que par un exemple continu. C'est cela, l'attitude saine vis-à-vis des pulsions marquées de castration anale, qu'il convient de donner à un enfant. *Il est souhaitable que toute activité librement engagée par lui dans ce qui lui plaît soit respectée par l'adulte lorsqu'elle ne nuit à personne; et, lorsque l'enfant joue avec intérêt, il est important qu'il ne soit jamais dérangé par l'adulte. Pas davantage qu'il n'est lui-même en droit de déran-*

ger l'adulte occupé. C'est là que l'exemple porte plus encore que les paroles.

L'adulte, qu'il soit masculin ou féminin, parent, aîné ou délégué extra-familial, s'il donne judicieusement cette castration, laquelle s'étale sur plusieurs mois, voire de deux à trois années, et s'il ne fait pas de ses verbalisations concernant l'agir de l'enfant des interventions sadiques, visant son seul confort à lui, d'adulte intolérant au désir de l'enfant, cet adulte, le seul sainement éducateur, ne se montre ni angoissé, ni tendu, ni geignard, quand il interdit un acte. Il est, au contraire, bref, affectueux, et respectueux de l'enfant. Et si ce dernier lui pose une question relative à l'interdit, il sait le lui expliquer, sans se contenter de lui dire que tout ce dont il le prive c'est pour « son bien ». Il essaie d'expliquer ce qu'est la raison de l'interdit et, par exemple, que l'acte risque de nuire à l'enfant, mais ne tergiverse pas en arguties ni au chantage du « pour me faire plaisir ». Rien n'est plus humiliant au sens vrai du terme, pour un enfant, que des interdits du style : « Parce que je l'ai dit ! » « Parce que c'est moi qui commande ! » sans que l'enfant sente qu'il y a une raison justifiée dans un danger pour lui, c'est-à-dire sans que l'enfant sente qu'il est aimé dans son développement même, et non pas comme un animal à qui on commande et qui doit être réduit à l'obéissance. L'adulte éducateur évite tout ce qui peut angoisser inutilement un enfant, donc lui faire refouler ses pulsions. Il évite aussi tout ce qui va le surexciter par une anticipation sexuelle. Un éducateur pour le petit âge est celui qui comprend assez vite à quel type de caractère il a affaire dans tel enfant : ceux qu'il faut stimuler, ceux qu'il ne faut, tout en surveillant leurs progrès, pas trop remarquer pour ne pas les rendre exhibitionnistes et chez qui, au contraire, il s'agit de développer le sens de la promotion dans ce qu'il a d'authentique, non pour qu'ils se donnent à voir à un spectateur.

Est éducatif, dans l'attitude et les dires de l'adulte tutélaire, tout ce qui va développer le croisement du schéma corporel, qui est maintenant achevé, avec l'image du corps, beaucoup plus que ce qui va développer la dépendance de l'enfant vis-à-vis des pulsions scopiques, auditives et flatteuses de l'entourage immédiat.

Pour s'occuper judicieusement des enfants et porter véritablement le titre d'éducateur, titre que les parents subissent mais dont ils ont rarement les qualités avec leurs propres enfants (mais qu'ils peuvent avoir pour d'autres), il faut prendre au sérieux le rôle civique que peuvent avoir des aînés pour développer un plus jeune, quelle que soit sa nature[1], à condition que cette connivence entre les enfants ne soit pas exploitée par les parents pour se dérober à leur rôle.

Le rôle civique des personnes aînées est important pour développer un plus jeune, car lorsqu'un enfant demande à être regardé quand il exécute ce qu'il croit être un exploit, il est nécessaire qu'il ait la confiance de l'adulte, et qu'il soit certain que celui-ci l'autorise à ces exploits.

C'est pourquoi l'exhibitionnisme d'un enfant dure un certain temps avant qu'il puisse renoncer à cet émoi admiratif qu'il recherche. Tout enfant a besoin que sa mère le regarde quand il fait quelque chose. Cela ne doit pas durer, mais cela existe toujours au départ. Sinon, l'enfant se développe sans sens civique. Il se développe uniquement pour lui. Il faut aussi que l'adulte partage et ratifie ce qu'il fait en lui disant : « C'est bien, tu y arriveras encore mieux... » Et lorsque l'enfant veut prendre des risques, il est important que l'adulte sache lui dire :« Fais-le si tu t'en sens capable, mais, moi, je ne veux pas te regarder, parce que ça me fait peur. C'est à toi de juger si tu en es capable. »

C'est alors que l'enfant va ou non assumer de faire sans être vu quelque chose dont il se sent, lui, capable. L'important est que l'instance éducatrice le soutienne dans l'accession à des expériences personnelles, dont le fruit lui permettra d'acquérir les moyens d'autonomie et de valorisation en société des enfants de son âge. En même temps, l'éducateur doit répondre à toute question que pose l'enfant et ne jamais lui dire que ça

1. Être dans un groupe avec des plus grands et être gardé par eux (sans les gêner), les écouter, les observer dans leurs jeux.

ne le regarde pas, puisque, précisément, s'il signifie un intérêt pour quelque chose, c'est que cette chose «le regarde». Ou, plus exactement, que l'enfant l'a observée et veut avoir une explication sur ce qu'il a observé. Ce soutien de la curiosité des enfants, au lieu de la limiter ou de l'interdire - alors qu'elle est la plus fondamentale des pulsions, la pulsion épistémologique[1] -, est le point clé d'une éducation aux pulsions orales et anales sans sadisme. L'interdit donné à un enfant de s'intéresser à quelque chose est anti-éducatif et même nocif : s'intéresser à quelque chose n'est jamais nuisible. Donc, en paroles, chaque fois que l'enfant pose des questions, il faut lui répondre véridiquement ce que l'on pense, ce que l'on sait, ou avouer sa réelle ignorance. C'est ainsi que les bases du sadisme sont neutralisées. Il y aura peut-être sadisme plus tard, au moment du stade urétral, mais pas au moment du stade anal. Le sadisme, c'est alors une régression des pulsions urétrales ou génitales sur le stade anal. Mais, au stade anal, il n'y en a pas quand l'enfant est soutenu pour réaliser son activité motrice, et pour, lorsqu'elle n'est pas réalisable, la parler et en recevoir une autorisation à terme, au bénéfice du futur, «quand tu sauras faire telle ou telle chose...». *Soutenir et valoriser la curiosité qui est conjointe à l'observation est au principe même de l'éducation humanisante.* Si la castration symboligène en soutient la visée, c'est que la personne qui limite à un enfant l'accès direct et connu à son désir est elle-même pour lui le représentant d'un être humain plus évolué, en possession d'un pouvoir et d'un savoir auxquels il veut parvenir, pouvoir et savoir qu'elle veut bien lui déléguer et lui transmettre en paroles et à travers la prévision d'une expérience prochainement autorisée. C'est là tout le travail; c'est : «Tu pourras bientôt, ce n'est pas interdit.»

Le traitement psychanalytique est justement basé sur cette permission de parler son désir. Nous faisons aussi dessiner toutes les choses que les enfants fabulent. Y compris, bien sûr, les expressions sadiques. Cela signifie que nous sommes d'accord

1. Qui pousse l'être humain à savoir. Bref, la curiosité.

avec le désir en soi, qui s'exprime ici par des fantasmes d'une violence exagérée. A partir du moment où l'enfant le réalise dans et par le dialogue en situation de transfert analytique, il n'a plus de désir effectif de nuire dans la réalité, pour le plaisir. C'est un fait d'expérience. L'expression symbolisée en langage, dans une relation au cours de laquelle le sujet est reconnu comme valable - donc narcissisé par quelqu'un qui ne désire pas l'enfant, mais est au service de son développement, respecte sa personne et celles de ceux qu'il aime, parents, éducateurs, et ne vise pas à l'en séparer -, c'est déjà une sublimation pour le désir. La symbolisation éloigne progressivement le sujet du recours au plaisir du corps à corps, qui éclipse la relation de sujet à sujet. Tout représentant de pulsions hors du corps propre du désirant est déjà une médiation sur le chemin de la maîtrise du désir et de sa valorisation humanisante, en accord avec la loi de vie entre humains. Tout être humain est naturellement social, à condition que le social n'infirme pas le désir à la recherche de son accomplissement dans le plaisir. Le plaisir se trouve grandi d'être partagé par d'autres : d'autant plus nombreux que le langage leur permet de communiquer ce qu'ils éprouvent.

D'où la valeur symboligène des castrations qui permettent aux pulsions de s'exprimer autrement que par la seule et immédiate jouissance du corps qui faisait disparaître la tension du désir, supprimant en même temps la quête enrichissante de l'autre, destinée à communiquer et partager les émois du cœur et les questionnements de l'intelligence.

LE MIROIR

Ce qui permet l'intégration motrice par le sujet de son corps propre - intégration que sanctionne, dans la relation à autrui, la castration anale - c'est ce moment narcissique que l'expérience psychanalytique a permis d'isoler comme le stade du miroir.

Parler de stade est d'ailleurs en soi quelque chose d'abusif, puisqu'il s'agit plutôt d'une assomption du sujet dans son narcissisme; assomption qui permet et recouvre le champ de la castration propre au stade anal, et qui fait sentir ses effets au-delà, dans la réalisation de la différence des sexes (castration primaire, comme on verra plus loin).

J'ajoute qu'on valorise souvent la dimension scopique des expériences dites spéculaires : à tort, si l'on n'insiste pas suffisamment sur l'aspect relationnel, symbolique, de ces expériences que peut faire l'enfant. Il ne suffit pas qu'il y ait réellement un miroir plan. A rien ne sert si le sujet est confronté en fait au manque d'un *miroir de son être dans l'autre.* Car c'est cela qui est important.

Ce qui peut être dramatique, c'est qu'un enfant auquel fait défaut la présence de sa mère, ou d'un autre vivant, qui se reflète avec lui, en vienne à «se perdre» dans le miroir.

Telle cette enfant devenue schizophrène à deux ans et demi parce qu'elle avait été mise dans une chambre d'hôtel où tous les meubles étaient en glaces, et les murs recouverts de miroirs. Elle était, jusqu'à deux ans et demi, vivant aux États-Unis, une enfant tout à fait saine, qui riait, jouait, parlait; en France, au bout de deux mois d'hôtel, avec une personne engagée pour s'occuper d'elle et qu'elle ne connaissait pas, on en a fait une enfant schizophrène. Elle s'est perdue, éparpillée, dans l'espace de cette chambre inconnue, en bouts de corps visibles partout, dans les miroirs, dans la glace des portes, dans celles des pieds de table; morcelée dans tout l'espace et sans présence amie. Ses parents étaient occupés à visiter Paris, pendant qu'ils la laissaient à une gardienne inconnue d'elle comme d'eux, et qui ne parlait pas l'américain.

Certains enfants peuvent ainsi sombrer dans l'autisme par la contemplation de leur image dans le miroir, piège illusoire de relation à un autre enfant. Je ne parle pas de ceux qui s'y morcellent dans des quantités de glaces, mais de ceux qui ont un miroir à leur disposition. Cette image d'eux-mêmes ne leur apporte que la dureté et le froid d'une glace, ou la surface d'une eau dormante dans laquelle, attirés à la rencontre de l'autre, tel

Narcisse, ils ne rencontrent personne : une image seulement. C'est un moment d'infirmation du sentiment d'exister chez l'enfant. Le stade du miroir, qui peut être symbolique, pour l'enfant, de son être au monde pour autrui en tant qu'il est un individu au milieu des autres, peut de même être dé-symboligène pour son image du corps, par la vue de cette chose qu'est son corps propre, s'il ne le reconnaît pas comme étant le sien.

Tentons donc de reprendre ce qu'il faut entendre par l'individuation du sujet enfant dans le miroir. Quelle est la portée de cette expérience pour le narcissisme primaire, d'où émergera, après la castration œdipienne, le narcissisme secondaire[1] ?

On a déjà dit que l'enfant peut, par des images (fantasmes anticipatoires), suppléer provisoirement à l'absence de l'autre élu, qui est indispensable à sa survie. Si cet autre vient à manquer trop longtemps, il y a obligatoirement ébauche de régression, celle-ci n'étant alors visible que par une exagération de la somnolence du bébé. S'il s'agit d'une régression traumatique, il y a dans l'imagination de l'enfant surgissement de pulsions dissociées de tout fantasme d'images de fonctionnement. Ce sont les pulsions de mort du sujet qui se mettent seules à prévaloir. A l'inverse, le pré-Moi de l'enfant s'origine dans la dialectique de la présence-absence maternelle, dans le continuum sécurisant d'une perception progressivement associée à la présence promise, attendue et retrouvée, au sein du medium spatial et temporel de l'être au monde, et par la mémorisation en langage. L'enfant entendant se connaît lui-même par qui lui parle ; et, jour après jour, cette retrouvaille le personnalise, représenté qu'il est, auditivement, par les phonèmes de son nom prononcé par cette voix-là, par ces perceptions qu'il reconnaît et qui font la spécificité de cette personne-là (la mère) répétitivement retrouvée. Le retour de la mère sur fond reconnu est toujours source de nouvelles découvertes. C'est du langage mimique et vocal maternel accompagnant des perceptions nouvelles que celles-ci prennent sens humanisé.

1. Voir plus loin, p. 156 *sq.*, puis p. 164 *sq.*

L'image du corps s'est donc élaborée comme un réseau de sécurité langagière avec la mère. Ce réseau personnalise les expériences de l'enfant, quant à l'olfaction, la vue, l'audition, les modalités du toucher, selon les rythmes spécifiques de l'habitus maternel. *Mais il n'individualise pas l'enfant quant à son corps ;* car les limites spatiales de ses perceptions langagières sont floues : il est aussi sa mère, sa mère est aussi lui ; puisque c'est elle, sa paix, sa peine ou sa joie. On peut dire que les césures, les partitions (les castrations orales et anales, comme nous les avons désignées) que représentent le sevrage et la motricité autonome ont opéré déjà une relative individuation qui a permis au schéma corporel de l'enfant de se séparer de celui de sa mère et, par substitution, de lier son propre schéma corporel en élaboration à son image inconsciente du corps. *Cette liaison du sujet au corps se fait par l'élaboration d'un narcissisme pré-moïque,* garant à la fois, pour le sujet, de son existence et de sa relation continue à son corps, à travers une éthique qui pérennise la sécurisation après l'épreuve anxiogène qu'est toute castration.

Mais la notion d'individuation propre à ce narcissisme pré-moïque, référée pour chacun aux limites de la peau, dans sa réalité cohésive, tactile et visible, découle d'une autre expérience, celle du miroir. Cette expérience de l'image qu'il voit dans le miroir, quand il l'intuitionne comme sienne, met brusquement le sujet aux prises avec une plus-value des pulsions scopiques sur toutes les autres pulsions, plus-value qui ne va pas de soi et qui s'affronte aux valeurs d'échange comme aux valeurs narcissiques des autres pulsions : olfactives, auditives, tactiles. Rappelons que, *dans la constitution de l'image du corps, les pulsions scopiques tiennent une place très modeste, voire totalement absente, pour l'organisation du narcissisme primaire.* Le miroir va apporter cette expérience : l'apparence d'un autrui inconnu, l'image d'un bébé comme le sujet a pu en voir d'autres dans l'espace, et qu'il ignore comme sienne ; cette image scopique doit alors pour lui se superposer à l'expérience, connue déjà, du croisement de son schéma corporel avec son image du corps inconsciente. Je veux dire qu'il voit là une image dont, face au miroir, il apprend qu'il est seul la cause, puisqu'il ne rencontre qu'une surface froide et non pas un autre bébé, et que, s'il quitte le devant de cette surface froide, l'image disparaît. Le langage mimique et affectif que l'enfant a établi avec le monde ambiant ne lui apporte aucune réponse concernant cette image qu'il rencontre dans le miroir, contrairement à toutes les expériences qu'il a d'autrui. C'est pourquoi, si la mère, ou une personne connue, n'est pas proche de lui, dans son espace, il y a risque qu'à cause du miroir, son image du corps disparaisse sans que l'image scopique ait pris un sens pour lui. L'image scopique ne prend sens d'expérience vivante que par la présence, aux côtés de l'enfant, d'une personne avec laquelle son image du corps et son schéma corporel se reconnaissent, en même temps qu'il reconnaît cette personne dans la surface plane de l'image scopique : il voit dédoublé au miroir ce qu'il perçoit d'elle près de lui, et peut alors avaliser l'image scopique comme la sienne, puisqu'elle lui donne à voir, côte à côte à la sienne, celle de l'autre. Il se découvre alors sous la forme d'un bébé tel qu'il en voit d'autres, alors que, jusqu'à présent, son seul miroir était l'autre avec qui il était en communication : ce qui pouvait lui faire croire qu'il était cet autre, mais sans qu'il sache ou sache vraiment que cet autre avait une image scopique, et lui pareillement.

C'est l'expérience du miroir seulement qui donne à l'enfant le choc de saisir que son image du corps ne suffisait pas à répondre pour les autres de son être connu d'eux. Qu'elle n'est donc pas totale. Ce qui ne veut pas dire que l'image scopique réponde de lui. Cette blessure irrémédiable de l'expérience du miroir, on peut l'appeler le trou symbolique dont découle, pour nous tous, l'inadaptation de l'image du corps et du schéma corporel - dont nombre de symptômes viseront dorénavant à réparer l'irréparable dommage narcissique. La répétition de l'expérience du miroir vaccine l'enfant de la première stupeur qu'il en a eue, et l'assure, par le témoignage scopique que, quoi qu'il arrive, il n'est jamais morcelable : puisque, pour les autres qui se reflètent comme lui, le «rapt» de leurs apparences ne les atteint pas dans l'intégrité de leur être entier, qu'il continue de rencontrer comme auparavant, dans la chaleur des échanges, des oppositions ou des accords de désirs entre lui et les autres, que le langage - au sens total du terme - signifie, mais pas ou très peu l'aspect visible des corps.

Par ce trou, cette béance, je veux parler d'un «blanc», d'une relation scopique étrange, discordante, qui sert de masque vivant, toujours plus ou moins traître, pour le ressenti du sujet. Le sujet découvre alors, par rapport à l'autre, qu'il n'est authentique que dans son image du corps inconsciente qui, associée ou non au schéma corporel, selon que c'est dans l'imaginaire qu'il pense à cet autre ou que, dans la réalité, cet autre est là, lui permet de discriminer la différence entre une rencontre dans l'absence ou dans la présence. Entre un fantasme et un fait. Le miroir permet à l'enfant de s'observer comme s'il était un autre qu'il ne rencontre jamais. Il «se» voit, mais tout son désir de communiquer avec un autre est là frustré.

Imaginons un aveugle de naissance qui rencontre un miroir. Ce n'est pour lui qu'un cas particulier de mur, un espace froid dans un cadre limité qui lui donne des références de perception tactile, et c'est tout. Pour un enfant voyant, l'effet est totalement différent, puisqu'il a, dans cette étrange fenêtre, le leurre d'un autre qu'il ne connaissait pas, qu'il ne connaîtra jamais, et qui, au lieu d'un être en volume et chaud, est une surface plane et froide. Son image disparaît de cette surface quand il n'est plus devant le miroir, elle apparaît quand il s'y replace. Elle devient pour lui une expérience concomitante de sa présence, mais une expérience uniquement scopique, sans réponse, sans communication. Son appel, son geste, sont en miroir les mêmes, à l'envers. Son appel parle à cette image, mais il n'entend que sa propre voix, il n'y en a pas d'autre qui lui réponde. En ce sens-là, c'est une image aliénante, s'il n'y a pas, dans l'espace, une personne qu'il connaît et qui, avec lui, face au miroir, lui montre qu'elle aussi répond à ces mêmes curieuses conditions de réflexion sur cette surface plane et froide.

Il y a là une expérience du leurre de la rencontre d'autrui, dont il peut lui arriver de se satisfaire, un peu comme il se satisfaisait de l'objet transitionnel : s'y piégeant par ennui dans sa solitude, par manque de rencontres avec d'autres personnes, par absence de joujoux, de distractions, comme on dit. Le piège peut ici aller jusqu'à devenir jouissance optique, qui ôte valeur aux relations intersubjectives : celles-ci n'ayant pas pour l'enfant sens de plaisir partagé. Le piège peut constituer une fascination mortifère pour l'image du corps inconsciente même : l'image scopique devenant un substitut conscient de l'image du corps inconsciente, et provoquant chez l'enfant la méconnaissance de sa vraie relation à l'autre. Il se met à ne plus considérer que l'apparence d'autrui et à ne donner dans sa relation à autrui que l'apparence d'un plaisir dû à la rencontre. Sa propre image peut suffire à son jouir; c'est en souvenir de sa propre image qu'il fait des grimaces pour l'autre comme il s'en fait à lui-même : il ne s'exprime plus dès lors dans sa vérité. Tel est le piège que crée une apparence. Piège de ce qui n'est pas un être vivant, mais une apparence partielle, un mannequin et un masque d'être vivant. Si l'enfant peut être fasciné par cette apparence répétitive d'être vivant, c'est qu'elle a un effet rassurant en regard des fantasmes phobiques de vivre seulement avec des objets inanimés, mais, en même temps, elle est tout à fait adynamique[1].

Tout bébé qui voit son image de loin dans un miroir, surtout la première fois, est joyeusement surpris, court au miroir et s'exclame, s'il sait parler : «Voilà bébé!», alors que, lorsqu'il parle de lui, il se nomme déjà en prononçant les phonèmes de son prénom. C'est donc bien qu'il ne se reconnaît pas. Il sera amené à découvrir, à partir de là, son apparence et à jouer avec elle; jusque-là, lorsque existait l'image du corps dans la relation du sujet au désiré, elle était toujours inconsciente et en intuitive référence au désir d'autrui.

1. Cette fascination de l'esseulé peut arrêter sa recherche de communication sur une fausse réponse, apparemment moins terrorisante que la solitude, mais réponse répétitive d'une image figée de lui-même, fétiche d'un autrui. On le voit prendre des poses, jouer à faire des grimaces, se sourire, mimer des pleurs, tout ce qui peut l'exercer à des expressions de sentiments non ressentis. C'est le «faire semblant».

C'est ici que *les aveugles de naissance en analyse peuvent nous permettre de situer la différence entre eux et les voyants quant à leur narcissisme primaire : différence due à l'absence, chez eux, de l'expérience scopique du miroir.* La mimique affective des aveugles est d'une authenticité aussi émouvante que l'est celle des bébés d'avant l'expérience du miroir. Ils ne déguisent jamais ce qu'ils ressentent et on lit sur leur visage tout ce qu'ils éprouvent au contact de ceux qu'ils rencontrent. Mais ils ne savent pas qu'on le lit. Donc ils ne peuvent et ne savent pas non plus s'en cacher ; ce qui prouve bien que nous, voyants, cachons à nous-mêmes et à autrui ce que nous ressentons du fait que nous avons pu faire l'expérience du miroir. La vue de son image dans le miroir impose à l'enfant la révélation que son corps est une petite masse à côté de tant d'autres masses de différentes dimensions et surtout de la grande masse des adultes. Il ne le savait pas. Il y a ceci encore de nouveau : la découverte d'un visage et d'un corps inséparables dorénavant l'un de l'autre. L'enfant ne peut donc plus, dans la réalité, à partir de l'expérience scopique partagée avec autrui, se confondre ni avec l'autre ni avec l'autre de l'autre, je veux dire : ni avec le père, ni avec la mère, ni avec un aîné, ce qu'il faisait volontiers auparavant. Il ne peut non plus se confondre dans la réalité avec les fantasmes narcissiques qui le portaient à s'imaginer tel qu'il désirait être : car l'enfant imagine facilement être un autobus, un avion, un train, un cheval, un oiseau ; on s'en aperçoit quand il joue aux onomatopées, traduisant de façon sonore son identité supposée ; parfois, il joue un personnage, et croit vraiment l'être. A partir de l'expérience du miroir, ce ne sera plus jamais comme avant. Il sait qu'il ne peut plus se confondre avec une image fantasmatique de lui-même, qu'il ne peut plus jouer à être l'autre qui manque à son désir. *Dans ces jeux imaginaires où il aime à fantasmer une autre identité, apparaît dans son parler le « conditionnel » :* « Je serais un avion », « Tu serais... ».

Pour mieux comprendre encore ce processus compliqué du miroir qui demande à être dialectisé pour qu'en soit dépassé le traumatisme, citons cette histoire, document donné à moi par la mère de jumeaux univitellins (c'est-à-dire copies conformes l'un de l'autre dans leur apparence, mais non dans leur «nature» ni dans leur «caractère», d'après leur mère). Ces jumeaux, jamais séparés, nul ne sait les reconnaître l'un de l'autre, même parmi leurs familiers, à l'exception de leur mère et d'un bébé né après eux qui les interpelle déjà à l'aide de phonèmes distincts, en les discriminant sans erreur. Un jour (ils vont déjà à la maternelle), l'un d'eux étant enrhumé, la mère décide de le garder à la maison. Elle conduit l'autre à l'école. Elle revient, vaque à ses occupations, quand elle entend supplier le fils qui jouait seul dans la chambre. Le ton de supplique monte et devient angoissé, et pourtant l'enfant n'appelle pas sa mère. Elle s'approche de la porte entrebâillée et voit le garçon supplier son image dans le miroir de l'armoire de prendre le cheval de bois et de monter dessus. Son angoisse va croissant. La mère, alors, entre et se montre, appelant son fils qui se précipite dans ses bras et qui, sur un ton revendiquant et dépressif, lui dit : «X...[1] veut pas jouer au cheval.» La mère, troublée, comprend que l'enfant a pris son image dans le miroir pour la présence effective de son frère. Elle s'approche, en le tenant dans ses bras, du miroir, prend le cheval avec eux et parle de l'image que le miroir donne à voir, qui est la leur, mais n'est ni elle ni le cheval, ni le frère absent. Celui dont on voit l'image c'est lui. Elle lui rappelle que, le matin, il était un peu malade, mais pas son frère; qu'elle l'a laissé à la maison et emmené son frère à l'école, et qu'elle va l'y rechercher. L'enfant l'écoute avec intensité.

Dans ce cas particulier de jumeaux si ressemblants, jamais le miroir, pourtant placé sur la porte de l'armoire de leur chambre, n'avait encore posé à l'enfant la question de son apparence. Quand il s'y était vu, sans doute avait-il admis, et sans doute son frère avait-il fait de même (ils avaient trois ans dépassés), qu'il voyait son frère, sans s'étonner de la bilocuité de celui-ci. Lorsque le frère jumeau est revenu de l'école, la

1. Nom de son jumeau.

mère a repris l'expérience avec les deux enfants, mettant chacun de part et d'autre d'elle, devant le miroir, et faisant voir à chacun son image comme la sienne, l'image de l'autre comme celle de son frère. Elle leur a expliqué qu'ils se ressemblaient, étaient frères jumeaux, nés le même jour. Ses explications, attentivement écoutées, posaient visiblement et silencieusement un problème grave à ses fils.

Avant l'expérience du miroir plan, c'est le schéma corporel de la mère, son corps dans la réalité, qui donnait sens aux références du narcissisme primordial ou fondamental de son enfant et les soutenait. Ce n'est qu'après l'expérience du miroir que l'image du corps du bébé informe son propre schéma corporel, selon le langage que constitue l'image du corps pour le sujet, en référence au sujet mère. Il n'en découvre l'apparente intégrité ou non, le caractère euphorisant ou non, que si son narcissisme se satisfait de l'image qu'il voit dans le miroir[1], et que tout autre pourrait voir[2].

C'est là le moment de l'apparition clinique de l'identification primaire : origine du narcissisme primaire, lequel fait suite au narcissisme primordial que j'appelle aussi fondamental. Le narcissisme primaire ne vient pas remplacer le narcissisme fondamental. Il est enté sur lui, au sens analogique de la greffe. Il vient s'y adjoindre, étendant ainsi le champ relationnel de l'enfant. L'image du cœur de l'oignon enveloppé de ses tuniques illustre bien la relation qu'il y a entre narcissisme fondamental et narcissisme primaire. Celui-ci se superpose à celui-là. Il faut d'abord le narcissisme fondamental, puis le narcissisme primaire, avec la *réflexion* mentale concernant soi-même, référée à l'expérience de l'image que le miroir *réfléchit*. Auparavant, le narcissisme de l'enfant s'informe de l'inconscient de la mère et s'y accorde, se conforme sur la façon dont elle le regarde. Son être vivant (sa « vivance ») au sens végétatif (pas-

1. Imaginons que, face à un miroir, nous n'y voyions pas notre reflet. Quelle angoisse ! Mais point du tout d'angoisse si cela se passait avant l'expérience première du miroir. C'est à partir de celle-ci qu'une surface réfléchissante ne peut plus être considérée comme une surface neutre.

2. C'est là que s'origine le goût du déguisement, du maquillage.

sif) et sa « vitalité » au sens animal (moteur), son sexe, s'accordent inconsciemment aux émois qu'il suscite et que ressentent les personnes qui, en s'occupant de lui, revivent l'histoire de leur propre narcissisme que l'enfant leur fait remémorer. Le narcissisme de l'enfant, en tant que sujet cette fois-ci, se construit aussi dans sa relation, au jour le jour, avec les désirs de l'élue de son désir et ses familiers, avec son père géniteur ou tout autre adulte qui, parce qu'il est compagnon habituel de la mère, quel que soit son sexe, prend à ses yeux valeur de conjoint de la mère.

Réfléchissons : l'enfant, jusque-là, n'a, avec ses propres yeux, vu que la face antérieure de son corps, thorax, abdomen, membres supérieurs et inférieurs. Les volumes de son corps, trous, saillies, reliefs, visage, cou, dos, il les a ressentis par le contact avec les mains de sa mère d'abord, puis le contact des siennes dans les parties de son corps qu'elles peuvent atteindre, et par des sensations de plaisir ou de douleur. Mais, jusqu'à présent, il ne se connaissait ni visage ni expressivité propre. Il palpait sa tête, savait montrer du doigt oreilles, yeux, bouche, nez, front, joues, cheveux, dans ces jeux que les mères aiment faire avec leurs enfants ; mais il ne savait pas que son visage est visible pour autrui comme l'est pour lui le visage des autres. Cela, il l'apprend surtout par le miroir, comme je le montrais plus haut, contrairement à l'aveugle qui le sait, mais ne l'a pas « vu ».

Pourtant, *l'enfant se sent cohésif dès avant le stade du miroir,* grâce aux références viscérales : par exemple les subtiles sensations péristaltiques continues de son tube digestif, dans lequel il sent l'itinéraire de l'objet partiel oral, montrant son estomac quand il a trouvé bon ce qu'il a mangé. Puis, le perçu du transit abdominal ; il aime bien toucher et caresser son ventre. Ensuite, c'est l'objet partiel anal et son expulsion, qui le référencent à des sensations tactiles et olfactives spécifiques. Tout cela constitue un continuum cohésif, interne, limité à l'ensemble de son revêtement cutané, que des sensations tactiles ont délimité à l'occasion des soins maternels et du portage. C'est assez dire à quel point la mère, ou la nourrice, est vraiment le garant du narcissisme fondamental du nourrisson et ce jusqu'à la marche, et encore jusqu'à l'expérience acquise grâce aux retours réparateurs à la mère, après les difficultés relationnelles avec les autres en société. C'est pourquoi la retrouvaille, rythmée de références spécifiques, de la mère est nécessaire à la pérennité de la cohésion narcissique de l'enfant. Ce n'est qu'après l'expérience spéculaire, que l'enfant répète expérimentalement par ses allées et venues délibérées devant le miroir, qu'il commence en quelque sorte à s'approprier son propre corps et à y piéger son narcissisme, lequel, dès lors, porte le nom de primaire. *Le paraître se met à valoir, parfois à prévaloir sur le ressenti de l'être.* En particulier son propre visage, que lui révèle le miroir, et qui sera dorénavant indissociable de son identité, solidaire de son corps, thorax, tronc, membres, convainc l'enfant qu'il est semblable aux autres humains, un parmi eux. La découverte de la taille relative de son corps dans le cadre du miroir ne va pas de soi. N'est-ce pas la raison pour laquelle l'absence de perspective et une dimension non proportionnée du corps humain dans le cadre architectural ont prévalu en art pendant tant de siècles?

De même que l'enfant découvre par l'observation du miroir la réalité visible de son être au monde, de face et immobile ou presque, de même l'observation de la nudité des autres enfants qu'il sait semblables à lui et qu'il voit de dos, avec en haut des cheveux sans visage, en bas des fesses, l'intéresse beaucoup plus après l'expérience scopique qu'avant. Peu après l'acceptation des fruits de l'expérience du miroir, l'enfant découvre que, si tous les enfants ont en haut de leur corps une tête avec, devant, un visage, et derrière, des cheveux, s'ils ont en haut de leurs jambes, derrière, des fesses (si les enfants, de dos, sont tous pareils), de face, ils ne sont pas pareils. Vus du côté du visage, certains ont en bas une fente[1], comme s'ils avaient là

1. Curieusement, les enfants ne parlent que de la «raie» du derrière, cette ligne sombre qui sépare de dos le modèle musculaire. C'est un mot qui parle du visible et non du tactile, qui serait le mot fente. Les enfants ne l'emploient jamais.

de petites fesses, d'autres un prolongement. Qu'en est-il de son propre corps? A-t-il bien vu? L'enfant subit alors ce que nous appelons la castration primaire, effet de la découverte de la différence des sexes; et celle-ci, naturellement, est associée au visage, puisque celui-ci est toujours visible de face, comme le sexe, et avec ses ouvertures, yeux, nez, bouche, délimité par la masse des cheveux qui référencient le visage à la tête. *Cette découverte de son corps par rapport à celui des autres enfants ne peut pas se produire avant le stade du miroir. C'en est l'expérience réitérée, qui permet que la castration primaire soit intégrée à la conviction d'être humain,* et non pas vécue comme un phénomène d'animalité. De se voir nu, conforme à la nudité des autres enfants, lui permet de savoir que, nu comme il est, il deviendra homme ou femme adulte, et ne demeurera pas chien, ou toute autre créature qu'il a pu se croire être avant l'expérience scopique. C'est que ce moment-là est précisément celui des identifications animales, sans visage humain, parce que l'enfant s'identifie à tout ce qu'il voit et qui l'intéresse. Mais il s'identifie d'une façon prégnante à son image à lui, dès qu'il a pu se reconnaître dans le miroir, valorisé par la parole, bien qu'étonné d'abord, mais promotionné d'être un humain au milieu des autres, allant-devenant homme ou femme.

L'identification à l'animal, si elle n'est pas compensée par la connaissance de soi en tant qu'enfant d'homme, va faire que les perceptions ressenties à son sexe s'érotisent selon la façon dont il lui en est parlé, dont on répond à ses questions, et lui font associer son sexe positivement ou négativement au narcissisme de son image spéculaire. *Il y a des cas où l'enfant ne peut pas intégrer avec fierté la particularité de son sexe, garçon ou fille.* «Moi-Je» ne se sent pas valeureux d'être garçon ou d'être fille, à cause d'une référence au phallus particulière à sa famille, à cause de sa place dans la fratrie ou de l'importance relative du père ou de la mère dans la famille (si le parent de son sexe lui paraît dévalorisé par l'autre, ou par rapport à l'autre, dans les propos qu'il entend ou par ce qu'il observe de leurs échanges et de leurs comportements). Dans ces cas-là, les enfants se ressentent avec soit un visage correspondant à ce qu'ils sont, garçon ou fille, mais un sexe anatomique dont ils dénient les sensations (plus tard, ils les refouleront), en n'acceptant que le plaisir des fonctionnements de besoin - constipation, encoprésie, soi-disant cystite ou énurésie -, soit, au contraire, un sexe correspondant bien au leur, mais que leur façon de parler, de se comporter n'assume pas. Ils ne peuvent pas, en société, accorder leur visage et leur sexe[1].

Se crée ou se superpose au service de pulsions libidinales que le sexe ne valorise pas un «Moi-Je» comme animal, au service des pulsions d'une zone érogène partielle, associée au sexe avant la castration primaire; et il y a disparité ressentie du visage humain correspondant à ce sexe, le sien. Dans ces cas-là, l'enfant ressent ou bien un visage, ou bien un sexe, l'un ou l'autre domine, mais ils ne se correspondent pas. Quand l'enfant se ressent sexué, il se ressent comme animal; quand il parle, il se sent humain, mais de sexe indéterminé. Entre ces deux modes de son expression, le sujet est fragile et n'est plus cohésif. La réussite scolaire peut, en le valorisant parmi les autres, l'aider à garder la face; mais des psychoses ou des enclaves psychotiques se fixent dans ces images d'alternatives, qui demeurent à bas bruit dans la structure neutralisée de l'enfant quant à son sexe, et qui se révéleront parfois plus tard. Car, sur cette base dissociée, il ne peut ni s'engager vraiment dans l'Œdipe ni le résoudre. C'est particulièrement après la puberté, dans les moments de crises provoquées par des épreuves narcissiques, surtout celles touchant l'échec des sublimations, que se réveille l'angoisse des castrations prégénitales (les dérélictions des mal vus).

C'est sans doute pour se débarrasser de ces reliquats prégénitaux du désir non passés par la castration humanisante que sont utiles les mimes, masques, déguisements, humainement déréalisants, spontanément nécessaires aux jeux de tous les enfants, sains ou névrosés; mais ignorés des enfants psycho-

1. Origine prégénitale de la dénégation de la valeur de son propre sexe.

tiques qui, sans masque, vivent des émois non humanisés. Probablement, les fêtes groupales et sociales où les visages sont masqués permettent-elles ainsi à chacun de libérer des pulsions refoulées et non toutes sublimées en accord avec l'éthique du désir castré. Elles autorisent, à dates fixes, un défoulement collectif, déculpabilisant, sans doute, les adultes d'enclaves datant de l'époque où il y avait incompatibilité de certaines pulsions sexuelles avec leur visage humain.

Ou visage humain, ou droit au sexe : cette contradiction vient de ce qui n'a pas pu être castré et symbolisé au moment des différentes castrations, et en particulier de la castration primaire, à l'époque du stade du miroir.

La castration primaire, en tant que doivent s'y trouver conjointes à la fois l'expérience, initiatique pour l'imaginaire, du miroir, et l'assomption symbolique du sujet, dont le visage est garant d'un désir en accord avec son sexe et avec l'avenir tel qu'il l'intuitionne, mérite que nous y portions un instant notre attention. La castration primaire arrive après l'intégration mentale consciente des lois éthiques orales et anales - interdit du cannibalisme, du vandalisme et du meurtre - qui articulent au narcissisme de l'enfant la fierté ou la honte d'un agir, selon qu'il est éthique ou non éthique (humain, sans sexe déterminé).

Pour introduire l'étude de la castration primaire qui va suivre, disons qu'elle fait le pont entre, d'une part, la castration anale à laquelle elle est liée et, d'autre part, la castration génitale œdipienne qui lui succède directement. Disons aussi que c'est depuis l'expérience du miroir et la dialectique qui mène à l'assomption symbolique du sujet que l'enfant ressent ce sentiment de la honte qui l'incite à la pudeur : ne pas se montrer nu à qui serait dangereux, ou se cacher pour voir les autres nus, ou ne pas oser regarder à la fois le sexe et le visage de ceux qui sont pour lui son Moi Idéal. Il y a pour l'enfant une personne modèle dans la réalité, qui est le référent de son Moi Idéal. C'est avec l'Œdipe que se révèle pour l'enfant le sexe de cette personne. La honte, ou la fierté, qui se manifeste après la découverte du visage et du sexe comme se correspondant, s'exprime par le port de la tête, le regard direct ou non, la grâce du corps dans sa prestance et ses mouvements, ou, au contraire, une attitude gauche, sorte de masque que peut prendre de façon chronique l'habitus de quelqu'un qui a honte de son sexe, et non seulement de son sexe, mais de ses désirs non castrés : des désirs que son visage ne peut pas assumer sans qu'il risque d'en perdre la face. Car, après le stade du miroir et la castration primaire, les grimaces, les masques, les déguisements, deviennent le moyen de négocier, en les camouflant, les sentiments d'impuissance ou de honte que l'enfant éprouve à ressentir des pulsions qui pourraient lui faire perdre la face, ou dénier la valeur de son sexe génital.

Lorsque l'expérience du miroir est intégrée, quel que soit le mode de cette intégration, les représentations des personnes se modifient. L'intuition qu'avait l'enfant de sa vérité et de la primauté de son image inconsciente du corps, de l'ordre de l'invisible, mais qu'il représentait dans ses dessins et modelages, fait place à des représentations d'images consciemment valeureuses et visibles. L'enfant dessine des personnages tels qu'il voudrait que le miroir lui renvoie l'image de son corps : dans une apparence en accord avec son narcissisme. Il donne aux figures humaines des caractéristiques reconnaissables, et des attributs symboliques masculins ou féminins s'il est fier du sexe qui est le sien.

S'il est malheureux de son appartenance à son sexe, ses dessins traduisent, par des références archaïques, le mode d'éducation orale et anale qu'il a reçue concernant l'acceptation de son visage, de son corps et de son sexe. De toute façon, après le stade du miroir, les dessins font une part très grande, beaucoup plus qu'aux images inconscientes du corps, aux représentations des artifices vestimentaires et aux objets partiels, accessoires associés à leurs personnages et destinés à les valoriser.

Ils se projettent dans ces personnages, et ces attributs de pouvoir, de rôle, prouvent que le sexe fait, en lui-même, toujours problème ; cela durera pendant toute la période pré-œdipienne, puis la période de latence, et ce trait caractérise en fait les dessins d'enfants à partir de la castration primaire, même quand elle est réussie et qu'elle est suivie d'une castration génitale réussie.

En effet, *l'éthique qui axe depuis notre petite enfance notre narcissisme, garant de notre cohésion, a comme temps forts les moments où nous nous défendons de la perte des illusions concernant soit notre corps, soit notre visage, soit notre sexe, soit notre puissance, toujours associés à l'angoisse de castration.* L'identité sous-jacente en chacun de nous, de qui assume pleinement nos émois, nos paroles et nos actes, pose de sérieuses questions. Le narcissisme est nécessaire pour défendre la cohésion du sujet dans sa relation à son Moi (son corps), et par lui à l'apparence qu'il donne à voir, qui, dans certaines situations relationnelles, doit faire plus ou moins fi de son identité désirante sous-jacente (image du corps inconsciente), pour ne pas s'exposer à des risques de rétorsion. Tout cela pose de sérieuses questions. Au cours de l'Œdipe, et encore pendant toute la vie, nous nous plaisons à conquérir des identifications successives et à en poursuivre l'exaltation. *Ces identifications viennent tout simplement du déplacement de la valeur attribuée au phallus; mais aucune de ces identifications ne peut répondre de notre identité désirante* inconnue qui est, elle, depuis la castration primaire, sans image inconsciente du corps! Cette identité inconnue de chacun de nous, garçon comme fille, est sans doute arrimée à la liminaire et lumineuse perception du premier visage penché sur le nôtre. Ce regard brillait-il d'une expression d'amour en nous accueillant, nous, le nouvel hôte inconnu au foyer de nos parents? Était-ce un visage de technicien professionnel d'accouchement? En tout cas, c'est le regard de ce visage humain, le premier repère à notre identité-valeur.

LA CASTRATION PRIMAIRE DITE PARFOIS CASTRATION GÉNITALE NON ŒDIPIENNE

Il s'agit de la découverte de la différence sexuelle entre filles et garçons.

Nous avons vu l'enfant arrivé, après trente mois, au niveau de développement qui lui permet la motricité, la déambulation, qu'il soit bien ou mal éduqué, qu'il parle ou non. Du fait qu'il a des mains et un larynx, il manifeste dans ses jeux, dans ses échanges avec les autres, assez de sublimations concernant les pulsions de l'époque orale - odorat, goût, vue, ouïe, toucher - pour faire des observations et des expériences sensorielles personnelles.

Il a certainement rencontré le miroir et observé toutes les régions corporelles homologues aux siennes chez autrui, qu'on lui ait donné ou non les mots pour les signifier.

Ainsi, la vision du siège d'un autre enfant lui apporte la révélation des formes fessières en ce qu'elles ont de visible, alors que, sauf éventuellement et très rarement par jeu de miroir, il n'a connu, dans sa forme, que la face antérieure de son propre corps. Ce sont seulement ses sensations tactiles qui, par plaisir ou peine, lui ont permis de ressentir la région postérieure de son bassin, dans les soins de toilette, par exemple[1].

Corollairement, la face antérieure du bassin, qui sert à la miction urinaire et caractérise le sexe, n'est remarquée par l'enfant dans sa différence de formes masculine ou féminine qu'après trente mois en général. (De même, alors qu'en famille il voit adultes, parents, frères et sœurs, nus, il ne remarque pas,

1. Je pense à ce propos aux enfants qui reçoivent des fessées lorsqu'ils font une bêtise : c'est donc là que mère et père situent l'origine intentionnelle du désir chez leur enfant. Que les enfants y croient, les innocents, en jouissant de jargonner pipi-caca frondeurs et caca-boudins salaces pour leur âge, pourquoi pas? Mais que les adultes y croient encore, en trouvant ces mots choquants! Et qu'ils s'imaginent faire de l'éducation en valorisant le derrière!

lorsqu'il est petit, le système pileux corporel des autres.) Ce n'est, en fait, qu'une fois connue la face postérieure du corps d'autrui qu'il s'intéresse à la face antérieure du bassin : tant la sienne dans le miroir que celle d'autrui.

En revanche, cette face antérieure lui a déjà posé problème quand, assis sur les genoux de l'adulte, il comparait la poitrine des femmes au thorax des hommes. Pourquoi lui-même, fille ou garçon, se regardant dans la glace et se palpant le thorax, constate-t-il qu'il n'a pas de seins? Pourquoi son père n'en a-t-il pas? Toutes ces questions sont verbalisées par les enfants de cet âge, lorsque leurs paroles concernant le corps sont libres. Et les mots qui leur sont dits concernant ces différences du corps les incitent à supposer, surtout si ce sont des garçons, que la protrusion palpable de leur sexe et du sexe des hommes est de même nature que cette autre protrusion, palpable sur le thorax des femmes : les seins. Il n'est pas rare que les enfants, et pas seulement les tout-petits, n'aient pas d'autre mot pour qualifier les seins des femmes que «lolo» ou «pi», noms qu'ils donnent par extension à leur sexe : le mot «pi» redoublé devenant «pipi» dans la langue française, de même que «lolo» est la répétition du phonème de l'élément vital qui, comme le lait du sein de la mère, apaise la soif : l'eau. Le mot «pi», onomatopée de jets successifs, qui leur est donné pour les tétines des mamelles des vaches ou des chèvres qu'on trait à la main, est comme redoublé pour signifier ce qu'on appelle le «robinet» des garçons, je veux dire, le pénis, mot rarement donné aux enfants. C'est à l'occasion de cet intérêt pour les seins et le pénis, intérêt qu'il traduit par les mots qui sont à sa disposition, que l'enfant, fille ou garçon, se pose la question de la différence de formes entre le corps des hommes et celui des femmes, entre celui des garçons et celui des filles. Comment se fait-il que les garçons en aient un en bas, les papas aussi, les mamans aussi (cela va de soi), et que les mamans en aient deux en haut, tandis que les filles n'ont rien à montrer d'aussi beau ni d'aussi fonctionnel, ni en bas ni en haut?

Sans doute la différence est-elle déjà dite dans les paroles : «Toi, tu es une petite fille», «Toi, tu es un petit garçon», mais elle n'a pas encore été référencée au corps ; tout au plus à des « manières » conformes à ce qu'on attend d'une fille ou d'un garçon. C'est par des questions concernant le corps différent des parents que l'enfant découvre la différence ; mais, pour cela, il faut aussi qu'il s'aperçoive qu'il n'y a *pas* de différence du côté postérieur du corps entre filles et garçons. C'est cela qui entraîne la curiosité pour le devant différent. Quand les parents n'ont pas d'autre mot que « derrière » ou « popo » pour parler du bassin de l'enfant, autant devant que derrière, ils compliquent tout, même si, pour discriminer le lieu par son fonctionnement, ils adjoignent à « popo » ou à « derrière » l'adjectif « gros » ou « petit ». La première vision claire, pour un garçon, de la bizarrerie du sexe d'une fille est un choc, de même que la première observation claire pour une fille du sexe d'un garçon. Il n'y a pas de cas où, si les enfants sont libres de parler, ils ne réagissent fortement à cette première vision. Le garçon pense que les filles ont un pénis, mais qu'il est caché, rentré momentanément ; et les filles ont toutes immédiatement un geste rapteur, irréfléchi. Combien d'entre elles, d'après des témoignages de parents, disent : « C'est à moi, ça, tu me l'as pris. » Elles ne posent pas de questions, elles raptent, fortes de leur bon droit ! Quant au garçon, il est épaté de cet intérêt ou s'esclaffe, et va le dire à qui veut l'écouter. C'est en connexion avec cette expérience de la découverte et les questions indirectes ou directes concernant la différence sexuelle que des paroles vraies doivent être données à l'enfant des deux sexes, confirmant la justesse de son observation, et le félicitant de s'être aperçu d'une différence qui a toujours existé. *Les paroles vraies qui réfèrent la conformité de son sexe à un avenir de femme ou d'homme, c'est cela qui donne valeur de langage et valeur sociale à son sexe et à lui-même ;* et c'est cela qui prépare un avenir sain pour sa génitalité, à un âge où les pulsions génitales ne sont pas encore prévalentes. L'enfant entend, depuis qu'il est petit, qu'il est garçon ou fille ; mais c'est une référence purement verbale, qui n'a pas de répondant dans son observation du corps. C'est un mot qui contient des jugements éthiques assez vagues, suivant les familles, et, en sus, des idées désagréables ou agréables pour les mamans ou les papas qui auraient désiré ou non à la naissance un enfant d'un autre sexe que le sien. Les filles, dans les conversations banales de la vie, sont dites coquettes; les garçons sont dits brutaux. Les filles pleurent, les garçons ne doivent pas pleurer. Les filles sont douillettes, les garçons soi-disant casse-cou. Que de propos oiseux les enfants n'entendent-ils pas, concernant une différence pourtant sexuelle, bien avant de savoir en quoi les référer aux génitoires! Et combien d'enfants sont abandonnés sans explications à cette observation, fondatrice de leur intelligence générale et de leur affectivité! Car c'est elle qui est la base de toutes les discriminations signifiantes soutenant les comparaisons, les différences, les analogies, l'induction, la déduction, et le vocabulaire de la parenté, de la citoyenneté, de la responsabilité.

Il est indispensable que les enfants, quand ils expriment leur curiosité, leurs doutes sur leurs observations, ou quand parfois, par prudence, ils accusent un autre enfant de s'intéresser au voir ou au montrer de cette région, ou encore quand ils avancent le faux pour savoir le vrai, reçoivent à ce moment même non une injonction de se taire ni des mots qui les ridiculisent, mais les mots justes du vocabulaire concernant leur observation, les formes physiologiques de leur sexe, de celui des autres : des formes qui font que, dès sa naissance, un bébé est inscrit à la mairie comme garçon ou fille, et qu'il deviendra, en se développant, homme comme son père ou femme comme sa mère. Des mots vrais, justes et simples : comme cela s'avère difficile! Ou bien c'est un cours magistral, accompagné de morale, de mises en garde; ou bien, plus souvent, c'est un refus : « Ce n'est pas le moment, c'est trop important pour te répondre maintenant. » Comme s'il fallait un tête-à-tête, à la limite érotisé, et des mots botaniques ou zoologiques! Outre qu'on propose presque toujours seulement des mots de fonctionnement, confirmant l'illusion d'une forme à utilité urinaire, pour brouiller les pistes de la curiosité concernant le plaisir que l'enfant connaît déjà et son questionnement : à quoi ça sert, l'érection, le sexe (qui s'observent), ou à quoi ça sert, ce qui se ressent par là de si intéressant, de si émouvant, surtout, quand il s'agit des filles qui n'ont pas, ou qui ne peuvent pas, parler de l'érection pénienne, et n'ont rien qui se voit là où elles ressentent.

Bien des adultes - nous les entendons, nous les psychanalystes, sur le divan, et les médecins aussi peuvent en témoigner - continuent de n'avoir, pour désigner leurs organes sexuels, que des mots d'enfants, dans lesquels la fonction sert à dénommer l'organe, ou des sobriquets à la limite péjoratifs, drolatiques ou argotiques. De là, sans doute, vient, de géniteurs en engendrés, de père en fils, de mère en fille, l'impossible information donnée par les parents aux enfants, qui pourtant attendent tout de leurs explications. Ils attendent surtout que ne soit pas tu le désir ni le plaisir : puisque c'est cela qui importe le plus à l'enfant, qui l'a découvert bien avant qu'il ne se soit aperçu de la distinction entre le plaisir qui accompagne la libération excrémentielle et celui qu'il ressent ou par manipulation de cette région, ou en certains moments émotionnels dont il n'a pas l'explication. *Vers trente mois,* en fin de période anale - ce peut être plus tard -, *la pulsion épistémologique de l'enfant cerne le « à quoi ça sert »* à propos de tout, cherchant réponse quant à l'utile, l'inutile, l'agréable ou le désagréable, à court ou à long terme, bref à ce qui fournissait déjà les critères de satisfaction ou de renoncement devant les dangers des pulsions orales et anales. Un des dangers, banal, c'est de déplaire à Maman, et ce déplaisir l'enfant le constate autour du plaisir qu'il prend avec ses excréments. Le constat de ce déplaisir est un des moyens pour l'enfant de discriminer ce qui relève du sexuel par rapport à l'excrémentiel, alors qu'au départ, ils sont confondus. Confondus surtout chez le garçon, puisqu'il ne peut uriner qu'en érection jusqu'à vingt-huit ou trente mois. C'est après seulement que des érections indépendantes de la miction font, de cet organe mobile tout seul et sans but fonctionnel, un problème. Ce qu'il en éprouve, il n'a pas la possibilité d'en décoder tout seul le sens. Quant à la fille, la fonction urinaire est très tôt sans relation pour elle avec le plaisir des sensations clitoriennes et vaginales. Aussi les filles sont-elles plus précoces, mais peut-être, puisque leurs organes en érection, c'est-à-dire au moment de leur sensation de variance, ne se voient pas, ont-elles plus de difficulté à en parler. Ce sont des sensations intimes, il n'y a pas de répondant visible au témoignage qu'elles pourraient en faire.

Pour tout enfant, ce sont ses parents qui sont détenteurs de tout savoir, et leur dire fait autorité, après le sevrage, concernant tout du prendre, de l'agir, du faire, de l'enfant en leur tutelle.

Avec la maturation neuro-musculaire, le déplacement de l'intérêt - qui se porte du transit digestif vers la déambulation dans l'espace - fait que l'enfant enregistre, à propos des dires et des faires, ce qu'il en perçoit d'agréable ou de désagréable, tant dans son propre corps que dans l'harmonie de ses relations émotionnelles avec son entourage. La castration délivrée par l'instance tutélaire en paroles (et en exemple, aussi, dans les meilleurs cas), c'est-à-dire les interdits qui limitent la liberté de l'enfant, concerne le bon et le mauvais pour son corps et celui d'autrui, pour les choses et les vivants, les plantes et les animaux, en accord ou en contradiction avec le plaisir éprouvé à agir ses désirs ou à les freiner en subissant ceux d'autrui. L'enfant est initié par les adultes tutélaires au possible et à l'impossible, selon la nature des choses, le défendu ou le permis qui s'y rapportent et dépendent parfois d'un savoir technologique expérimenté relatif à l'âge, au temps, à l'espace, aux dires de l'adulte, plus encore qu'à l'expérience directe qu'il a du possible et de l'impossible. « Plus tard, quand tu seras grand », lui est-il parfois répondu. Le critère de l'impossible, qu'il intuitionne et qui lui est enseigné (véridique ou non, selon l'anxiété de l'instance tutélaire), c'est le danger véritable, à court ou à long terme, et son corollaire, l'interdit de se nuire ou de nuire sciemment à autrui. Se faire du mal, se blesser, se rendre malade, s'empoisonner, se couper, se mutiler, peut-être même mourir, tels sont les mots qu'il a entendus et qui lui posent problème à propos de tout ce qui le tente et qui lui est interdit. Le bon et le mauvais se rapportent au corps ; mais le laid, le vilain, à ce qui est vu par l'autre. Le bien et le mal, c'est fort compliqué par rapport au bon et au mauvais, car le bon peut, si l'on en prend trop, devenir mauvais, et c'est mal de désobéir à l'instance tutélaire en prenant trop de ce qui est bon. C'est bien, parfois, de ne pas agir, alors qu'on serait tenté de le faire, parce que ce faire serait bon, mais ce faire serait mal pour un autre ou s'il était observé par l'instance tutélaire.

Tout ce qui fait le travail mental discriminatif pour l'enfant intelligent depuis qu'il est introduit au langage lui fait élaborer un système de valeurs, une éthique, concernant l'imaginaire et la réalité, tandis qu'il est, parce qu'il est vivant, à la recherche du plaisir qui est toujours le but du désir, qu'il soit inconscient ou conscient. Il y a le plaisir « pour de dire » ou « pour de rire », celui qu'on prend en parlant ; et puis le plaisir « pour de bon » ou « pour de vrai », celui que l'on prend en réalisant son désir. Cela sous-tend toutes les sublimations des pulsions des enfants des deux sexes. Par introjection des paroles de l'adulte, des comportements de l'adulte qu'il observe et dont il est dépendant pour survivre, l'image inconsciente du corps (rappelons qu'elle est triple : basale, fonctionnelle et érogène) se structure depuis la première castration ombilicale, puis le sevrage, puis l'indépendance motrice. Elle se structure en informant le schéma corporel des dires parentaux en ce qu'ils limitent les initiatives de l'enfant (pré-Surmoi), parce qu'elles mettraient en danger la cohésion du sujet et de son corps, par laquelle se médiatise sa relation à son objet d'amour - mère, père, personne tutélaire. « Maman-Papa » ou « Papa-Maman », instance bicéphale en tant qu'objet familier à manipuler et, en tant que relation nuancée à chacun d'eux, à différemment flatter, selon le cas, mais toujours, fatalement, en projetant sur les deux son narcissisme à lui.

L'enfant, vers trois ans, selon l'initiation verbale et les exemples reçus, sait déjà son nom, son adresse, son appartenance familiale. Il sait s'auto-materner assez pour ne pas mourir de faim ou de froid s'il y a de quoi manger et se couvrir dans l'espace qui l'entoure, il sait prendre intérêt et plaisir à tout ce qui l'entoure sans trop de risques, et, s'il connaît cet espace où ses familiers l'ont introduit, il sait déjà se conduire, bref s'auto-paterner. Cet enfant, fille ou garçon, grandit désireux de s'identifier aux adultes tutélaires, parents et aînés. Et voici que son observation et son désir de savoir - pulsion fondamentale de tout être humain, qui lui fait, à propos de tout, chercher à quoi ça sert, comment c'est fait, comment ça fonctionne, et pourquoi - lui font découvrir clairement la différence sexuelle, surprenante découverte aussitôt référée au plaisir spécifique que cette région procure à être excitée. C'est bon, c'est agréable, pourquoi ? A quoi ça sert ? Et ce ne serait pas bien ? Pourquoi ?

« Parce que tu es trop petit, lui dit-on d'un air gêné, tu sauras quand tu seras grand. — Et quand je serai grand, je serai comme toi ? », dit le garçon à sa maman ou la fille à son papa. — Mais, ne dis pas de bêtises, lui répond-on, tu seras comme... tu seras... je ne sais pas. Parlons d'autre chose. »

Il y a donc quelque chose, mystérieusement, de mal, quelque chose de défendu à poser ces questions. C'est que les parents, adultes qui ont totalement oublié la manière de penser et de sentir de leur petite enfance (c'est ce que Freud a découvert et nommé le refoulement) se sentent mis en question au plus intime d'eux-mêmes ; et sont stupéfaits, presque gênés, d'avoir la révélation que leur enfant éprouve un plaisir qu'ils croyaient réservé aux adultes, en relation avec des émois qu'ils imaginaient liés à un sexe totalement développé, dans un corps aux caractères sexuels secondaires complètement apparents. Pour un adulte, le désir et l'amour avant la puberté sont impensables ; et la possibilité d'un orgasme sexuel encore plus. L'adulte interrogé pense donc qu'il est inutile de répondre à des questions qui lui semblent sans fondement. Mais l'enfant comprend la gêne des parents d'une façon tout à fait différente.

L'enfant qui voit que le sexe d'un autre est différent du sien a le fantasme qu'il s'agit d'une anomalie ou d'une mutilation : subie ? acceptée ? effectuée par les parents ? C'est ce fantasme même qui éveille parfois trop précocement l'enfant à sa génitalité. Les parents l'ont oublié. Mais la gêne que l'enfant constate chez l'adulte lui confirme que c'est sans doute eux qui ont fait ça sur lui ou sur l'autre, c'est eux qui l'ont voulu, et pourquoi donc ? D'où une angoisse tout à fait inutile, qui s'ajoute à la première angoisse d'éveil, inévitable et nécessaire, étant donné le mode de raisonnement du petit enfant jusque-là, soit dans sa logique des formes (pareil-pas pareil, grand-petit, plus-moins, bon-mauvais, possible-impossible), soit dans sa logique des fonctionnements de son corps, toujours accompagnés d'appréciations des personnes tutélaires (il est beau ou laid, il a bien ou mal mangé, il a été bien malade, comme te voilà fait, etc.).

L'inconvénient des non-réponses ou des réponses inadéquates aux questions de l'enfant concernant le sexe est donc de confirmer son hypothèse : ce sont les parents qui ont coupé quelque chose ou manigancé ça. Opinion d'autant plus crédible pour l'enfant lorsqu'il est témoin de disputes entre des parents qui ne peuvent plus accorder leur désir sexuel et leur amour. Il y a un malentendu inhérent à l'âge respectif du questionneur et du répondeur ; mais il y a aussi un non-entendable dans certaines questions des enfants, parce qu'elles touchent au plus profond de la souffrance affective et psychique des adultes, c'est-à-dire à leurs propres angoisses de castration et à leurs épreuves actuelles d'impuissance.

Dans la plupart des cas - qui vont évoluer sainement du fait d'un entourage éducatif permettant à l'enfant l'intelligence de ce qu'il observe, et aimant l'enfant en tant que futur homme ou future femme -, l'acceptation de la castration primaire entraîne pour l'enfant des deux sexes la valorisation du pénis en tant que forme belle et désirable. Cette belle forme du pénis s'inscrit dans la continuité de la belle forme du sein. Pour la fille, c'est secondairement et après réflexion qu'elle admet comme plus valable pour son corps de ne pas avoir de pénis pour faire pipi : puisque, d'une part, elle peut faire pipi (non pas debout, certes, mais elle peut très bien) ; et que, d'autre part, en cherchant bien dans la région avec l'idée que peut-être elle en a eu un ou qu'il poussera, elle a découvert le clitoris, et qu'après tout il lui donne bien des satisfactions ; et puis qu'enfin, ayant appris que sa mère et les femmes faites comme elle sont contentes, elle en conclut que c'est la condition pour devenir maman, pour avoir ou faire des bébés (concevoir n'est pas encore pensable) et plaire aux papas.

Alors, va pour n'avoir pas de pénis! Acceptons ce trou et ce bouton (le vagin et le clitoris), comme elles les nomment. Et puis il y a ces deux autres boutons à la poitrine. «Quand donc ça deviendra-t-il des seins pour donner à téter à mes bébés?» Voilà une question de fille. Qui conforte l'image du corps de la fille, image inconsciente, et conforte la fille consciemment à accepter son schéma corporel. Elle accepte plus facilement que le garçon la castration uro-anale, c'est-à-dire le renoncement au plaisir érotique avec l'objet excrémentiel. La continence sphinctérienne est suivie de la sublimation des pulsions tactiles dans l'adresse manuelle, telle que l'enfant la voit chez les femmes habiles au foyer. De même, le plaisir moteur musculaire se déplace beaucoup plus vite chez les filles que chez les garçons, du narcissisme du péristaltisme érogène et de la manipulation du corps dans la région vulvaire, sur le plaisir procuré par les besognes pseudo-ménagères d'entretien de la maison, d'entretien des poupées, substituts d'enfants, et sur la propreté de son corps, l'ordonnance de sa coiffure, sur sa mise, bref sur la coquetterie, le souci de ses robes, le goût des plis, des boutons, poches, rubans, nœuds...

Observons les enfants de cet âge qui passent bien cette période. La langue bien pendue, les filles dénient aux garçons la valeur de leur pénis, sans trop y croire, heureuses, quand elles le peuvent, de les voir «faire pipi», de les contempler «forts» quand ils se battent, mais : «C'est pas vous, c'est nous, les filles, qu'on sera des mamans, et qu'on aura les bébés!» D'où le jeu à la poupée, classiquement un jeu de fille, du moins considéré comme tel, alors que c'est jeu de fille, en effet, mais jeu érotique à l'égard d'enfant fétiche phallique anal, comme pour le garçon le jeu des petites voitures : déplacement de l'objet partiel excrémentiel sur un objet fétiche ano-urétral qu'il conduit lui-même, dont il est maître, qu'il chérit. De même que les jeux avec les armes correspondent au déplacement du fétichisme de l'objet partiel pénien, quand l'enfant a accepté la maîtrise de la continence. Comme nous le voyons, la petite fille a des jeux de déplacement d'objet partiel anal où elle s'exerce à la maternité, et le petit garçon des jeux de déplacement d'objet sexuel partiel anal et urétral (interne et externe - le pénis) où il exprime sa virilité en devenir. Le garçon n'éprouve une déconvenue devant cette soi-disant supériorité des filles qui n'ont pas le pénis, mais auront des bébés, que si on ne lui enseigne pas, en même temps qu'aux fillettes qui croient ainsi triompher de sa soi-disant supériorité dans la différence sexuelle apparente, qu'une femme ne peut avoir d'enfant qu'à la condition qu'un homme, le père de l'enfant, donne, dans l'union sexuelle, à la femme la possibilité de le concevoir.

C'est à ce moment-là qu'il doit être révélé en paroles que le père et la mère sont autant impliqués et responsables l'un que l'autre dans la fécondité, c'est-à-dire dans la conception de l'enfant. Tout enfant de trois ans et plus, quand il pose la question du «A quoi ça sert, le sexe?», doit entendre clairement dit ce qui fera la fécondité des humains, c'est-à-dire la responsabilité humaine de la paternité et de la maternité dans l'union des sexes. Cela est très possible, et les parents en difficultés pour ces réponses peuvent le faire après en avoir parlé avec des psychanalystes. Lorsque l'enfant ne connaît pas son géniteur, plus rarement sa génitrice, qu'il est élevé par un parent resté seul, ou avec l'aide compagnonne d'un ou d'une remplaçante, il est beaucoup plus difficile aux parents de répondre. Et pourtant c'est indispensable.

Répondre clairement la vérité se traduit par une allusion implicite ou, mieux, explicite, à l'union sexuelle des géniteurs, acte délibéré ou non, au cours duquel l'enfant a été conçu, et souvent à l'insu du désir conscient ou du jouir des géniteurs. Tout enfant connaît quelque chose du plaisir sexuel et il est sensible à la façon dont les adultes, sans le nommer, se réfèrent, en même temps qu'à sa conception, à leur amour réciproque, à leur plaisir à eux, ou à leur non-plaisir. Le temps écoulé entre la conception et la naissance, qui donne son emphase au rôle maternel, donne aussi aux parents la possibilité de délivrer à l'enfant son statut de sujet. C'est lui qui, une fois conçu, a chaque jour assumé sa part dans la symbiose fœto-maternelle. Cette réponse claire concernant la conception ouvre aux dires véridiques de l'adulte sur le plaisir sexuel, qui n'est pas forcément toujours au service de la fécondité. Si cette vérité n'est pas dite aux enfants, ces innocents s'imaginent l'acte sexuel comme strictement fonctionnel, animal, zoologique, «opérationnel». «Vous l'avez fait deux fois» (s'il y a deux enfants). Et les voilà induits à une incompréhension totale et croissante, en grandissant, de leurs émois sentimentaux et des désirs éprouvés dans leur corps, à l'évocation et/ou à la rencontre de ceux ou de celles qu'ils désirent et aiment.

Que la venue au monde d'un enfant soit affaire de désir et de plaisir réciproques de sujets qui se recherchent, se parlent et, dans la rencontre concertée, ont appelé à eux l'être qu'ils ont conçu, en le sachant ou non (en l'espérant ou en voulant l'éviter), c'est cela qui, dit avec des paroles que l'enfant perçoit comme véridiques, lui révèle l'humanisation de la sexualité génitale, langage de vie et non pas seulement processus fonctionnel.

La filiation et la parentalité responsables de cet enfant, encore faut-il lui en parler, donnent son sens fondamental à sa vie telle qu'elle s'est inaugurée : facile, difficile ou impossible à assumer par ses géniteurs. Et cette vérité parlée l'humanise définitivement, par rapport à ce qu'il a pu voir et savoir concernant le rut, les saillies, la maternité chez les mammifères, chez les oiseaux, et ce qu'il y a chez eux de compagnonnage parental. Généralement, on n'explique pas clairement aux enfants la fécondation chez les animaux. Si, de nos jours, on ne se dérobe pas à les renseigner sur la technologie de la fécondation et de la mise bas, la plupart du temps, c'est avec des mots ambigus : par exemple, la saillie pour l'insémination d'un animal domestique est appelée «mariage», le rut instinctif et saisonnier des animaux est verbalisé en termes de désir et d'amour, comme s'il s'agissait d'humains.

Sans une explication verbale de la responsabilité de la conception et de l'élevage du nourrisson, puis de l'éducation de l'enfant, par le géniteur ou par un remplaçant paternant, par la génitrice ou par une remplaçante nourrice, l'enfant ne peut comprendre le vocabulaire de la parenté, notamment le vocabulaire relationnel entre les adultes familiers et lui. *C'est la connaissance de l'union sexuelle qui lui fait comprendre le sens symbolique des mots de la parentalité de corps, de la parentalité affective ou de cœur, et de la parentalité sociale,* c'est-à-dire la nomination par un patronyme légal, inscrit à l'état civil, à la mairie, patronyme que l'enfant porte toute sa vie. La différenciation de ces acceptions du terme de parentalité - acception paternelle et maternelle, charnelle, affective, légale - ouvre l'enfant à l'intelligence des relations symboliques.

On me dira que l'enfant entre trois et quatre ans ne comprend rien à tout cela. Ce n'est pas vrai du tout ; il en intuitionne le sens, si les mots cernent une réalité expérimentée par lui ; des mots justes pour l'adulte, et ressentis justes par lui, c'est ce qui le construit comme humain. Il a besoin de savoir que son père a été, comme lui, conçu par l'union sexuelle d'un homme avec sa grand-mère paternelle, et que l'homme qui a donné son nom à son père est son grand-père paternel. Ses oncles et tantes paternels ont été conçus, eux aussi, par le même homme ou, en tout cas, c'est le même homme, le grand-père paternel, qui leur a donné son nom et qui s'est montré, devant la Loi, responsable d'eux, à travers leur mère, son épouse, qui est pour lui la grand-mère paternelle. De même, il a besoin de savoir que sa mère a été conçue du grand-père maternel et de la grand-mère maternelle, celle qu'il connaît, ou d'une autre dont sa mère lui parle. Ses oncles et ses tantes du côté maternel le sont parce qu'ils sont frères et sœurs de sa mère, ce qui veut dire qu'ils sont nés de la même mère que sa mère, ou du même père que sa mère, ou bien de l'union sexuelle de ce même grand-père avec cette même grand-mère. Il comprend alors que ses oncles et tantes sont plus jeunes ou plus âgés que sa mère. Il est leur neveu ou leur nièce, leurs enfants sont ses cousins ou cousines ; de même, du côté de la lignée paternelle. Et si, quelle qu'en soit la raison, il n'a pas de parenté légale du côté de l'un ou de l'autre de ses parents, l'explication véridique doit lui en être donnée. Cette explication du vocabulaire de la parenté n'a pas de sens si l'union sexuelle n'est pas dite comme origine de la naissance et de la filiation de l'enfant, assumée par qui lui a donné son nom, puis l'a élevé ou non.

Le petit garçon - qui jouit déjà dans son image du corps de sa valeur érotique pénienne, et de l'image fonctionnelle ano-urétrale de l'excrémentation, et de la masturbation, en partie sublimées sur des objets ludiques et utilitaires à maîtriser, et qui s'y narcissise garçonnier - est ainsi éveillé à la conscience non seulement de ce qu'est le plaisir qu'il aura en tant qu'homme dans l'union sexuelle qui fait des amants, mais aussi de ce que sera sa valeur sociale de compagnon, peut-être de mari d'une femme qu'il aimera ; et surtout de la valeur procréatrice de son père et de son grand-père qui, jusque-là, n'étaient vus que comme des satellites, compagnons, complices, comparses, agréables ou non, de la mère ou de la grand-mère. Tout garçon qui ne se connaît pas de père n'a de cesse de savoir de qui sa mère l'a conçu. J'ai vu bien des enfants de mère célibataire manifester de nombreux et divers troubles du comportement à la suite de non-réponses à une question implicite ou indirectement explicite concernant leur père : « Tu n'as pas besoin d'en avoir, est-ce que nous ne sommes pas heureux ? » « N'as-tu pas ton papi, ton tonton, ta grand-mère ? » Tels sont les propos qu'un enfant entend lorsqu'il pose la question, à peine indirecte : « Pourquoi les autres enfants, ils ont un papa ? » Voici un enfant métis, par exemple, aux cheveux frisés comme un Africain, et dont la mère était blonde ; comme il se plaignait à elle des questions de ses camarades sur la couleur de sa peau, elle répondit : « Tu es bronzé depuis tes vacances à la montagne, c'est tout. — Et pourquoi ils m'appellent négro ? » La mère ne trouva rien d'autre à dire que : « C'est des malappris, c'est des malpolis. »

Lorsque ces enfants ne sont pas trop âgés encore, entre trois et cinq ans, ou même un peu plus, mais que c'est cela, leur problème, celui de leur génitude[1], ils peuvent être rétablis dans l'ordre d'un comportement humanisé par une réponse vraie de leur mère. Il est parfois nécessaire qu'elle travaille avec un psychanalyste à comprendre ce dont il s'agit, pour pouvoir dire cette vérité avec les mots les plus simples. C'est cela que l'enfant a besoin de connaître et, de question en réponse, de comprendre. Et c'est cela qui lui donne les bases saines pour la retrouvaille de ce que je ne sais pas nommer autrement que son ordre. Mais il n'est pas indispensable d'aller voir un psychanalyste pour cela. Toute mère pourrait, si elle savait que c'est très important, répondre à son enfant. Dans de nombreux cas semblables, je n'ai vu que la mère. Dans certains cas, il a été inutile de mêler une tierce personne, le psychanalyste, au travail d'information humanisante de l'enfant. La mère pouvait y suffire, dès lors qu'elle avait compris ses résistances. Mais la vérité sur sa génitude peut aussi être dite par le grand-père, par toute personne qui aime bien l'enfant et qui connaît son histoire et qui peut ainsi la lui raconter avec respect pour l'union sexuelle dont il est issu, sans blâmer ni l'un ni l'autre de ses géniteurs. Il est nécessaire de dire la réalité des faits et, si possible, d'apporter des précisions sur le nom de famille, sur la famille même du géniteur, sur les raisons qui ont fait s'unir, puis se séparer, les parents. Cet être humain, l'enfant, il est lui-même à l'origine de sa propre vie : c'est son désir qui l'a fait s'incarner, qui l'a fait au jour le jour rester dans la matrice, avec cette femme heureuse ou en difficulté de le porter. Tout cela, son corps l'a vécu, et tout peut donc être parlé pour que tout soit humanisé, que rien ne reste dans une pseudo-animalité et organicité, car *rien n'est seulement organique chez l'être humain, tout est aussi symbolique.* Lorsque les enfants apprennent la vérité de l'union sexuelle de leurs parents qui est à l'origine de leur vie, c'est là une éclosion pour leur intelligence, renforcée par la connaissance de leur filiation, et qui leur permet de donner sens aux sentiments qu'ils portent à leur mère,

1. J'entends par là à la fois les puissances physiques de la procréation et la prise en responsabilité du désir.

à leur père et à leurs deux lignées, s'ils ont la chance de les avoir. Mais il s'agit pour une mentalité d'enfant d'un désir qui n'est encore que verbalement génital. La responsabilité, acceptée ou fuie, de ses parents, à l'assumer partiellement, totalement ou pas du tout en le mettant au monde, cela, il ne peut pas encore le comprendre et, d'ailleurs, il n'y a pas de discours moral à lui tenir actuellement sur les faits véridiques de son histoire. Être papa ou maman est pour l'enfant une représentation fonctionnelle et sans doute érotique, mais ce sont pour lui des fonctions de zones érogènes partielles du corps, dont le plaisir supposé est de l'ordre de celui qu'il se procure par la masturbation, avec en plus des fantasmes de bonheur à deux, le garçon avec sa mère ou une princesse, la fille avec son père ou un Prince Charmant, mais sans l'ombre d'une rivalité. Ce n'est pas encore l'Œdipe. Que l'enfant ne comprenne pas ce qu'il en est de la responsabilité et de la mutation narcissique qu'implique la maternité et la paternité pour ses parents n'est pas, pour lui, en contradiction avec ce qu'il croit être leur bonheur à sa naissance : ils sont contents de l'« avoir », et de jouer à son égard le « rôle » de papa et de maman. Pour lui, arrimé à sa propre vie, il va de soi qu'amour et joie vont de pair avec « avoir » un enfant ; et avoir un enfant confère dans son esprit un « pouvoir discrétionnaire ». Et ce dernier, pour lui, est tout à fait compatible avec l'affection qu'il leur porte quand il est jeune, quel que soit le comportement de ses parents.

Mais, me dira-t-on, si les conditions émotionnelles de la naissance de l'enfant ont été malheureuses, voire catastrophiques, faut-il le lui dire ? Bien sûr, puisqu'il y a survécu. Puisque l'enfant est là, après les épreuves de sa mère, de son père, de la famille, de lui-même, c'est que ces épreuves ont été compatibles avec sa survie, donc dynamiquement positives pour lui, et elles font partie de ce qui est à dire en paroles, en le félicitant d'avoir dépassé tout cela. Le bien le plus précieux, c'est la vie, et il est en vie. Se prendre en charge soi-même se fait avec les paroles d'autrui qui délivrent le sens et la force du désir, par la vérité dite sur les difficultés qu'il a rencontrées.

Mais, diront encore tant de parents, si les enfants savent le soi-disant secret de leur conception, ils vont sans cesse jouer avec leur sexe ou encore raconter à n'importe qui la vérité d'une filiation ignorée des personnes de l'entourage. Cela, ce sont des pensées d'adultes, ce n'est pas vrai du tout. C'est même justement le contraire. L'enfant, apaisé sur les questions qu'il s'est posées, entre dans une période d'intelligence de la relation triangulaire et de la vie dans son ensemble qui le conduit au complexe d'Œdipe. Et celui-ci ne consiste pas, comme peuvent le penser les parents, à jouer sans arrêt avec son sexe.

D'autres parents, encore, disent : « Si je renseigne mon enfant, il le répétera aux autres enfants, et qu'est-ce qu'on pensera de moi ? » Toujours cette question des parents qui pensent qu'il est mal qu'un enfant connaisse l'origine de sa vie dans le désir et dans l'amour de ses parents ! Puisqu'il est là, il représente une union sexuelle, et pourquoi n'a-t-il pas le droit de le savoir avec des mots, puisque c'est cette vérité qui l'a construit ce qu'il est ? « Mais si, à l'école, il va en parler... »

Parlons donc de *l'école à trois ans* et de *son rôle.* Dans son fonctionnement, l'hygiène des soins que l'enfant doit apprendre à connaître pour s'occuper de lui-même pourrait être donnée dans les classes, les grandes maternelles, puis reprises dans les classes primaires. Il en serait de même concernant le sexe masculin et féminin, et le rôle de désir assumé, conformément aux lois : sans pour cela dédaigner l'existence de désirs que les enfants parlent, qui ne sont pas dans la Loi, que certains adultes réalisent aussi et qui les font tomber sous le coup de la Loi, qui les font mettre en prison : les désirs interdits de cannibalisme, de meurtre, de vol, de nuisance, d'exhibitionnisme, de viol, ce sont justement les interdits doublant les castrations orales et anales que ces adultes ont transgressés. L'école devrait enseigner aux enfants la discrimination entre les besoins qui sont irrépressibles et les désirs qui sont maîtrisables, et que c'est cette distinction qui spécifie les êtres humains par rapport aux animaux. *La vie sociale des humains implique la maîtrise des désirs selon la Loi, la même pour tous ;* et, à partir de trois ou quatre ans, que l'on ne puisse pas se marier avec son père ou avec sa mère, entre frères et sœurs, peut être tout à fait dit à l'école, en même temps que les enfants jouent et continuent à fantasmer, car le complexe d'Œdipe se vit et se résout en fantasmes, soutenu par le savoir conscient de sa prohibition dans la réalité. *La seule loi commune à toute l'espèce humaine, et l'école n'en parle jamais, c'est l'interdit de l'inceste, homosexuel et hétérosexuel.* Il devrait être enseigné aux enfants à l'école que cet interdit s'applique aussi bien à leur désir vis-à-vis de leurs parents qu'à celui de leurs parents vis-à-vis d'eux, ainsi qu'à l'interdit des rapports sexuels dans la fratrie.

Toutes les autres lois concernant la sexualité génitale, c'est-à-dire les règles de validation et d'invalidation du mariage et celles concernant la reconnaissance légale des enfants nés d'une union hors mariage, de même que ce qui concerne les divorces, la garde des enfants, la pension alimentaire, toutes ces choses dont ils entendent souvent parler ou qui les concernent directement, obéissent à des lois différentes selon les pays. Les enfants devraient, à l'école, être mis au courant de tout cela au moment où ça les intéresse, c'est-à-dire entre cinq et huit ans.

Et puis il y a dans les écoles de France, maintenant, le problème posé par les fêtes des Mères et des Pères. Quelles horreurs les enfants n'ont-ils pas à vivre, à l'occasion de ces fêtes! Les enfants ont pour leur mère et pour leur père des sentiments intimes qui ne peuvent absolument pas coïncider avec les mièvreries qui leur sont dites en classe à ce sujet. La «maman chérie», Dieu sait que ces mots-là, dans certaines familles, sont tout à fait hors de propos (parce que la mère est malade, dépressive, partie, a abandonné le foyer, est morte ou... que sais-je encore) : que font tous ces pauvres enfants avec ces fêtes des Mères qui ne font qu'enclaver le problème, alors qu'à cette occasion, justement, et en la préparant, ce pourrait être la fête de l'enfant lui-même, de son désir d'être né de l'union sexuelle de ses parents, qui a eu un sens, et qui en aura toujours un, le sens de son désir de vivre qui le relie à deux lignées à travers ceux qui l'ont conçu. Certains enfants disent en classe : «Mais moi, j'ai trois papas. — C'est vrai, peut répondre la maîtresse, il y en a qui ont trois papas, mais chacun d'entre nous n'a qu'un seul père de naissance et qu'une seule mère de naissance. On peut avoir trente-six papas, ce sont les compagnons de la maman; ils peuvent changer, mais chacun de nous a un seul père, celui qui a donné le germe de vie à notre mère qui nous a portés des mois avant notre naissance. Nous avons tous été conçus par notre père et notre mère à l'occasion de leur union sexuelle. Certains parents s'aiment longtemps ou toute la vie, d'autres se séparent ou divorcent, mais cela ne change pas leur parenté à leur enfant. »

Voilà ce que devrait être l'enseignement de l'école, si elle a visée d'éducation. La vérité pourrait être dite à tous les enfants. Tous les enfants, de nos jours, entendent parler à la radio, à la télévision, des lois concernant l'avortement. Ils entendent leurs mères parler de la pilule, de moyens anticonceptionnels. Pourquoi ne peuvent-ils pas poser ces questions? Et pourquoi la maîtresse ou le maître ne leur répondraient-ils pas? Tout naturellement, comme on devrait le faire en famille. Et le vocabulaire de la parenté se mettrait par là à prendre sens. Qu'est-ce qu'une mère, qu'est-ce qu'un père? Qu'est-ce qu'un oncle, qu'est-ce qu'une tante, un grand-père, une grand-mère? Comment est-ce que cela peut être expliqué, si l'enfant n'est pas informé de la génitude et de l'union sexuelle qui fait que ses ancêtres sont les parents de ses grands-parents, ses grands-parents les parents de ses parents, et lui le point focal de la rencontre entre deux lignées qui, à travers lui, se continueront peut-être?

La représentation type d'un arbre généalogique à l'école serait déjà des plus intéressantes pour tous, et inviterait chacun à y travailler avec son père, sa mère, ses frères et sœurs aînés, s'il en a, ses grands-parents. On donne bien aux enfants d'horribles pochoirs avec des dessins à remplir de couleurs. Pourquoi, dans les classes primaires, ne leur donne-t-on pas le schéma d'un arbre généalogique? Ceux qui sont issus de familles de provinces différentes, voire de pays différents, seraient très intéressés d'entendre leurs parents leur parler, et le maître parler avec eux, des mœurs différentes de leurs grands-parents et collatéraux parentaux, suivant les régions dont ils sont issus. S'ils sont d'ethnies différentes, et il y en a de plus en plus dans les écoles françaises avec l'immigration, leur faire prendre conscience de l'origine de leurs familles, en regardant la carte de géographie et en parlant des mœurs, des habitudes, du climat, des familles dont ils sont issus ; familles peut-être différentes, du côté de leur père et du côté de leur mère, quand ils se sont connus en France : tout cela, pour moi, c'est le travail de l'école, depuis que l'on sait, avec la psychanalyse, que *c'est la façon dont l'adulte crédible répond aux questions de l'enfant, explicitement apparues entre trois et cinq ans, qui détermine l'ouverture ou non d'une intelligence humaine, je veux dire d'une intelligence liée à la loi sociale.* Auparavant, l'intelligence de l'enfant s'emploie dans la ruse, par défaut de connaître la Loi pour tous.

Lorsqu'il ne lui a pas été répondu aux questions sur sa vie, sa génitude, l'enfant ne pose plus de questions, du moins en famille. On doit les soulever à nouveau quand il arrive à l'école, pour l'éclairer, lui répondre et faire de lui non un chiot anonyme de l'espèce humaine, mais un sujet à qui la responsabilité de son histoire et de son désir est rendue, en même temps qu'est reconnu son désir dans ses visées masculines et féminines lointaines, « quand je serai grand », avec les lois de ce désir dans les sociétés humaines, et particulièrement dans celle dont il fait partie.

Si je parle du rôle de l'école dans l'information et l'éducation sur la génitude et la sexualité des enfants, c'est parce que les enfants entrent de plus en plus tôt dans la vie sociale, à la crèche, puis à l'école, et que, là, tout ce qui n'a pas pu se faire en famille peut être pallié. Or, nous voyons de pauvres petits arriver sans même savoir de qui ils sont les enfants, sans même savoir comment, par qui, pour qui leur vie et leur survie ont sens, sans connaître le sens des mots qu'ils emploient : grand-père, grand-mère, mère, père, tonton, tata, frère, sœur, etc. C'est le rôle de l'école de leur donner le sens du vocabulaire, et *l'éducation sexuelle consiste finalement à expliciter le vocabulaire de la parenté.* Depuis Freud, nous savons que c'est au cours des stades prégénitaux, c'est-à-dire avant l'entrée dans la castration primaire qui est la découverte des sexes, que se préparent les psychoses ; et que la réponse à la question de la sexuation de chaque enfant est l'une des plus importantes pour qu'il puisse aimer, soigner et respecter son corps, aimer la vie qui est la sienne, et se prendre en charge lui-même dans la famille qui l'élève, que ce soit la sienne ou pas.

L'enfant vit chaque étape de sa vie selon les mots qui lui en explicitent clairement les épreuves. Chaque étape est, de surcroît, vécue selon la façon dont l'étape précédente a été vécue et dépassée. Les enfants d'aujourd'hui, surtout dans les villes, sont si peu élevés par leurs parents que ce rôle éducatif incombe de plus en plus aux enseignants. D'ailleurs, l'Instruction publique n'est-elle pas devenue Éducation nationale ?

La castration primaire, c'est-à-dire la découverte par l'enfant de son sexe et de ce qu'il n'appartient qu'à ce sexe et de ce que ça signifie pour l'avenir, peut être complètement ratée quant à ses effets symboligènes, du fait du manque d'information, des gronderies, des fins de non-recevoir, dont s'accompagnent réponses ou réactions des adultes aux questions que l'enfant soulève à propos de ce qu'il a observé, entendu dire, ressenti.

A l'école, toutes les questions des enfants devraient être valables. Bien des écoles ont compris cela, en aidant les enfants à observer les êtres vivants et à les soigner : vie des végétaux, croissance des graines, soins à de petits animaux dont ils prennent la responsabilité en classe. Tout cela est très bien, mais ce n'est pas une éducation à leur propre vie, suffisante pour la comprendre et la connaître. L'extraordinaire, pour un enfant, quand il découvre la différence sexuelle et quand elle lui est expliquée, c'est que c'est la première fois qu'il rencontre une loi qui ne dépend ni de ses parents ni des adultes, une loi qui est un fait de nature et qui vient, pour certains, bouleverser leur monde. Cela a un effet symboligène de valorisation de leur personne, mais peut avoir aussi des effets contradictoires. Dans ce cas-là, il est important que l'école puisse aider l'enfant à remonter le handicap qui marque son sexe selon les dires, ou les valeurs inculquées en famille. Lui-même parfois, cet enfant, garçon ou fille, voudrait être de l'autre sexe pour des raisons qu'il sait et qu'il pourrait dire, et qu'il ne se gêne pas de dire lorsque quelqu'un veut bien l'écouter. Plus je réfléchis à la question de la prévention des psychoses des enfants encore sains de comportement vers deux ans, et des névroses chez ceux pour qui se développent des difficultés à partir de l'âge scolaire, plus je me dis que c'est le rôle informateur et éducatif de l'école relatif aux questions concernant le corps et le sexe des enfants qui n'est pas au point, maintenant que les enfants fréquentent si tôt la société, ont de plus en plus rarement des familles étendues, et ont si peu de temps pour parler avec leurs parents. Par ailleurs, tout ce qu'ils entendent et voient dans les *mass media,* à la télé, ajoute à la confusion de ce qu'ils ressentent : émois passionnels menant à des conduites meurtrières, relations amoureuses exhibitionnistes de couples. Tout cela, concernant les relations de leurs parents et leur propre existence, ajoute des images aux questions qu'ils se posent. L'école doit changer, l'école doit répondre par un vocabulaire précis à toutes les questions de l'enfant, notamment : « Pourquoi tel enfant porte-t-il le nom de jeune fille de sa mère, ou le nom de son père géniteur qui n'est pas le même que celui de sa mère ou d'un de ses frères, ou celui d'un amant de sa mère, devenu le mari de celle-ci, qui l'a reconnu mais qui n'est pas son père ? » Tout ceci devrait être explicité à l'école, puisque c'est à l'école que tout ceci se révèle à lui. Au moment de l'appel, combien d'enfants entendent pour la première fois un nom qu'ils ignoraient et qui est pourtant celui de leur état civil[1] !

1. Le désir d'en savoir plus sur son origine par réponse verbale véridique des responsables actuels de sa survie (ses parents tutélaires), est le signe de l'intelligence d'un enfant. Bafouer ce désir, se dérober à y répondre, prohiber ce questionnement comme incongru, ou tromper l'enfant en y répondant dans les termes du fonctionnement physiologique d'une mère parturiente, c'est abêtir cet homme ou cette femme en devenir qu'est l'enfant qui questionne sur sa vie, dont - à ses yeux - les adultes ont le secret. C'est le désir d'alliance charnelle entre un homme et une femme, ses géniteurs, qu'ils fussent ou non prêts à en assumer la suite, la vie d'un nouvel humain conçu de leur union sexuelle, c'est cela qui est à dire à l'enfant qui questionne mère ou père, ou tout adulte, sur son origine. C'est la triangulaire alliance des désirs de père, mère et enfant - fille ou garçon - que les paroles de l'adulte doivent signifier, révélant ainsi à l'enfant sa part propre de désir : à être conçu, puis à naître, et depuis lors à survivre.

COMPLEXE D'ŒDIPE ET CASTRATION GÉNITALE ŒDIPIENNE (INTERDICTION DE L'INCESTE)

La période qui suit le moment où les enfants ont découvert leur appartenance à un sexe est la période dans laquelle ils entrent dans ce qu'en psychanalyse on appelle le complexe d'Œdipe[1]. Dès que l'enfant a la connaissance de cette définitive appartenance à un seul sexe, l'image de son corps change pour lui ; elle n'est plus inconsciente, elle est consciemment celle qui doit s'accorder dans la réalité à un corps qui sera plus tard celui d'une femme ou celui d'un homme. Quant au sujet, et au désir qu'il a concernant cet avenir, c'est un désir d'identification à l'être qu'il aime le plus à ce moment de sa vie. Et c'est pour cela qu'il est si important, de par sa fonction - tenue ou pas - d'initiateur à la Loi, comme j'espère l'avoir montré en détail, qu'il ait été répondu à l'enfant concernant le rôle de son père dans sa conception, puis à sa naissance : rôle selon la nature dans l'union sexuelle, rôle selon la Loi dans la reconnaissance de l'enfant devant l'état civil, et rôle affectif dans la prise en charge de l'enfant. Le père lui a donné ou non son nom, il a aidé ou non la mère à l'élever. L'enfant peut ou non compter sur lui pour le guider, l'aider à devenir un homme ou une femme adulte.

A défaut de son géniteur, un autre homme, compagnon de sa mère, peut lui servir de père tutélaire. A partir de l'entrée dans l'Œdipe se développe chez l'enfant une vision de soi dans le monde où sa vie imaginaire est dominée par sa relation actuelle à ses deux parents, en tant qu'elle est liée au projet - qu'il caresse - de son avenir adulte, selon son sexe, séduisant et réussi. L'Œdipe peut être soit sainement conflictuel, soit

1. Cf. ici le chapitre sur le complexe d'Œdipe dans *Au jeu du désir, op. cit.*

pathologiquement conflictuel du fait de la déréliction d'appartenir au sexe qui est le sien. Cela peut se passer quand la mère n'a pas pu ou pas voulu dire la vérité sur la filiation de l'enfant, fille ou garçon. Mais cela peut se passer aussi si des drames continuels entre les parents obligent l'enfant à souffrir pour sa mère de l'attitude du père, à méjuger son père, ou l'inverse. On dira : que peut-on changer dans la vie d'un enfant qui a le malheur d'être dans un couple boiteux, d'être élevé par un homme ou une femme célibataire, ou des parents divorcés, etc. ? Il y a beaucoup à faire, en mettant des mots justes sur la situation de fait, et en aidant l'enfant à dire ce qu'il croit coupable d'entendre, à dire ce qu'il croit coupable de penser ; car un enfant pense toujours des choses positives concernant son père et sa mère, même s'il pense des choses négatives, même s'il a des preuves visibles de leur mésentente et qu'il souffre de l'attitude éducative, parfois terrible à supporter, de certains parents. Leurs enfants trouvent toujours de quoi les excuser. L'important, puisque l'enfant vit, c'est de le soutenir, de l'aider à se prendre en charge et à parler sans honte de ce qui se passe. Ce n'est pas commode, ou pas agréable. Ses parents lui font problème ; mais, pour pouvoir continuer à se développer dans l'ordre de sa génitude, il doit être soutenu, dans l'effort pour garder confiance en lui en tant que leur fils ou fille. C'est ce que j'appelle en psychanalyse « soutenir le narcissisme de cet enfant », son narcissisme primaire, le goût de vivre, et son narcissisme secondaire, son intérêt pour lui-même, comme allant-devenant adulte dans le sexe qui est le sien : soit en prenant modèle sur les personnes qu'il connaît, soit en sachant que, même avec des modèles qu'il ne voudrait pas imiter, il y a en lui un désir qui recherche un modèle pour devenir adulte du sexe qui est le sien.

Supposons que l'enfant soit dans des conditions suffisantes d'entente du couple parental pour continuer son évolution. Il y a une différence entre la fille et le garçon à ce moment-là. Le garçon veut s'identifier à son père, comme la fille d'ailleurs. Chacun veut faire comme les deux parents. Mais le garçon, qui a l'initiative sexuelle du fait de son intuition virile, décide qu'il veut épouser Maman. La fille aussi, au moment où elle va entrer dans l'Œdipe, dit vouloir se marier avec sa mère. C'est qu'elle croit encore que la mère produit digestivement les enfants et que, si elle se fait aimer de sa mère, celle-ci lui donnera, en tout ou en partie, ce que son mari lui a donné à elle, c'est-à-dire de quoi avoir des enfants ; car, pour elle, dans ses fantasmes, la conception et la parturition sont choses exclusivement féminines et ont encore quelque chose de magique. De quoi faire un bébé anal, voilà ce qu'elle voudrait recevoir de l'adulte aimé, homme ou femme. Papa, s'il est à la maison, de toute façon, serait et resterait le papa, d'elle-même et de ses enfants. Le garçon est beaucoup plus directement dans l'Œdipe. S'il estime son père et s'il sent que sa mère estime son père, il est fier de son père, il veut devenir semblable à lui, il cherche à s'identifier totalement à lui et, naturellement, à avoir les prérogatives que son père a dans l'intimité avec sa mère. C'est là que *le père peut et doit donner à son fils ce que nous appelons, en psychanalyse, la castration* ; lui déclarer : « Il est impossible à jamais qu'un fils aime sa mère comme un autre homme l'aime. Ce n'est pas parce que tu es petit et moi grand, c'est parce que tu es son fils et que jamais un fils et sa mère ne peuvent vivre l'union sexuelle et engendrer des enfants. »

Le garçon.

Quelle image du corps est en jeu pour l'enfant qui entre dans l'Œdipe ? Parlons du garçon. Les pulsions génitales actives, dont on a vu qu'elles s'enracinent dans l'urétral, restent des pulsions partielles péniennes, à sens centrifuge en direction de l'objet du désir. Ce sont ces pulsions que le garçon transpose sur les objets partiels représentant eux-mêmes des images partielles de son corps, le sexe pénien en particulier, qu'il déplace sur tous les instruments percutants, les armes destinées à l'attaque, à l'agression pénétrante, dans des jeux balistiques, dans des actions sadiques, de crevaison, de visée des filles, soi-disant pour les tuer. Il y projette, c'est le cas de le dire, soit son désir de lancer un liquide meurtrier (les excréments sont appréhendés comme mauvais, en tant qu'ils sont rejetés par le corps), soit son désir de lancer de quoi faire des bébés, depuis qu'il sait que c'est ce qui se passera un jour dans la vie, qu'il le sait par dire d'adultes ou de camarades d'école plus âgés. Cette alternative n'est en rien contradictoire. Les enfants qui jouent à tuer veulent absolument qu'on ressuscite aussitôt après. C'est «pour de dire», c'est «pour de rire»; les pulsions, en fantasmes, ce n'est pas «pour la réalité»[1]. Et puis, il entend parler de la naissance d'un bébé : d'où est-il venu? Et la mort? Elle touche des gens de l'entourage de l'enfant. Où allons-nous? La vie et la mort, c'est la question la plus importante pour l'enfant, quand il est en pleine période œdipienne. Il va renoncer alors à ses jeux agressifs péniens, du moins à ceux qui ne sont pas réglementés dans des jeux quasi sociaux. Et ce grâce à l'interdit de l'inceste, qui doit être dit autant par rapport aux frères qu'aux sœurs, c'est-à-dire autant homosexuel qu'hétérosexuel. Les garçons transposent l'agression pénienne de type centrifuge, inconsciemment ou préconsciemment désirée, sur l'activité manuelle, l'activité intellectuelle, l'activité de tout leur corps, ludique et industrieuse. C'est par la parole du père et les exemples donnés par lui du respect des femmes, de sa femme et de ses filles, que le garçon saisit la différence entre son désir urétro-anal de se rendre maître du corps de l'autre, de le percuter agressivement pour se sentir viril (quelque chose du rut des animaux), et le fait de donner un jour la vie, avec le choix venu de l'amour associé au désir; avec le sens de la responsabilité qui engage l'un vis-à-vis de l'autre les amants, puis les géniteurs, ceux qui ont mis un enfant au monde et qui s'engagent, chacun d'eux, vis-à-vis de cet enfant, à l'éduquer jusqu'à sa majorité. *Quand cela est dit par le père à son fils, c'est l'initiation du fils à la vie humaine. C'est cela, la castration œdipienne. «Je t'interdis ta mère, parce qu'elle est ma*

1. Pas «pour de vrai».

femme, et qu'elle t'a mis au monde. Les deux sont importants. Tes sœurs te sont aussi interdites sexuellement que ta mère. Moi, je ne suis pas marié ni avec ma mère, ta grand-mère paternelle, ni avec tes tantes, qui sont mes sœurs ; ta mère ne s'est mariée ni avec son père, ton grand-père maternel, ni avec ses frères, etc.[1]. »

C'est ainsi que l'enfant entendra ce qui va l'introduire dans l'ordre de l'humanisation génitale. C'est là que l'école aussi aurait son rôle à jouer, parlant de la différence entre la pulsion génitale humaine, liée à l'amour, et le rut fécondateur des animaux, qui obéit à un instinct aveugle d'accouplement entre mâle et femelle sans amour, sans sens de la responsabilité et de l'engagement, bien que certains animaux observent un temps de couplage pour l'assistance de la provende paternelle et maternelle aux petits, jusqu'à ce qu'ils sachent tout seuls trouver leur nourriture.

Carence du père, inapte à donner la castration. Si le père ne fait pas, ou si quelqu'un ne fait pas, cette éducation à la maîtrise du désir, en interdisant l'inceste, le garçon peut rester toute sa vie dans l'idée d'un choix exclusivement narcissique de l'objet élu, qui ne sera peut-être pas sa sœur ou sa mère, mais qui sera destiné à ses seuls plaisirs partiels génitaux : objet choisi éventuellement pour être tenu par intimidation et violence en sa dépendance. C'est la soumission du père à la loi de respect, de non-agression de sa conjointe, la mère de l'enfant, qui éveille le garçon au fait que la vie relationnelle des adultes n'est pas de type urétro-anal comme il se l'imaginait à partir de sa façon de ressentir et selon son narcissisme enfantin, mais d'un autre type que celle dont il a envie à son âge. D'où le rôle perturbateur d'un père violent, ou de l'absence totale de père. Ceux qui sont agressifs, odieux à vivre en famille, ou ivrognes, qui rentrent chez eux et battent leur femme, ceux qui sont irresponsables et ne parlent pas à leurs enfants, aucun de

1. Cela est très important à dire et redire à un enfant de mère célibataire, dont le patronyme peut paraître, par comparaison à celui des autres enfants, celui de son père.

ceux-là ne les forme au point de vue de leur développement affectif. De même, des hommes qui ne procurent aucune joie à leur famille, mais qui sont vus par leurs fils en train de posséder violemment la mère, sont pathogènes, parce que le fils jeune les admire quand même. Ce sont des mâles qui lui paraissent d'une puissance fantastique, et qui sont, pour lui, des modèles animaux beaucoup plus qu'humains. De tels pères, avec la complicité soumise de leur épouse, donnent à leurs enfants l'exemple même de comportements masculins irresponsables. Leur comportement « viril » paraît aux enfants, quand ils sont petits, comme magique, on peut dire : narcissique, oral, anal, fascinant. C'est ce qu'on retrouve dans les ogres des contes, les monstres des mythes. La revendication de domination, voire de mépris du garçon pour la fille[1], qui fait, pour celui-ci, momentanément plus ou moins partie de son développement normal depuis la castration primaire jusqu'à la fin de l'Œdipe, est donnée dans ces cas en exemple par le comportement du père vis-à-vis de la mère.

Si le père continue seul de faire la loi à la maison, dans le registre de ses pulsions orales, anales et urétrales, satisfaites dans l'éthylisme ou le comportement paranoïaque, le fait que l'enfant voie cet homme maître absolu d'une femme apeurée, et lui faire de temps à autre des bébés, confirme, chez le garçon qui porte le nom de cet homme, que c'est par les pulsions urétro-anales que l'homme est citoyen valeureux en société. Grande est alors la sensibilisation d'un tel garçon à l'homosexualité : soit l'homosexualité passive, par identification à la mère dépressive, parfois, mais valeureuse, puisqu'elle est la seule protectrice des enfants devant le père ; soit homosexualité active, structurée dans le rapport au père, dont l'exemple l'incite à penser que c'est cela, devenir un homme au vrai sens du mot. Ainsi, se fabrique ce type d'hommes à comportement paranoïaque, violeurs de femmes et de règlements, dès que leur désir impulsif et irrépressible est un tant soit peu contré.

1. Cette domination et ce mépris, les enfants de l'autre sexe s'en targuent aussi - du moins très souvent entre frères et sœurs (manière de souligner le refoulement des pulsions incestueuses qui sont courantes).

Ce sont des adultes qui, dans leur enfance, n'ont jamais posé complètement l'Œdipe, ou qui n'ont jamais reçu de castration de leur père. Ils sont restés des individus masculins, pas tout à fait humanisés, menés par leurs pulsions plutôt que les maîtrisant, parlant, quérulant, faisant la loi, la leur, souvent intelligents, logiques, et - l'enfant le voit bien au café - appréciés par leurs camarades. En fait, ce sont, en société, des modèles de vie affective homosexuelle ; et, à la maison, dans leur relation à leur femme, des animaux mus par le rut. Les femmes qui sont obligées d'accepter une situation pareille, évidemment, sont aussi nées et sorties familialement de situations difficiles dans leur jeunesse. Là, le rôle des adultes de l'entourage, des adultes de l'école, le rôle des médecins qui connaissent les enfants, est très important : ne pas les séparer de leur milieu familial, mais leur permettre de comprendre le manque d'éducation qui est à l'origine des difficultés de leur père. Ils ne l'en aimeront pas moins, mais il sera moins nocif comme modèle d'identification. De plus, de tels pères ont très souvent été, au début de leur vie, des amoureux transis de leur femme, mais autant en fils qu'en amants ; ce sont des hommes dont l'Œdipe s'est très mal passé, et qui, très souvent, le revivent dans la jalousie qui les étreint par rapport à l'affection et à l'intérêt que leur femme porte à leurs enfants, plus spécialement aux fils. Un médecin connaissant la psychanalyse, et au courant de ce qu'est une vie familiale de cette sorte, peut très bien donner, lui, l'interdit de l'inceste au garçon et lui dire qu'il n'a plus, même pour la consoler, à câliner sa mère quand il la voit malheureuse avec son père - ce n'est plus de son âge, il doit bien travailler à l'école, honorer son père et sa mère, ne plus se comporter comme un ami exclusif de sa maman. Son père n'a pas toujours été comme il le voit à la maison et, d'ailleurs, la mère peut le dire devant l'enfant au médecin. Le père est entré dans cette situation souvent pour des raisons de dépression, de surmenage, de difficultés dues à une vie matérielle difficile. Tout cela aide beaucoup un enfant à relativiser les drames dont il est le témoin ; et, d'une autre façon, cela aide les deux parents à travers leur enfant. Lorsqu'un garçon a atteint un niveau œdipien impossible du fait d'un père pathogène, le travail consiste à lui faire comprendre qu'il apprendra mieux en classe, réussira mieux, s'il quitte le foyer familial et demande, lui-même, à aller en pension, si c'est possible économiquement, ou avec l'assistance de la société. Mais la demande doit venir de l'enfant. Ce n'est pas parce que la situation est difficile qu'on doit, sauf exception, séparer l'enfant de sa famille. On doit attendre que l'enfant le demande lui-même. C'est en famille que l'Œdipe doit se résoudre.

La fille.

Parlons maintenant de l'Œdipe de la fille, dont je disais qu'au début elle est autant homosexuelle qu'hétérosexuelle, puisque la fillette entre dans la vie génitale dans le but de séduire quelqu'un qui la rende mère comme sa mère. Pour elle, qui se réfère au phallus, les hommes ont le pénis, les femmes ont les enfants, c'est clair. Son désir d'identification à sa mère conduit la fille, si le couple parental s'entend, à désirer avoir les prérogatives que son père reconnaît à sa mère. Mais la fille ne peut entrer dans l'Œdipe qu'à la condition de tenter de transgresser l'interdit de l'inceste, en faisant tomber son père dans son piège séducteur. La fille n'a pas les pulsions actives centrifuges péniennes du garçon. Par rapport au phallus, ses pulsions sont centripètes. Elle attire à elle. Elle guette l'objet qui représente pour elle la puissance et qu'elle veut prendre pour elle. En fantasmes, la transgression de l'interdit de l'inceste par son père ou un frère donne valeur à sa personne et à sa filiation. Être prise, être pénétrée comme Maman l'est par Papa, voire soumise de force à cette puissance séductrice, voilà ce qui explique ses rêves de poursuite, de rapt et de viol par un monsieur dont on ne voit pas la tête mais qui a telles caractéristiques de son papa ou d'un de ses frères. Dans la réalité, son désir, c'est de plaire.

Ceci lui fait développer des qualités féminines qu'elle peut utiliser dans la réussite sociale : apprendre ses leçons, bien faire ses devoirs, bien se tenir, avoir de bonnes notes, et développer des qualités féminines au foyer, le ménage, la vaisselle, toutes les activités qu'elle voit faire par les adultes, autant par la mère que par le père, et qu'elle va développer pour leur plaire à tous deux et, si possible, pour plaire davantage au père, afin qu'il l'estime aussi valable que sa femme et, pourquoi pas, plus valable. De là résulte que l'attitude «perverse» des filles est plus manifeste et plus visible que celle des garçons, dans l'Œdipe. Elles sont «perverses» au sens de séductrices, pour faire contourner la loi par l'autre, à partir du moment où elle leur a été signifiée. C'est pour cela qu'il est important que cette loi soit clairement signifiée. «Si je lui plais vraiment, si je suis plus valable que Maman, il verra bien que c'est moi qui le comprends le mieux, que c'est moi qui serais sa meilleure conjointe»; à quoi s'ajoute le fait que cette expression des désirs pour le père prend souvent une tournure mensongère, rusée, calomniatrice, plus ou moins cousue de fil blanc à l'égard de la mère. Ainsi, lorsque le père rentre à la maison : «Ah, tu sais, Maman est partie, et je ne sais pas où elle est, et je ne sais pas si elle reviendra pour le dîner.» D'autres petites filles fantasment jusqu'à la mythomanie qu'elles ont plu à des hommes qui ont pris des privautés sexuelles à leur égard, fantasmes qu'elles ne verbalisent jamais auprès de la mère : ils sont destinés à rendre le père jaloux, afin que lui en fasse autant avec elles, autant sinon mieux que ces supposés hommes qu'elles disent avoir réussi à séduire. Les attitudes perverses de la fille sont, en somme, beaucoup plus verbalisées que ne le sont les attitudes perverses du garçon, lesquelles sont davantage vécues sans être verbalisées. On le sait, les filles ont la langue bien pendue, et la ruse au service de leur fin (ou «faim», toujours plus ou moins orale dans leur génitalité).

Ceci vient de ce que *les filles ont découvert que leur pouvoir de séduction tient à leur acceptation de n'avoir pas le pénis et à leur désir qu'un autre le leur donne : non pas pour avoir le pénis, mais pour être maîtresses de qui l'a et peut ainsi les satisfaire.* Quelle cible serait meilleure que leur père, ou l'amant de la mère, celui qui satisfait leur mère? Comment faire la différence entre ces fantasmes, que les petites filles racontent, et la réalité ? Nous lisons constamment dans les journaux des histoires de séduction sexuelle et nous en recueillons beaucoup dans les consultations. Comment discerner le vrai du faux ? C'est assez simple. Il y a une très grande différence entre la façon dont parle avec des détails réalistes une fillette qui a vraiment été l'objet d'un séducteur, et celle qui mythomanise. Hélas, ces fantasmes trompeurs pour les adultes entraînent parfois des suites sociales traumatisantes pour tous ; et tous les psychanalystes ont eu à soigner des femmes dont les fantasmes œdipiens verbalisés avaient entraîné la crédibilité de l'entourage, bouleversé et gâché leur vie. Ou, au contraire, des enfants qui, soumises du fait de leur imprudence séductrice aux assauts d'hommes familiaux ou para-familiaux, n'ont pas pu en parler à temps, parce qu'elles se sentaient à la fois coupables et fières de provoquer l'attention d'un adulte. Là encore, je pense que *le rôle de l'école serait très important pour donner aux enfants la loi de l'interdit des relations sexuelles entre adultes et enfants,* afin que la réalité soit distincte pour l'enfant de ses fantasmes et que, si l'enfant est soumis dans la réalité à une situation aussi troublante pour lui, il sache dire à l'adulte : « Mais c'est défendu » ; en général, ils n'ont pas de mots pour se dérober aux avances des pervers, parce qu'on ne leur en a jamais parlé avant une expérience qui les trouve complètement dépourvus.

Le dire de la prohibition de l'inceste fait sortir le garçon de l'Œdipe, il fait au contraire entrer la fille dans l'Œdipe, la survolte dans son langage et dans les sublimations orales et anales du dire et du faire, par quoi arriver à transgresser l'interdit ou plutôt à le faire transgresser par l'adulte. Sa coquetterie suscite le don apprécié de petits objets, bagues, boucles d'oreilles, colliers, destinés à briller, à attirer l'attention des hommes sur son apparence, et à la faire envier par les autres filles. Le père et les garçons continuent d'avoir pour elle une valeur prévalente et elle aime leur plaire. Elle est aussi, beaucoup plus que les garçons, attirée par le miroir dans lequel elle mesure la séduction de son apparence. En fait, le narcissisme des filles pour ce qu'elles ont à montrer de leur féminité est beaucoup plus vécu en surface que le narcissisme des garçons, qui vivent l'Œdipe beaucoup plus profondément et dans les émotions qu'ils éprouvent vis-à-vis de leur mère, et dans la rivalité qu'ils ressentent vis-à-vis de leur père qu'ils aiment. L'activité phallique, en tant qu'expression agissante et spectaculaire, de la fille, utilisable partout en société, à la maison, à l'école, est énorme ; c'est pour cela que les filles réussissent si facilement en période œdipienne, puis en période de latence, après la résolution de l'Œdipe, surtout si elles conservent l'espérance de plaire, par leurs activités phalliques, autant aux femmes qu'aux hommes. L'interdit de l'inceste provoque chez la fille des sublimations des pulsions prégénitales, alors qu'il provoque surtout chez le garçon l'éveil renforcé de pulsions épistémophiliques. Ce qui est en jeu pour lui, c'est la question du savoir - qu'on peut entendre et écrire comme « ça-voir ». Il veut comprendre comment le monde est fait, comment devenir chef, il veut connaître les lois qui règlent les droits entre les humains ; alors que, pour la fille, il s'agit de « ça-être », de « paraître », de plaire, de gagner tout ce que l'on peut pour se faire valoir des instances maîtresses. Médisance et calomnie sont alors des armes pour elle contre les autres filles, en société.

Garçon ou fille, l'enfant est fragilisé au moment de la résolution saine de l'Œdipe, car, quoi qu'il fasse, il n'est pas possible pour le garçon de séduire la mère, pour la fille le père, ces deux adultes ayant leurs désirs occupés par des objets sexuels qui sont ailleurs, le conjoint ou une personne extérieure au foyer, la maîtresse à papa[1], comme disent les enfants qui entendent leurs mères s'en plaindre auprès de leurs amies. L'enfant n'en a pas moins besoin encore de la protection de ses parents, en tout cas de la protection d'adultes qui le soutiennent ; il a besoin de tutelle éducatrice pour les difficultés qui

1. Il y a beaucoup de quiproquos imaginaires, surtout chez les filles, concernant le mot « maîtresse », quand leurs mères l'emploient devant elles pour parler de leur rivale dans le cœur de leurs époux. Le mot « maîtresse » a en effet supplanté celui d'« institutrice » dans le vocabulaire scolaire.

vont surgir devant lui dans la société. L'interdit de son désir génital en famille le catapulte vers un désir de jouer dans sa classe d'âge ; vers des amitiés auxiliaires, avec des êtres humains de son sexe, marqués de la même épreuve que lui par rapport à leurs parents. Parmi les humains de l'autre sexe, il brigue de conquérir des objets dont, amoureux, il sera fier d'obtenir des privautés sensuelles et sexuelles, un amour partagé si possible ; mais il rencontrera alors la rivalité de ceux de son sexe pour le même objet. C'est le déplacement social de l'Œdipe qui colore la vie sociale des enfants, en particulier à l'école, bien qu'ils soient en phase de latence quant à la préoccupation sexuelle génitale en tant que telle. Les préoccupations affectives sexuées et la recherche narcissique de plaisirs partiels ne cèdent jamais.

Nombre d'enfants ont mal vécu leur Œdipe ou leur sortie de l'Œdipe par manque d'une castration, je veux dire que manque d'être verbalisée la prohibition de la réalisation du désir sexuel en famille, laquelle libère le désir pour sa réalisation hors du milieu familial. Par manque d'occasions fréquentes de voir d'autres enfants, leurs parents voulant les garder pour eux les jours de congé, ces enfants-là cherchent à avoir des animaux domestiques, tant pour les aimer que pour les mettre en leur dépendance. Ce sont des chats, des chiens, des animaux de compagnie, des hamsters, et même aussi, maintenant, des chevaux que les enfants aiment beaucoup lorsqu'ils sont doux. Cela ne veut pas dire, d'ailleurs, que ces enfants, avec le temps, ne vont pas « s'en sortir » et arriver à résoudre leur Œdipe ; mais ce sera plus tard, car les animaux sont comme leurs objets transitionnels d'autrefois, qui les reliaient imaginairement à leur mère-sein. Ces animaux qu'ils aiment à câliner, à caresser et dont ils se font aimer, à qui ils commandent ou dont ils se font craindre, sont pour eux des objets transitionnels de leur relation sensuelle diffuse aux parents d'avant la résolution de l'Œdipe : avant qu'ils se soient rendu compte qu'il n'y avait pas d'espoir du côté de l'avenir fécond et du désir génital avec les parents aimés. Cet attachement à des animaux peut d'ailleurs devenir un but de sublimations qui, plus tard, se continueront dans une vocation liée au monde animal. Je ne veux pas dire que toute bonne relation avec les animaux soit pour les humains le signe d'une image du corps non sortie de la relation œdipienne. Mais c'est le cas lorsqu'il s'agit d'animaux que l'amour de leur maître isole de leurs congénères, par la nécessité narcissique chez l'enfant d'avoir un confident affectif et muet.

Après l'Œdipe, en période de latence, le rôle des adultes, parents, éducateurs, radicalement différent de celui des amis et camarades, reste très important pour les enfants lors de leurs échecs, de leurs déconvenues narcissiques, des épreuves dans leurs amitiés, leurs amours. La façon de réagir des adultes peut soutenir ou culpabiliser l'enfant lorsqu'il est dans la peine. Il est sensible à l'écoute discrète de la présence chaste, compatissante, de l'adulte qui, sans reproches ni discours moralisateurs, l'écoute. Développer sa confiance en lui, y compris dans et par ses échecs, c'est possible pour l'enfant lorsque ses parents sont attentifs et secourables, et surtout confiants en eux-mêmes. Un père qui dit à son fils : « Tu réussiras, parce que tu es mon fils et le fils de ta mère, et que nous sommes des gens bien, donc, toi aussi, tu es quelqu'un de bien, même si pour toi, en ce moment, c'est difficile », ce n'est pas un père qui « fait la morale », mais un père qui soutient le moral : et l'enfant en a besoin tout autant que d'être félicité à bon escient. De même pour la fille qui se mortifie et se plaint auprès de sa mère : « Les garçons ne m'aiment pas, je suis laide, je ne trouverai jamais un mari. — Mais si, répond une mère compatissante, tu trouveras un mari très bien, parce que tu es une fille très bien. Ton père est quelqu'un de très bien, nous avons une fille très bien. Pour le moment, tu as échoué, mais tu réussiras la prochaine fois. Toi aussi, tu seras quelqu'un de bien. » Et de lui signifier les atouts qui sont les siens en réalité, dans le jeu de la vie. Ce n'est que par la reconnaissance qu'ont les parents de leur propre valeur et, en même temps, par l'amour et la confiance qu'ils lui montrent, que l'enfant se sent valorisé et soutenu pour dépasser ses échecs dans la confiance en soi, liée précisément à ce qu'il est l'enfant de ces deux parents-là.

Cette confiance, cette affection, et cet intérêt chaste, peut-on dire, des parents pour leur enfant, sont irremplaçables après l'Œdipe. Car l'affection de ses parents est nécessaire à l'enfant au moment même où, sachant qu'il est à jamais interdit de privauté sexuelle et sensuelle avec eux, il croit qu'il n'a plus aucune valeur à leurs yeux, qu'il n'est plus aimé et même rejeté. Le discours moralisateur, autant que les privautés d'une tendresse consolatrice, sont nocifs à court ou à long terme, car l'enfant doit continuer à se dégager de la dépendance parentale. Le rôle difficile des adultes est de contribuer à cet essor libérateur par leur véritable affection.

L'APPORT NARCISSIQUE DE LA CASTRATION ŒDIPIENNE COMME LIBÉRATRICE DE LA LIBIDO

Qu'en est-il, après l'Œdipe, du narcissisme, donc de l'éthique et de la relation du sujet à son corps? Qu'en est-il de l'image du corps inconsciente?

Pour bien marquer les effets narcissiques propres à la butée du désir sur la loi de l'interdit de l'inceste, c'est-à-dire quand est acceptée la castration génitale œdipienne, on nomme narcissisme *secondaire* le niveau de relation avec soi-même que le sujet atteint au moment où il a franchi cette étape structurante de la dernière des castrations. Cette dernière castration est initiatrice à la vie sociale. Elle est délivrée par les parents quand ils peuvent et savent le faire, soutenus qu'ils sont, dans cette épreuve, autant pour eux que pour leur enfant, par leur Idéal du Moi parental et l'amour chaste pour leurs enfants.

Il est certain que les parents qui dans leur enfance ont reçu en son temps la castration œdipienne de leurs parents, c'est-à-dire des grands-parents de l'enfant, ont beaucoup plus de facilités que d'autres pour assumer ce travail éducatif. C'est pourquoi le rôle, en société, des éducateurs et des maîtres est important, comme auxiliaires des parents, pour *soutenir l'enfant dans son dépassement des modes de raisonnement et d'affectivité pré-œdipiens et œdipiens.* Spécialement pour initier et soutenir l'enfant dont les parents, eux-mêmes mal castrés œdipiennement, vivent dans l'ambiguïté leur relation d'amour à leur enfant : relation qui peut être philique ou phobique (caresses ou coups), ressentie par l'enfant comme incestueuse à cause de l'intérêt que ses parents portent à son corps et des émois que cela lui procure. Revoyons toute l'évolution de ce narcissisme depuis l'enfance.

1. Le narcissisme primordial est lié à l'assomption de fait, par le nouveau-né, de la castration ombilicale. Le fait qu'en somme il soit réchappé de la naissance, en découvrant son autonomie respiratoire et cardio-vasculaire, accompagnée de l'olfaction et du péristaltisme du tube digestif dans sa totalité.

2. Le narcissisme primaire résulte, lui, de l'expérience du miroir qui révèle à l'enfant son visage. Cette expérience du miroir est concomitante ou adjointe à la connaissance de son corps comme sexué, masculin ou féminin, et cela définitivement, créant la distinction entre le possible et l'impossible qui ne dépend pas de la volonté des parents.

3. Ce qu'ajoute l'interdit de l'inceste, source d'un narcissisme différent, celui que nous avons appelé secondaire, c'est l'empêchement pour les pulsions sexuelles en société de rester sans une loi humanisée : de demeurer pour ainsi dire animales, et comme instinctuelles (le «Je ne l'ai pas fait exprès!» de l'enfant). Ses désirs, dorénavant, l'enfant devra les maîtriser et faire la différence entre penser et agir. Il apprend à agir en son nom, ce qui constitue son identité de sujet dans le groupe social. Sa responsabilité est engagée dans ses comportements. C'est de lui-même qu'il s'y sent obligé, au risque de perdre la face à ses propres yeux s'il n'est pas maître de son désir et s'il agit sous le coup d'impulsions qu'il subit sans en comprendre les motivations.

A partir du moment de la castration œdipienne, l'enfant doit savoir *consciemment,* dans la réalité, que son désir, en ce qu'il a de génital - comme celui de tous les êtres humains, adultes et enfants, sans distinction de race ni d'âge -, et les plaisirs de privauté corps à corps sexuels et de fécondité avec les proches parents, lui sont définitivement et à jamais barrés. Ses premiers objets hétérosexuels et homosexuels, père, mère, grands-parents, frères, sœurs, étant des objets incestueux, il doit renoncer à eux, comme eux-mêmes renoncent aussi à la réalisation de leurs fantasmes sensuels à son égard. Or, il faut savoir, et tout enfant le ressent, que *ce n'est que le but incestueux qui l'a soutenu, tout le temps de sa promotion humanisante.* Depuis sa naissance, ses désirs et ses motivations étaient focalisés par la mère, le père, et les proches parents. Le voilà qui débouche sur une telle angoisse de rapt et de viol éviscérant, ou de castration et de meurtre, selon son sexe, selon la dominante passive ou active de ses pulsions, selon son idéal aussi et les plaisirs sensuels attendus de la réceptivité ou de l'émissivité, ceux de la violence de ses propres pulsions, qu'il doit renoncer, pour survivre, à l'érotique et à l'éthique incestueuse de son narcissisme primaire. En effet, ce qui, jusque-là, caractérisait la dynamique du désir des enfants qui mêlent fantasme et réalité, c'était d'être soutenus à leur insu par leur désir incestueux, allant, sans le savoir, vers l'exclusivité du désir génital du parent de sexe opposé, sans renoncer pour autant ni à leur narcissisme fondamental de sujets ni à leur festin futur de fécondité en tant qu'individus.

Quand, à l'insu des parents, satisfaction est donnée à l'enfant, à ses pulsions érotiques incendiaires, dans un corps à corps qu'il s'ingénie à conserver, que ce soit par caresses, ou en se couchant dans leur lit, situation tout aussi érotiquement troublante que les sévices corporels qu'il les contraint à lui appliquer, l'enfant risque de régresser et de ne pas maintenir la cohésion entre l'image du corps et le schéma corporel correspondant à son âge, cette cohésion qui lui permet à la fois de rester le sujet de son histoire et de conquérir son statut d'humain. Ce statut d'humain, les petits d'hommes le conquièrent à la semblance de leurs parents. Mais ils ne comprennent pas que la seule semblance humanisante est l'acceptation des lois qui régissent l'exercice des pulsions dans l'agir entre humains. Ils croient que cette semblance humanisante consiste à imiter, mimétiser les manières des adultes, comme si les adultes jouaient un rôle qu'eux-mêmes ont à reprendre à leur compte. Cela viendrait-il des pièges du langage verbal dans ce qu'il a de stéréotypé, incluant tous les rôles, et de celui des gestes de la civilité ?

Les mots dits par les adultes sont les mêmes que ceux utilisés par les enfants, mais leur expérience étant différente, ils ne signifient pas un vécu de même niveau. C'est par l'image du corps qui sous-tend les propos de l'enfant (et qu'il nous livre par les dessins en séance, et surtout les commentaires qu'il en donne) qu'on peut comprendre ce phénomène d'ambiguïtés et de malentendus entre enfants et adultes[1]. Il y a là des milliers d'exemples. Pour n'en citer qu'un : « aimer » pour un enfant à l'âge oral est mettre en bouche comme on fait pour la nourriture ; puis, à partir du sevrage, « aimer » se signifie non par le cannibalisme ou la morsure, mais par la mimique qu'en est le baiser. Bien élevé, le baiser de l'enfant se doit de devenir silencieux et l'enfant s'en servir rituellement en famille. Quant aux baisers dits de nourrices, appliqués bruyamment sur les joues ou les fesses des bébés, qui ose penser que c'est, pour elles comme pour eux, une allusion aux jouissances du cannibalisme en même temps que du péter qui prélude à la défécation ? Autre exemple : je me rappelle une réunion mondaine où, les enfants se parlant après avoir été dire bonjour aux invités, deux d'entre eux se faisaient part de leurs réflexions : « Dis donc, la dame qu'on appelle la générale, qu'est-ce qu'elle mouille en baisant ! » Cette dame leur avait tout bonnement donné un baiser mouillé à cause de son dentier. Mais un parent

1. Un garçon de huit ans qui l'ignorait, ayant appris de sa mère comment il était né, réagit horrifié : « Mais c'est pas poli de naître, on les voit toutes nues ! » *(sic).*

horrifié a réagi : « Taisez-vous, vous ne savez pas ce que vous dites ! » - Malice des mots !

C'est dans sa lutte pour conserver à sa façon la semblance avec l'adulte, pour conquérir un statut humain, que *le névrosé refoule les pulsions non castrées des différents stades, sans pouvoir ni les agir ni les fantasmer, jusqu'à écraser avec elles le désir lui-même. C'est ce qui fait et sa souffrance et sa dignité.*

C'est aussi la différence avec les psychotiques, dont le narcissisme ne souffre plus de la perte d'une semblance humaine concernant le plaisir d'agir ses pulsions. La distinction ne joue plus pour lui entre fantasmer et penser, fantasmer et agir dans la réalité.

Si, par narcissisme, l'enfant renonce lors des diverses castrations aux manières jouissives premières de satisfaire ses pulsions, cela vient aussi de ce que les humains adultes sont pour lui, lorsqu'il est petit, une image de lui-même valeureux ; je dis bien : les adultes des deux sexes, avant la castration primaire ; et puis ensuite l'adulte modèle d'un seul sexe. Lorsque l'enfant est dans la castration œdipienne, l'image de ce qu'il croyait avoir à devenir pour affirmer son identité, c'est non plus la semblance, mais une totale identification au parent de son sexe, en en prenant la place, les pouvoirs et les prérogatives. Il s'aperçoit alors que, jusque-là, il s'était leurré. *C'est à l'identification de la soumission du parent à la Loi qu'il a à s'identifier, et non à l'image du parent ni à son mode affectif de se présenter aux autres et à lui-même.*

C'est d'un autre sujet, castré comme lui par rapport à ses désirs incestueux, que le sujet enfant doit recevoir la reconnaissance anticipatoire de la valeur érotique - à ses yeux momentanément éclipsée - de son corps, de son sexe, de sa personne, de sa dignité d'homme ou de femme en devenir : parce que, quoi qu'il fasse, il ne peut accomplir ses désirs, incestueux jusque-là, et pour lui non séparables du fait d'aimer ses parents ou d'être aimé d'eux. Il ne sait plus, ne comprend plus ce qu'est le plaisir d'aimer et d'être aimé.

Or, la castration œdipienne survient dans la vie des enfants au moment de la chute des dents de lait. Lorsqu'ils se voient dans la glace, ils se jugent minables, et très souvent, on leur dit : « Oh, que tu es laid comme ça[1] ! »

La chute des dents dans les rêves d'adultes est une imagerie courante de l'angoisse de castration. La chute des dents, ces dents médiatrices des pulsions orales actives et sadiques, a signé dans le schéma corporel l'acceptation œdipienne, la mutation du narcissisme primaire en narcissisme secondaire. La régulation de l'économie libidinale inconsciente qu'avant l'Œdipe on pouvait décrire comme une homéostasie entre le Ça, le Moi et le Moi Idéal, gardé par un pré-Surmoi. Cette économie est modifiée, car le Moi n'a plus de Moi Idéal : un Idéal du Moi, qui n'est pas représenté par une personne existante, a pris la place du but à atteindre qui soutenait les motivations conscientes et inconscientes du désir. Si sa personne continue d'exister, de grandir, ce n'est plus un pré-Surmoi qui était toujours apparenté à l'entité tutélaire qui veillait à contrôler les actes de l'enfant, et dont il dépendait. Maintenant, c'est un Surmoi articulé sur les fantasmes qu'il s'est créés lui-même au moment de son désir impossible pour l'objet incestueux, fantasmes castrateurs ou meurtriers pour le garçon (« la bourse ou la vie » !), fantasmes d'hommes rapteurs de son corps ou de viol éviscérateur de son sexe pour la fille, viol dont une femme peut être l'exécutante complice d'un homme. Ce Surmoi, héritier inconscient à la fois du pré-Surmoi et des fantasmes provoqués par l'interdit de l'inceste, a comme effet dynamisant de pousser l'enfant à sortir du cercle étroitement

1. Il faut que quelqu'un, hors de la famille, l'assure que son visage et sa personne restent capables de susciter l'amour et le désir. Ne pas être comme sa mère pour une fille, comme son père pour un garçon, ne pas devenir semblable à eux dans leur apparence, confère à l'enfant son statut de sujet et lui assure qu'il deviendra l'homme ou la femme que sa naissance présageait. Il est important de bien le lui expliquer (encore ici, ce serait le rôle de l'école); car jusqu'alors, les enfants vivent dans l'espoir illusoire de devenir une copie conforme de leur modèle et cet espoir, ils l'ont arrimé à leur visage d'enfant ou à leurs comportements, toujours validés par le plaisir ou le non-plaisir qu'ils faisaient à leurs parents. C'est maintenant que peut leur être révélé le sens parfois contradictoire qu'il y a à honorer ses parents et à les aimer ou être aimé d'eux, quand aimer n'a que le sens de « faire plaisir » à ceux qu'on aime. Sans l'intégration de l'interdit de l'inceste, faire plaisir est ambigu et peut être pervers.

familial pour conquérir dans la réalité sociale des objets licites, ou plutôt non interdits à son désir amoureux et sensuel à connotation génitale. Que ce désir non seulement n'est pas interdit, mais qu'il est licite et valable, s'il ne s'applique pas à la poursuite d'objets incestueux, voilà qui doit être verbalisé aux enfants.

C'est à ces conquêtes qui les valorisent face aux garçons et aux filles de leur âge que vont être employées les années de latence chez les enfants qui ont reçu la castration. L'adolescence, avec la poussée physiologique de la puberté, relance le désir dans ses manifestations au niveau des génitoires et les affects d'amour pour des objets désirables. Cela confirme, en le renforçant, le narcissisme secondaire qui incite le jeune homme ou la jeune fille à se valoriser en société : à la fois pour renforcer sa propre image et pour conquérir le droit d'une rencontre corps à corps avec l'objet d'amour, en triomphant des rivales ou rivaux. Ce fantasme de réussir toute éventualité de relation amoureuse et sexuelle non incestueuse soutient le narcissisme secondaire du sujet à partir de la phase de latence, et plus encore après la puberté.

C'est donc la barre bien mise par le père et la mère sur le désir de leur fils ou de leur fille en tant qu'incestueux, qui libère les énergies libidinales de l'enfant pour sa vie hors de la famille. Cet interdit, auquel ils déclarent être soumis tout autant que l'enfant, tout d'un coup, anoblit l'enfant et le met au niveau de tous les citoyens. Il lui permet le libre jeu de ses pulsions en société, à partir du moment où il s'exprime dans les règles. C'est à partir de ce moment-là que les jeux, avec leurs règlements, sont si importants; et aussi l'acceptation que le jeu soit reconnu comme bien plus amusant si on ne triche pas, bien que ce soit terriblement éprouvant parfois de ne pas gagner, quand il se trouve que soit le sort, soit l'adresse, fait que c'est l'autre qui gagne. Cela va se manifester encore autrement. Le plaisir se dirige vers l'effort, le travail, l'apprentissage de tout ce qui permet de comprendre le monde, les autres, les lois de la nature, les lois du commerce entre les humains, et tout ce qui valorise l'enfant dans sa classe d'âge, devenue beaucoup plus importante pour lui que Papa, Maman, frères et sœurs. C'est là qu'il est important que Papa-Maman supportent d'avoir perdu beaucoup de leur importance pour leur enfant. S'ils veulent enseigner à leur enfant le respect qu'il leur doit, ce n'est qu'en lui donnant l'exemple de respecter sa personne. Leur enfant, en tout cas, ne leur «doit» rien. C'est à ses enfants qu'il (ou elle) fera - devenu père ou mère - ce que ses parents ont fait pour lui (ou elle).

Si, au contraire, les parents revendiquent, à la période de latence, et encore plus à l'adolescence, un dû d'amour et de reconnaissance, il y a dommage pour leur enfant; et, par les effets à long terme de cette culpabilité, dommage pour leurs petits-enfants. Certains parents pervertissants parlent sans cesse de sacrifices faits à leurs enfants : ces «sacrifices» sont en fait inhérents à leur responsabilité de parents et n'entraînent donc aucune dette de leurs enfants vis-à-vis d'eux.

La période de latence recouvre d'abord une latence physiologique. Le volume des parties génitales, proportionnellement si important chez le nouveau-né, comme l'est la tête par rapport au corps, reste le même, pour un corps de fille ou garçon de huit, neuf ans. C'est la poussée pubertaire, accompagnée du développement rapide des organes génitaux et des caractères secondaires de la sexualité, qui fait revenir dans l'imaginaire les représentations du désir connues au moment de l'imminente castration œdipienne : comme si l'adolescent et l'adolescente avaient à revivre en quelques jours ou quelques semaines les étapes signifiantes de leur évolution de l'enfance jusqu'à l'Œdipe.

Les aptitudes technologiques et culturelles, acquises au cours de la période de latence, pour le plaisir narcissique et aussi, parfois, pour triompher sur un ou une rivale, se remanient et s'orientent vers ce qu'on appelle une vocation. C'est le désir à but plus lointain de consacrer ses forces ou de prendre des armes pour jouer un rôle en société. «Sortir» est le mot magique des adolescents.

Ils désireraient assumer leurs besoins et vivre ailleurs qu'au foyer familial, non seulement afin d'être disponibles et libres de fréquenter des amis de leur sexe et de l'autre sans surveillance, mais aussi pour prendre part à la vie civique et sociale. La valeur du travail continue à être jaugée selon le plaisir qu'on y prend, quel que soit l'effort à y consacrer; mais l'argent que des tâches et des efforts, même déplaisants, permettent d'acquérir, pour des fins immédiates de libération de la tutelle parentale, se met à compter aussi; c'est le travail alimentaire, comme on dit. C'est pourquoi les difficultés économiques actuelles de nos pays à fort chômage sont dramatiques pour les jeunes, et beaucoup y régressent à un narcissisme prégénital. L'impossibilité licite d'échapper aux parents en gagnant de l'argent par son travail sape le sens de la vie inhérent aux pulsions génitales et contredit les pulsions anales du faire qui valoriserait l'adolescent dans sa classe d'âge s'il trouvait à travailler. Ceci explique en grande partie la petite délinquance juvénile qui semble se généraliser et traduit l'épreuve dans laquelle se trouve notre jeunesse. Comment avoir de l'argent pour vivre sous un toit personnalisé, et pour pouvoir y emmener l'objet de son désir, vivre à deux, en couple, s'il n'est pas possible de travailler? Comment prendre le plaisir, nécessaire pour conserver son narcissisme, si seuls des désirs passifs - d'attente patiente - sont autorisés, lorsqu'il n'y a pas de travail? Le désir passif n'honore pas le garçon qui veut conquérir une jeune fille, et tend à privilégier le seul paraître attractif chez la jeune fille. Les désirs passifs articulés aux pulsions prégénitales, par exemple l'érotisme olfactif, c'est la colle, l'éther, plus onéreuse, la cocaïne; l'érotisme oral, c'est de boire, c'est la drogue; l'érotisme anal, l'imagination faussement créatrice à vide, et beaucoup de jeunes sombrent dans ces régressions passives.

Il y a, heureusement, la possibilité d'utiliser des pulsions actives, socialisées : la musique, la danse, l'amour et la découverte de la nature, les sports; mais cela coûte de l'argent aussi, d'où la très grande difficulté actuelle, même pour les jeunes qui ont passé les fourches caudines des diverses castrations, et qui ont été humanisés par l'éducation, mais qui se retrouvent en cours d'adolescence sans intérêts culturels ni scolaires et, jeunes adultes, dans une difficulté sociale qui ne leur permet pas d'assumer leur propre subsistance ni leur développement sexuel, auquel le couplage, même transitoire, donnerait sens. Or, les régressions sur les pulsions actives anales, avec l'angoisse du sans espoir, mènent à la violence.

3. Pathologie des images du corps et clinique analytique

PREMIERS RISQUES D'ALTÉRATION DE L'IMAGE DU CORPS

On peut partir de ce qui vaut ici comme une sorte de loi générale. Un être humain peut, sans avoir d'anomalies neuromusculaires ou neurovégétatives, s'être trouvé dans l'impossibilité de structurer sa première image du corps, et même de soutenir son narcissisme fondamental. Il suffit qu'il ait subi des ruptures dommageables du lien précoce avec sa mère, soit au cours de la vie fœtale symbiotique, soit au cours de sa vie de nourrisson, dans cette période où l'équilibre de la dyade mère-enfant est essentielle à son devenir humain.

Pendant la grossesse.

On pourrait s'étonner qu'il puisse y avoir de telles ruptures au cours d'une grossesse par ailleurs physiologiquement saine et surveillée par l'organiciste. C'est pourtant ce que l'on retrouve parfois du côté des prémisses archaïques des structures d'enfants ou d'adultes paranoïaques. Cela peut se produire, par exemple, chez un bébé au cours de la gestation duquel la mère a perdu un être cher, si ce choc lui a fait oublier, pendant quelques jours, sa grossesse : de cet oubli, dont elle seule a le souvenir, il est fort possible qu'on trouve ultérieurement la marque dans des réactions paranoïaques de l'enfant. Cette observation n'a été possible qu'au cours de psychanalyses. On ne peut sans doute pas généraliser. Il faut comprendre que ce qui atteint le lien symbolique vital dont je parle ici, ce n'est pas une hostilité consciente de la mère contre son fœtus, tenant soit à ce qu'elle n'en voudrait pas, soit à ce qu'il la parasiterait. Ce n'est pas davantage les classiques vomissements incoercibles; car ces attitudes de corps mal à l'aise ou de conscience affective mal à l'aise au cours de la grossesse, ces manifestations et ces affects, pour négatifs qu'ils puissent nous paraître, ne sont pas moins la preuve que le lien symbolique libidinal mère-fœtus non seulement n'est pas oublié par le conscient de la mère, mais se maintient dans son inconscient et mobilise jusque dans son affectivité consciente des sentiments qui sont destinés à l'enfant[1].

C'est le maintien de ce lien inconscient de désir entre le fœtus et sa génitrice, et vice versa, qui permet à l'enfant de vivre sainement sa vie fœtale. Il n'en est plus de même si, comme je l'ai indiqué, la mère oublie qu'elle est enceinte. En effet, cet oubli est impossible à toute femme en gestation, et ce jusque dans le sommeil. Pour toute femme, un tel oubli paraît contre nature. En fait, il s'agît d'un traumatisme psychique puissant de la gestante, qui a ébranlé chez elle jusqu'au sens de sa vie; peut-être même, pour avoir eu effet sur le fœtus, comme nous le voyons pour certains, lui a-t-il fait aussi oublier sa propre existence, et même son mari ou son amant. Il y a de ces traumatismes psychiques au cours de la gestation - parfois totalement oubliés des mères qui ont mis au monde des enfants psychotiques dès la naissance - qu'on ne retrouve qu'à l'occasion d'un travail psychanalytique. Ces cas sont certainement rares; à tout le moins, est-il rare que le fœtus n'en meure pas de par un avortement ou une naissance prématurée avec toutes ses complications.

1. N'oublions pas que, négatifs ou positifs, les affects, au sens libidinal, sont vivants, et donc opérationnels, dynamiques.

A l'accouchement.

Quelque chose de semblable se produit chez les enfants dont la mère est atteinte d'hémorragie de la délivrance. C'est le danger pour les enfants qui naissent sans césarienne par placenta *proevia*[52] et qui y survivent. Ils sont comme en rupture du lien symbolique à leur mère, et elle de son lien symbolique à eux, pendant les heures où celle-ci est en danger de mort, l'enfant lui-même étant en réanimation. La rupture du lien avec la mère est éprouvée après coup. Si leurs difficultés psychosociales les mènent en cure psychanalytique, on découvre que ces enfants vivent comme s'ils étaient morts en naissant. C'est la cohésion sujet-image du corps-schéma corporel qui n'a pu se constituer, parce que, pour eux, aller vers la vie, c'était risquer de mourir. Quelque chose aussi s'est rompu dans le lien symbolique de la mère à son nouveau-né, du fait qu'au moment de la naissance la joie a fait place à l'angoisse d'une mort imminente. A ce « blanc relationnel » de la génitrice à son bébé, allant parfois jusqu'à l'ignorance de son sexe avant qu'elle ne tombe dans le coma, s'ajoutent souvent, venus de l'amant de la femme, du géniteur de l'enfant, des fantasmes meurtriers envers ce nouveau-né qui a causé un danger mortel pour sa mère.

Si la mère finit par mourir des suites de cet accouchement dramatique après quelque temps d'intimité avec son bébé, cela peut avoir pour effet d'interdire à l'enfant de se structurer dans un narcissisme primordial cohésif. Ces deux chocs coup sur coup pour l'enfant - accouchement à gros risque, puis mort de sa mère - provoquent la rupture du premier lien humanisant, qui ne trouve pas, avant longtemps, à se déplacer, puis à se reconstituer avec les autres personnes de la famille ; surtout si c'est l'une d'elles qui prend le relais de la mère décédée. En

1. Il s'agit d'un placenta implanté au niveau de l'isthme et du col de l'utérus, région qui doit se dilater à l'accouchement.

effet, très souvent, dans ce cas, le deuil familial fait porter à l'enfant la culpabilité d'avoir tué sa mère. Bien sûr, cette personne ne le lui dit pas. Mais sa façon d'être avec l'enfant, de le considérer et de le regarder, les propos attristés qui entourent son berceau, créent un climat dépressif, ressenti par le nouveau-né qui est toujours d'une sensibilité extrême à tous les affects le concernant. Il est comme un meurtrier et un incestueux à la fois : violeur, donc, inconsciemment, des deux grands tabous de l'humanité, que tout enfant a à construire après le sevrage et après la castration anale (qui est, rappelons-le, la déambulation autonome).

Pour le nourrisson dont la mère meurt précocement d'accident, alors qu'elle l'allaitait et s'occupait de lui, ce qui se passe est que la mère emporte, comme s'il était toujours accroché à elle, ce sein qui, dans la conception que peut en avoir un enfant, est parti avec elle. Et elle emporte en même temps que ce sein, à l'insu de tous, si elle disparaît sans pouvoir elle-même verbaliser à l'enfant qu'elle le confie à une autre personne, la bouche relationnelle et langagière du bébé, quelque chose de son nez, de ses lèvres, de ses bronches, de sa langue, de son audition, de son olfaction, qui sont solidaires imaginairement du sein disparu avec la mère : sa voix, son odeur, sa tactilité vitale. La mort précoce d'une maman qui s'occupait totalement de son enfant supprime le lieu du lien dans le corps de l'enfant, qui faisait la médiation de l'enfant au langage et à l'existence humaine que cet unique adulte lui procurait. Il continue d'exister comme mammifère, mais il a perdu ce qui, humainement, de façon unique, l'animait : sa mère. Ce qui mange en lui, c'est «ça»; mais les tétées ne sont plus retrouvaille du plaisir connu et reconnu, lui-elle, elle-lui. Le narcissisme de ce nourrisson, fille ou garçon, en est profondément blessé, fissuré, pourrait-on dire, et très fragilisé pour l'avenir. Il y a là deux niveaux de blessures :

1. La blessure dans la relation du sujet à son corps propre, du fait que l'image du corps est amputée d'une zone érogène partie avec la mère, et qui était l'olfaction, la déglutition du bébé. Cette image du corps peut lui être rendue si on

lui ramène, si l'on peut dire, matériellement ou subtilement, l'odeur de sa mère qui est restée dans ses vêtements. Ce qui retrouve vie alors, c'est son corps. C'est son image de base, de corps propre ; c'est l'image de fonctionnement, la possibilité de succion ; alors que, sans l'odeur de la mère, il ne savait par exemple plus téter ni avaler.

2. L'autre blessure, le traumatisme le plus profond, c'est la perte de la relation interpsychique qui existait déjà, et parfois très forte, entre le nourrisson et sa mère. Cette blessure ne peut être réparée ou plutôt dépassée que par des paroles vraies, dites par quelqu'un que l'enfant connaît comme d'accord avec sa mère et avec son père, et qui lui parle de l'épreuve qu'ils ont vécue, lui et sa mère. Ce travail psychanalytique avec des nourrissons précocement séparés de leur mère, quelles qu'en soient les raisons, mort, maladie ou abandon, montrent que, au-delà du hiatus de l'image fonctionnelle érogène, il y a un hiatus de la relation de sujet à sujet. La parole seule peut, de façon symbolique, rétablir la cohésion interne de l'enfant ; mais on ne peut pas, si l'on veut aider l'enfant à dépasser son épreuve, lui faire faire l'économie de sa douleur. Les enfants, bébés, nourrissons, comprennent les paroles, c'est étonnant, nous ne savons pas comment, lorsqu'elles sont dites pour leur communiquer une vérité qui les concerne ; des paroles qui relatent ce que l'on sait des faits, sans jugement de valeur.

Quand le bébé survit à cette imminente mort symbolique qu'il a risquée dans ses zones érogènes et jusque dans son être de désir de communication, la conséquence résiduelle minimale de ces événements traumatisants et mutilants est le retard et les défauts de langage, les accrochages de langue dans le palais qui rendent impossible tout ou partie de la prononciation des phonèmes. Ce sont des cris qui sont des expulsions continuelles de sons ; ou, au contraire, l'absence totale de sonorisation, par mort symbolique du larynx en tant que lieu de plaisir actif pour les modulations de communication[1].

1. Cette mort symbolique partielle, sans doute à classer dans un symptôme hystérique précoce, n'est pas à confondre avec les pulsions de mort de l'individu, car le nourrisson n'est pas encore individué, et le sujet - présent depuis

LA PÉRIODE ORALE
AVANT L'ÂGE DE LA MARCHE ET DE LA PAROLE
LE SEVRAGE, SES RATÉS

Ce qui peut se dégager, comme enseignements ayant valeur générale, de ces études de traumatisés précoces, c'est qu'il s'agit toujours des suites d'effets nocifs d'un sevrage non fait. *Il n'y a pas eu sevrage,* c'est-à-dire séparation du corps à corps jusque-là constant pour tous les repas : séparation éprouvée comme douloureuse de part et d'autre, et signifiée, suivie du retour de la mère qui cajole, parle le sevrage, mais ne donne plus la tétée. Il n'y a pas eu ce «travail» qu'est le sevrage, il y a eu séparation brusque et, en plus, sans explications. De même, ce sont toujours des difficultés relationnelles avec la mère, mais des difficultés négociées avec elle autour de l'acquisition de la marche et de l'autonomie, qui aident l'enfant à développer son narcissisme individuel. Des traumatismes peuvent se produire au cours de cette période-là (dite de castration anale). Quand, par exemple, la mère se livre à une éducation sphinctérienne sévère, sans permettre la médiation du déplacement du plaisir excrémentiel sur le plaisir de la manipulation de tous les objets non dangereux à portée de l'enfant. Les castrations, la naissance et la césure ombilicale, le sevrage et la nourriture autrement que par corps à corps avec la mère, l'autonomie et la satisfaction des besoins de façon autonome quand l'enfant en acquiert la possibilité motrice, tout cela doit se médiatiser - paroles, petits incidents, complicités, joies et peines -, se faire

la conception - ne peut donc pas avoir investi son corps propre de son désir unifié. Son corps est partie constituante d'une dyade mère-enfant. Ce qui ressemble, dans ce cas particulier, aux pulsions de mort du sujet désirant qu'est, en perdant l'usage du larynx, le nourrisson sauve l'individuation future du bébé. Ce lieu de la communication sonore avec sa mère est comme parti avec elle. Serait-ce un déplacement du délivre sur le larynx, comme le laissé pour compte du placenta à la naissance, première étape de l'individuation ?

lentement et non brusquement : ni sans conflit du tout ni sans paroles du tout. Ce sont ces occurrences *sans* (conflit, parole) qui provoquent les troubles graves de non-structuration de la personnalité de l'enfant.

Dans le cas extrême d'un sevrage fait par abandon ou par mort de la nourrice-mère, ce qui peut rester chez le nourrisson comme sujet désirant se manifeste par une régression du comportement, due à la rémanence de fantasmes antérieurs au traumatisme de ce que j'appellerais un sevrage sauvage, au lieu d'un sevrage humanisant. L'origine archaïque de ce qui a contribué à constituer l'image préhensive de la bouche et de la langue, dans la communication de désirs autant que de besoins, peut ainsi reparaître d'une façon qui fait involuer les possibilités du schéma corporel relié jusqu'alors à l'image du corps inconsciente en communication avec la mère. Le larynx et le cavum peuvent perdre, comme je viens de le rappeler, les aptitudes de sonorisation que le bébé avait antérieurement acquises.

Il s'agit alors de l'entrée dans un mutisme psychogène sans atteinte de l'audition. Mais on peut aussi assister à l'apparente perte de reconnaissance des voix familières de l'entourage de l'enfant ; celui-ci devient non seulement muet, mais non-entendant psychogène. Il n'entend plus les voix humaines, les paroles, mais seulement les bruits de la vie. Il annule ce que l'on dit, mais il reçoit les références utiles pour sa survie en rayant de son attention les humains qui l'entourent. Quant à l'image du corps la plus archaïque, l'image respiratoire, sur laquelle s'articulent les rythmes cardio-vasculaires végétatifs et la paix du sommeil, elle peut être altérée par la souffrance affective née de l'amenuisement douloureux du lien bébé-mère. On peut expliquer la banale pathologie de la gêne respiratoire bronchitique et de l'encombrement du cavum visible par ces chandelles de morve rassurantes que tant d'enfants ont besoin de garder sous le nez, comme une tentation de retour à l'image prénatale où cette région, le cavum et les voies respiratoires, non encore érotisées, baignaient dans le liquide amniotique, qui sécurisait l'image du corps fœtale. Quant aux enfants dits psychotiques, muets, instables, emmurés dans l'incommunicabilité ou la souffrance psychique, ils ont rarement un fonctionnement organique altéré. Le sujet, qui a été à l'origine de leur incarnation au moment de leur conception et qui a survécu au moment de la naissance, semble absent. Mais où se trouve-t-il? En tout cas, il n'assume pas, par la médiation de l'image du corps, un schéma corporel qui vit tout seul, comme un spécimen anonyme de l'espèce. Quand le sujet se désolidarise de son corps, c'est cela que — quant à moi — j'appelle les pulsions de mort du sujet. Lesquelles ne sont pas à confondre avec le désir de donner la mort à un autre corps ni même au sien. C'est seulement comme un retrait du désir du sujet, qui tend à se reposer du travail de vivre avec son corps dans la réalité; comme s'il se réduisait à un point focal où les rythmes d'entretien végétatif du corps sont bien maintenus, conservant la pérennité du sujet momentanément en «vacances» de libido. On en voit, parmi ces enfants, qui flairent tout et qui ne font jamais rien de l'objet flairé, que, parfois, ils ramassent, pour le laisser tomber. Ils flairent les corps, les pieds des personnes qui les approchent. On dirait qu'ils sont à la recherche obsédante d'une odeur : peut-être celle des voies génitales de leur mère, mère archaïque; peut-être celle de leur naissance, qui les ferait se retrouver sujets de désir, de communication interpsychique. Parfois, en leur verbalisant l'hypothèse que l'on élabore quant au sens de leur recherche, on voit - dans un regard intense qui vous est adressé au fond de vos propres yeux - que quelque chose de vrai concernant leur détresse les a éveillés un instant à une relation humaine, qui n'a pas de suite.

De telles *dissociations brusques et durables de l'image du corps et du sujet, sans réparation possible, se rencontrent fréquemment à la suite d'hospitalisations précoces et de changements successifs de nourrices avant l'âge de la station assise et de la déambulation volontaire,* c'est-à-dire avant quatre mois, et encore entre quatre mois et neuf, dix mois. L'enfant régresse à un état où ses besoins vitaux sont satisfaits par un entourage avec lequel il n'a plus d'échanges subtils, langagiers, ni mimiques ni moteurs. Il devient autiste. Ses pulsions de désir restent sans issue, elles se symbolisent tératologiquement en hallucinations de mâchoires dangereuses quelque part dans l'espace. Serait-ce sa propre bouche qu'il aurait perdue, et, sous forme de vocalisations terrifiantes, hallucinées, ne seraient-ce pas ses propres cris, partis dans l'espace, qui y demeureraient hors du temps, de façon hallucinatoire? Le tout faisant le tableau d'une symptomatologie phobique majeure chez l'enfant muet et psychotique. Le fantasme ou la mémoire de son corps porté dans les bras de la mère disparue se manifeste comme une demande, une tentative de communication de bouche à sein, non reliés à une image inconsciente cohésive, demande méconnaissable *a priori* par l'observateur. Ce sujet inconscient lié peut-être encore à un pré-Moi mutilé de sa mère, son «Toi», semble en être réduit à quelque chose de l'image érogène et fonctionnelle de la pince mâchoire, comme l'est sans doute son balancement perpétuel, sans plaisir et sans cris. Il s'en prend parfois à ses propres bras, avant-bras ou mains, restés fétiches du sein maternel dans son corps, seuls souvenirs garants d'une relation d'allaitement associée au sein et aux bras maternants qui signifiaient l'amour. La clinique des enfants psychotiques a affaire à ces enfants auto-dévorateurs, chaque fois qu'ils éprouvent (mais où donc?) plus que d'habitude la morsure de leur détresse, d'une impossible communication perdue, et d'une terrifiante solitude psychique d'infirme de tout langage.

Toute phobie correspond à des images partielles archaïques qui utilisent des pulsions du sujet actuel qu'il ne connaît pas pour siennes, et qui se projettent dans le monde environnant. Cette symptomatologie phobique précocissime et défensive envahit de proche en proche toute la libido de l'enfant. Bien qu'elle arrive à utiliser, à traduire, à fixer l'angoisse et que l'imagerie phobique, si elle pouvait être partagée et comprise par l'adulte, puisse rassurer l'enfant, l'angoisse ne permet pas, quand l'état phobique est si précoce, l'expression de ces pulsions et leur partage humanisant par un autre dans le monde extérieur. L'autisme s'aggrave alors de jour en jour, visant à juguler les phobies, interdisant au désir toute visée d'objets, sans pouvoir y parvenir, parce que le vivre s'accompagne tout le temps d'une fonction symbolique chez l'être humain, et que celle-ci, dans ses imageries esseulées d'objets partiels sans intention, devient de plus en plus terrifiante[1]. La phobie devient persécutive et l'enfant tombe dans des états psychotiques graves. L'autisme traumatique que nous venons de décrire peut apparaître sans qu'il soit possible de le référer clairement à un incident survenu dans la réalité. Ce peut être une séparation précoce et brusque d'avec la mère. Il est néanmoins toujours dû à un traumatisme symbolique, ajouté à une épreuve dans la réalité ou l'accompagnant. Ces épreuves, toujours associées à des castrations, sont restées non symboligènes, ce dont le nourrisson souffre. L'épreuve de l'enfant est en outre souvent concomitante d'épreuves vécues par la mère-nourrice, qui, de ce fait, est peu attentive à son bébé autrement que pour les soins matériels urgents - nourriture, changes -, mais sans paroles, ni caresses, ni fine discrimination de ce qui se passe en lui et qui l'alerterait à un autre moment. S'agit-il, en fait, d'absence de structuration, provoquant des mutilations partielles de l'image du corps ? C'est le travail du psychanalyste, par le transfert accepté des pulsions de mort sur sa personne, dans ces cas de début de psychose, d'en décoder le sens humain éthique perverti comparé au premier sens humain éthique qui est le désir de communiquer. Il s'agit, chez le psychotique, d'un désir prudentiel préventif face à l'angoisse de toute relation dans la réalité. Comme si le sujet, chez cet enfant, raisonnait en disant : « Si je suis non, non, non, à toute présence » (danger éventuel de communication et donc éventuel arrachement secondaire douloureux), « je ne suis pas présent, je ne suis pas visé, donc je ne risque plus rien. » Bien sûr, c'est pour mieux comprendre l'apparent non-transfert de l'enfant sur le thérapeute que je dis cela. Mais, à partir du moment où le thérapeute comprend l'intelligence aiguë d'un enfant psychotique et son mode de résistance devant la souf-

1. Le désir oblige le sujet à déguiser ses besoins - comme s'ils étaient le désir d'un autre invisible.

france, on peut la lui parler, sans le culpabiliser du masque dont il s'affuble : indifférence, mutisme, agissements animaux. On l'aide ainsi à se retrouver humain et sujet de son désir, on l'aide à accepter à nouveau son humanité blessée dans son schéma corporel et à reconstruire, grâce au transfert, une image du corps en rapport au schéma corporel, qui s'en trouve comme désensorcelé.

L'enfant psychotique est le lieu d'une véritable tumeur de la symbolisation, disons d'une tumeur imaginaire construite par *une fonction symbolique qui a marché à vide et sans aucune possibilité de relation avec un autre humain.* Parce que l'humain que visaient les pulsions de l'enfant était absent ou, si son corps était présent, était psychiquement hors d'atteinte pour un enfant dès lors comme solitaire.

Ce sont des phénomènes à peu près semblables qu'on rencontre dans ce qu'on appelle, à la suite de Spitz, l'hospitalisme. Ils surviennent chez des enfants qui connaissent de nombreux changements, de nourrice ou d'institutions, pendant les dix-huit premiers mois de leur vie, mais surtout au cours des six premiers mois, qui sont décisifs. On peut aussi parler d'hospitalisme bourgeois, où le nourrisson est laissé par ses parents à la garde de femmes mercenaires successives, souvent frustrées par la vie dans leur sexualité, qui l'élèvent comme un animal ou comme une plante, sans autres paroles adressées à sa personne que celles concernant des besoins, sans estime pour ses parents, parfois même avec une hostilité à leur égard, dont il hérite.

Chez tous ces enfants chroniquement ou successivement traumatisés précoces, les pulsions orales et anales passives se satisfont solitairement, d'une manière qu'on doit qualifier de masturbatoire imaginaire invisible, donc sous une forme non observable ; elle peut être olfactive, optique (le strabisme, par exemple), labiale, glottique, linguale, rectale ou mictionnelle, caractéristiques de l'érotisme de régions partielles à l'époque de ces stades précoces. Cet érotisme leur fait élaborer des fantasmes de corps à corps avec la mère absente que leur propre corps-chose leur sert à présentifier dans la solitude du berceau.

Le suçage de pouce banal chez la plupart, mais qui devient comme une passion invétérée chez certains bébés, est certainement ici une des manifestations les moins graves, parce que compatible avec le développement ultérieur vers une banale névrose. C'est que l'imagination du bébé, soutenue par tous les désirs normaux pour son âge, n'a ici comme référence stable que les moments d'apport de nourriture ou de déport d'excréments, ainsi que les soins de toilette et les manipulations de son corps comme objet de l'adulte. Ce mode d'élevage, lorsqu'il est sans joie partagée et sans paroles, ce qui arrive avec certaines mères, fait de l'enfant un objet et ne permet pas au sujet de désir, et surtout au pré-Moi du langage verbal qu'il est virtuellement, de se construire par échanges de perceptions complices avec l'autre. Si cet enfant se développe ainsi en solitaire jusqu'à la découverte de la préhension manuelle, sa nécessaire activité masturbatoire, associée au suçage du pouce, se fixe à un objet innommable qu'il maintient sous son nez, le suçant, le respirant, son être au monde étant totalement absorbé dans les sensations que, par là, il se donne[1].

Cet objet innommable constitue un fétiche archaïque de sa relation à la mère lactante qui fut indispensable à sa sécurité, et ce fétiche est métaphore, pour cet enfant, de lui-sa mère, comme promis l'un à l'autre au corps à corps, ainsi qu'en une tétée interminable. L'absence occasionnelle de ce fétiche, seul symbole du sujet en relation de continuité à son environnement connu, sécurisant, référé aux entités tutélaires de l'espace maternant, plonge l'enfant dans la plus grande angoisse. On connaît cette angoisse des enfants qui n'ont pas au coucher leur petit objet transitionnel ; mais, si la mère est présente et qu'elle les console, et leur permet de régresser avec elle, plus elle parle abondamment de la perte de cet objet avec eux, plus vite ils se sortiront de la régression réactionnelle à cette perte.

1. Winnicott a nommé cet objet « objet transitionnel », il en a étudié la fonction sécurisante dans l'élevage des enfants. On peut le comparer aux jokers dans les jeux de cartes, qui servent de remplaçants à toutes les cartes manquantes, particulièrement référencés à l'atout (ici la mère, « la Tout » pour son bébé).

Ce qui est grave, c'est quand les enfants n'ont que cet objet demeuré de leur passé, et rien d'autre, aucune relation par laquelle prendre le relais de leur relation à leur mère, ni jeux variés, ni chansons, ni paroles. Ces enfants-là sont en très grand danger, pour peu qu'ils perdent leur fétiche. C'est peu de temps après qu'ils tombent progressivement, sans que personne s'en rende compte, dans un autisme, secondaire celui-là. Tant qu'ils avaient leur fétiche, ils étaient relativement en relation avec le monde. Le fétiche disparu, ils entrent progressivement dans un autisme qui fait penser à un genre de somnambulisme. Les pulsions archaïques orales ne peuvent être relayées par des pulsions anales et prégénitales dans les rapports avec la nourrice ou d'autres personnes. Le sujet perd certaines composantes de son image du corps qui reliaient son désir à son corps, et en arrive à présenter des troubles somatiques (surtout l'insomnie) et des troubles digestifs, accompagnés de détresse. Cet état provoque chez les parents des fantasmes de mauvais soins concernant la nourrice chez qui l'enfant est tombé malade. On le met à l'hôpital, en observation, et ce sont les réactions en chaîne d'enfants traumatisés par la perte de l'objet qui venait remplacer la mère ; la perte opère comme si c'était une séparation précoce d'avec la mère elle-même telle que je l'ai décrite plus haut. Tous ces troubles précoces de la communication entraînent toujours des séquelles, même si l'enfant réussit à surmonter l'épreuve. Il en reste toujours quelques anomalies du langage au sens large du terme. Le schéma corporel, correspondant à son âge, ne s'étant pas croisé avec les médiations nécessaires à l'élaboration d'une image du corps correspondante, il s'ensuit un retard psychomoteur et un retard de langage.

Que sont donc les médiations symboliques nécessaires ? On l'a vu : ce sont les perceptions auditives, visuelles, tactiles, informatrices, venues de la mère réagissant à son enfant, attentive qu'elle est au jouir et au pâtir de son bébé, et lui en parlant. En dehors des indispensables soins corporels, nourriture et changes, qui s'adressent des mains de la mère au corps de l'enfant, en dehors du porté du corps de l'enfant par le corps de la mère, ce sont les paroles de celle-ci, ses chansons, ses bercements, ses caresses, ses gronderies, tout le langage de l'intelligence du cœur des mères, lorsque la névrose n'a pas stérilisé, par l'angoisse d'être femme, les avenues de l'intuition maternelle.

Chaque bébé, en naissant, suscite dans la femme qu'il crée mère la source familière, ressurgie de la relation oubliée à ses propres mère et père, du fond de sa première enfance, qui alimente sa relation de mère à fils ou à fille, surimpressionnée par sa relation actuelle d'amante avec l'homme qui est ou non le géniteur de son enfant. Ce bébé-là, fille ou garçon, suscite chez cette femme-là, sa mère nourrice, des paroles qui sont celles de son cœur à elle, qui éveillent le sourire et le cœur de l'enfant, et qui éveillent son esprit à s'ouvrir à l'écoute : de la même façon que, désertant la matrice du corps de cette femme, il a suscité la montée du lait, son lait à lui, et qui lui convient, pour continuer son développement. Cette dialectique corps-cœur-esprit du fœtus, puis du nourrisson avec sa mère, est enracinée dans la physiologie ; mais chez l'être humain, tout étant symbolique, il s'élabore une composante psychique inter-relationnelle qui en est la métaphore. C'est ainsi que, pour chaque être humain, sa relation à sa mère, source de sa propre existence, semble plonger ses racines dans ce qu'à défaut d'autre mot on appelle le « sacré ». Il s'agit d'une évidence ressentie, à la foie éthique et esthétique, pour tout être humain au contact de la nature et de sa beauté. Ce sacré, il le nimbe de la lumière du visage penché sur le sien aux premières heures de sa vie, aux premiers jours de ses épreuves.

Toute mère est et modèle de la médiation pacificatrice des besoins et aussi, à cause de l'articulation des désirs aux besoins, source de la confusion entre besoins et désirs. Selon ce que la mère a été dans les particularités émotionnelles que son enfant a saisies, intuitionnées aux premières peines et joies oubliées de sa vie, centrées sur elle, une sensibilité réactionnelle s'est élaborée, sensibilité qui s'est ombiliquée au rêve d'exister, d'abord induit par la mère, et qui, ce rêve, jour après nuit, de se retrouver et de se continuer, devient réalité.

On entend dire couramment : « Cette femme n'est pas une bonne mère. » Ce propos est absurde. Aucune mère ne peut être dite bonne ou mauvaise. Elle est la mère, donc c'est elle en qui cet être humain s'est enraciné valablement, puisqu'il n'est pas mort et qu'il a survécu à cette soi-disant mauvaise mère. Qu'il en ait souffert, c'est une autre affaire ; mais, encore une fois, il n'y a ni bonne ni mauvaise mère, il y a des mères qui soutiennent plus ou moins le narcissisme dans le dépassement des castrations qui sont pour chacun les épreuves nécessaires à la construction de son identité.

C'est autour des premières perceptions de notre mère, telle que nous l'avons ressentie et que pour nous elle était la vie - même si nous étions souffrants et si c'était difficile - que s'est ombiliqué notre rêve d'exister. Ce rêve, ce long rêve de notre petite enfance, au fur et à mesure de notre croissance, est repris par notre raison s'arrimant à quelques flashes aux couleurs de souvenirs, en référence au regard, à l'écoute, aux paroles, aux événements qui, pour nous, sont associés à l'idée de mère. Ce goût du « sacré », lié à l'idée de mère, c'est pour chacun de nous une instance tout aussi masculine que féminine. Cela paraît surprenant à dire, puisque toute mère est femme. Et pourtant il suffit de penser aux constructions dans lesquelles l'être humain honore la providence pour voir qu'il les couronne de formes aux références phalliques, dômes et coupoles se référant aux seins, tours et flèches se référant au pénis. Ce sont des formes corporelles, objets partiels « sacrés » du corps de nos parents, perçus comme des géants. Nos propres pulsions actives et passives se projettent dans les formes génitrices et tutélaires de ces adultes magiques, qui nous renvoient à la source vivante de notre être, on pourrait dire à ce coït initial à notre conception, qui associe la permanence de la conscience de soi au fruit vivant d'une hiérogamie ; union féconde et permanente de pulsions sexuelles actives et passives sublimées, depuis les plus archaïques jusqu'aux plus actuelles. Pour le dire autrement, chacun de nous, bébé, totalement dépendant de l'adulte, ne peut survivre qu'apaisé de sa soif et de sa faim, et protégé des dangers du monde extérieur. Ces deux conditions sont assurées par la mère, avec son sein, par le père, avec sa vigilance armée qui la protège. Quant au bébé, il guette le sein vital et la force protectrice. Le bébé est dans une position libidinalement passive vis-à-vis de ces deux instances parentales qu'il ressent l'une et l'autre comme actives à son égard. Alors qu'il est fatalement passif dans son corps, il vit dans son cœur un amour ardemment actif pour cette instance parentale au double aspect protecteur à ses yeux. Ces tout-puissants maîtres de l'espace, ces deux corps phalliques déambulants comme des stèles animées, il les perçoit dotés de prolongements caressants et palpeurs qui règnent comme magiquement sur un espace dans lequel il est totalement impuissant, livré à leur bon vouloir et à leur pouvoir discrétionnaire. A leur face éclairée par le timbre de leurs voix qui lui parlent, et par les étoiles brillantes de leurs yeux, sa sécurité amarre son fragile esprit, qui sans leur présence aimante et secourable serait égaré dans l'indifférence des éléments naturels constituant son corps, un corps qui, sans eux, serait sans repères de temps ni d'espace. Il n'est pas étonnant que, devenus adultes, toujours impuissants devant la création, les humains construisent leurs maisons de prière avec les formes de beauté phalliques masculines et féminines.

La mère est aussi la première informatrice crédible concernant les dangers, et la messagère de l'amour qui, donné par elle, par elle ne peut pas être repris. Mais elle est encore celle qui peut donner la mort. L'homme n'est pas le représentant de la mort pour l'inconscient. La femme l'est, parce que c'est d'elle que viennent les jouissances qui font oublier son corps au sujet et son être à l'enfant. Lorsque, affamé, elle l'a apaisé, lorsque, angoissé, elle l'a consolé, il se sent devenu elle, mais c'est à elle aussi qu'il doit renoncer - et la fille comme le garçon. Elle ne reprend pas ce qu'elle a donné, mais l'enfant, lui, doit se dérober à sa sollicitude à partir d'un certain point de son développement, et refuser de lui donner le plaisir qu'elle lui demande à partir d'un certain moment, qui est, au plus tard, celui de l'Œdipe. C'est pourquoi je pense que la mère peut être le symbole de la mort autant que de la vie.

Peut-être est-ce la raison pour laquelle les enfants psychotiques ont peur de leur mère, quand ils la retrouvent, car celle qu'ils retrouvent, ce n'est pas celle qu'ils recherchent, la mère archaïque, ni la perception qu'ils en attendent pour se retrouver. Entre le moment où ils ont été séparés et le moment où ils la retrouvent, elle n'est plus la même. On a vu comment la séparation précoce et longue de certains enfants d'avec leur mère entre cinq et neuf mois peut faire entrer certains enfants dans l'autisme. Ils redoutent de renouer avec elle comme si elle incarnait la mort pour eux. Le maintien du sujet à la recherche d'une jouissance archaïque perdue en fait un être humain inadapté à son âge, sans langage avec autrui, sans complicité du regard, sans retrouvaille des jeux moteurs d'avant le traumatisme. Parfois, au contraire, il remue sans cesse et sans but, instable, comme on dit. Parfois, il est totalement immobile, figé, stuporeux. Il n'accepte d'être distrait de son habitus stéréotypé que par la seule tension de ses besoins excrémentiels, ou le besoin de manger, n'importe quoi. Jouer avec ses excréments serait la seule distraction qui semblerait avoir un certain sens pour lui. En fait, il survit comme l'enfant non sevré d'une mère fantomatique, la mort, qui le menace et à laquelle, pour la conjurer, il se mimétise, comme s'il devenait, en s'oubliant, autre, tel que sa mère, quand, petit, elle l'avait apaisé. Il y a, chez tout un chacun, l'un de ces niveaux plus ou moins archaïques, et plus ou moins longtemps stagnants, d'un reliquat du mode de relation au monde et à la mère d'avant le niveau narcissique du Moi-Toi et du langage parlé, puis du Moi-Je[1].

Certains retards de parole sont en fait retards de langage, dus à une infirmation du désir de communiquer qui n'est malheureusement reconnue qu'à partir de l'âge de la marche. On me dira : à partir de quel âge peut-on parler de retard de parole? Eh bien, dès le début de la vie, tout enfant est en état de parole, il ne peut pas lui-même parler verbalement, mais il a l'enten-

1. N'est-ce pas la conscience de cela chez chacun de nous qu'on qualifie de noyau psychotique?

dement des paroles, et il est constamment à la recherche de communication avec l'autre, sauf pendant qu'il dort. Et il a besoin d'être entouré de communication, constamment, preuve de sa participation au monde; et même pendant qu'il dort, la parole ne le gêne pas. La non-structuration ou la déstructuration de l'image du corps orale et anale apparaît cliniquement de façon indubitable seulement quand l'enfant a atteint l'âge de la déambulation individuée; c'est alors que l'entourage social alerte les parents qui ne s'étaient aperçus de rien chez un enfant dont l'habitus, pourtant, était devenu celui d'un animal domestique qui ne communiquerait même plus avec ses maîtres. Il aurait pourtant été facile de remédier à sa détresse, si la mère, l'entourage, le pédiatre, que certaines mères inquiètes alertent parfois en vain - «Vous vous occupez bien trop de lui», «Ça s'arrangera tout seul, quand il ira à l'école» - avaient su comprendre et détecter les premiers signes d'indifférence, qui traduisaient les premières épreuves. L'absence de sourire, l'absence de regard, de lallations, l'absence de recherche de la mère par l'enfant, de communication constante avec elle, d'appels, le silence d'un enfant sage ou, au contraire, les cris continuels stéréotypés, voilà les signes que donne à observer, à qui y est attentif, un enfant qui n'est pas en communication complice, élastique, et en relation, vraiment, avec sa maman.

Ce bébé passif, indifférent, qu'on dit sage, placide, mais qui est sans réactions à sa mère et à ses familiers, sans expressions, sans préhension ludique, apparemment toujours satisfait, dormant quand sa mère le met à dormir, mangeant tout ce qu'on lui donne - ce bébé est pourtant inquiétant. Mais pas pour beaucoup de médecins. Pourvu qu'il prenne du poids, fasse de belles selles, que ses dents poussent... «Que demandez-vous de plus? disent-ils à la mère. Il va très bien!» Et c'est ainsi que se préparent des psychoses, à bas bruit, ou des névroses précoces, chez des enfants qu'on aurait très bien pu aider si on s'était aperçu à temps de leur souffrance et de leur perte de communication, et du défaut d'expression de cette souffrance même. A l'âge du développement où le schéma corporel devrait devenir le médiateur avec autrui pour l'image du corps, les pulsions à dominantes actives sont soumises aux seules satisfactions des besoins naturels de tels enfants. Ce sont ces pulsions qui font s'exprimer tous ses désirs, déguisés en besoins insatiables de boire ou de manger, non verbalisés. Il met tout à sa bouche, les petits objets, les cailloux, les excréments, tout ce qui se présente. S'il y en a, les seules manifestations reconnaissables de ce dérèglement sont celles du sommeil et du tube digestif. « Il mange tellement de saloperies ! » dit-on. Rarement des diarrhées, mais des vomissements ou de la constipation. Il fait tout pour conserver en lui un peu de son espace de sécurité ainsi repéré à peu de frais[57]. Mais cet espace déshumanisé, qu'il engloutit et vomit parfois, ne parle pas, et ne le nourrit ni psychiquement ni affectivement. En grandissant, cet enfant prépsychotique agit ses désirs de façon compulsive. Il va parfois jusqu'aux extrêmes : par exemple, dans des courses folles où il fuit la maison, se perd, entre dans l'eau jusqu'à se noyer ; il n'a aucune discrimination du danger. Il commet des actes déprédateurs et destructeurs, il est dangereux pour lui-même, pour sa propre conservation, et pour autrui. Il agresse les plantes, les fleurs, les petits animaux, il rend, en tout cas, impossible son acceptation dans un petit groupe d'enfants : justement ce que la mère attendait pour le sortir de ses difficultés. Et c'est cela qu'on remarque souvent, hélas, comme un constat d'« inadaptation » qui, dans l'esprit des parents et de bien des médecins, se conclut par un placement, c'est-à-dire la ségrégation dans un milieu pour « des enfants comme ça ». Une éducation dite spécialisée cherche, en effet, au mieux, à adapter ce Martien au comportement des Terriens de son temps et de son âge apparent, mais ne peut pas promouvoir ce sujet. Il faudrait, pour cela, le laisser dans sa famille, le temps nécessaire à l'établissement du relais de la famille par un autre milieu porteur, et occuper ce temps par un travail psychanalytique avec le père et la mère. C'est dans une situation triangulaire, le psychanalyste, le papa-maman ou alternativement l'un et l'autre,

1. Voir les cas cliniques plus loin, p. 232. et p. 238.

et l'enfant, si l'enfant l'accepte, qu'une psychothérapie psychanalytique peut s'engager. La psychothérapie psychanalytique d'un enfant psychotique tout seul, alors que sa famille existe, est inutile. Dans le cas où, dans une famille de greffage, de placement, si l'on veut, et aidé par une psychothérapie, l'enfant reprendrait conscience de lui-même, le traumatisme de la séparation d'avec les parents, sans travail de parole entre l'enfant et ses parents soutenus par le psychanalyste, empêche la retrouvaille du sujet d'avant le traumatisme. Il y a une lacune irrémédiable. C'est pourquoi j'insiste beaucoup pour qu'aucun travail avec un enfant psychotique ne commence avec lui seul ; il faut d'abord un travail avec les parents, puis avec les parents et l'enfant, avant de penser à toute autre solution éducative.

Il ne s'agit pas d'une éducation ni d'une rééducation encore, mais de retrouver une authenticité, de la distinguer de la vie imaginaire maternelle à l'égard du fœtus, puis du bébé, et de la vie imaginaire du père vis-à-vis de l'enfant, et ensuite de la vie imaginaire de l'enfant vis-à-vis de ses parents, suivant les événements relatés par les adultes et qu'ils ont vécus tous trois. Sont en jeu, pour la mère, les reliquats de sa filiation, comme je l'ai montré dans tous les cas de maternage ; et de même, chez le père, le reliquat de sa filiation à sa mère ou à son père, suivant qu'il s'agit à présent d'une fille ou d'un garçon psychotique. Le travail psychanalytique avec un enfant psychotique, c'est la remise en circuit d'une communication entre les trois personnes - père, mère, enfant - de sa scène primitive. Le transfert du psychanalyste sur leur enfant aide les parents. Son mode de travail, la recherche de l'interlocuteur enfermé dans la prison que leur enfant s'est construite modifie, parfois sous leurs yeux, l'habitus stéréotypé de l'enfant. Interrogé qu'est leur enfant par cette personne différente, le psychanalyste, qui s'intéresse vraiment à sa vie et à son histoire, les parents peuvent constater qu'une relation différente s'établit alors entre cet adulte et lui. Cela réhabilite en eux l'espoir de relation humaine avec leur enfant. Cet espoir, ils l'avaient perdu au jour le jour, devant la gravité d'un état auquel, jusque-là, personne ne comprenait rien. Cela ne veut pas dire qu'aujourd'hui le psychanalyste y comprenne davantage. Ce n'est d'ailleurs pas ça l'important. L'important, c'est que l'enfant, lui, s'y retrouve. Dans ce travail psychanalytique, les parents peuvent comprendre, à partir de ce qu'ils éprouvent eux-mêmes, les interférences, dans l'épreuve que constitue l'enfant psychotique, de leur relation à lui, et l'épreuve qu'il est pour les autres membres de la famille, particulièrement ses frères et sœurs, s'il en a, alors que, jusque-là, ils ne s'en étaient pas du tout rendu compte. Et, déjà, ce n'est pas l'un des moindres avantages et fruits d'une psychothérapie d'enfant psychotique, même si on n'arrive pas à lui rendre sa joie de vivre en citoyen libre et autonome, que les autres personnes de la famille, ses frères et sœurs, ne gardent pas trace traumatique à vie des souffrances endurées par eux du fait de cet enfant.

Pour l'enfant psychotique lui-même, c'est autour des premières relations retrouvées comme celles d'un tout petit nourrisson avec ses parents, que le traitement commence à montrer ses fruits. La difficulté vient de ce que les enfants psychotiques ont à passer par des peurs paniques de vivre autrement, pour sortir d'une angoisse généralement colmatée. Ils passent, au début de traitement psychanalytique, et surtout dès que ce traitement est agissant, par des périodes agressives et déréglées dans leur comportement et dans leurs habitus viscéraux qui, très souvent, font suspendre le traitement, parce que ces troubles sont pris pour une contre-indication au traitement psychologique ou pour une maladie organique. Hôpital, examens, etc., le cycle angoissé des adultes reprend. De nouveau, on isole l'enfant, au lieu de continuer le traitement malgré les perturbations occasionnelles fonctionnelles ou somatiques, que le psychanalyste doit chercher à comprendre avec l'enfant, comme un langage réactionnel à son angoisse de guérir. Angoisse qu'il communique à ses parents, à sa mère et aux généralistes.

Ces dérèglements du fonctionnement somatique par rapport à l'habitus assez stéréotypé, figé, de bonne santé de l'enfant avant le traitement psychanalytique sont au contraire en faveur de la continuation du traitement. Ils prouvent que le sujet, chez cet enfant psychotique, est en recherche de retrouver la communication; mais que, avant de pouvoir l'exprimer par des affects et des paroles, des représentations, dessins, modelages, mimes, jeux, il commence par réagir par le langage fonctionnel du corps, ce pré-Moi inconscient. Il serait souhaitable, alors, que beaucoup de médecins sont informés de la psychanalyse, que des psychanalystes soient pédo-psychiatres. Il faut des généralistes ou des pédiatres pour assumer le traitement médical fonctionnel de ces enfants, tout en encourageant les parents et l'enfant lui-même à continuer la psychanalyse malgré les dérèglements divers par lesquels s'exprime la souffrance. Ça ne peut pas être celui qui soigne le corps de l'enfant qui assume sa psychothérapie; mais il est possible que l'un soit soutenu par l'autre, pour que l'enfant puisse continuer ce travail, difficile bien sûr, mais qui en vaut la peine : d'autant que les enfants psychotiques sont généralement des êtres humains particulièrement intelligents, précoces et sensibles, derrière leur masque dépersonnalisé.

Beaucoup d'enfants, actuellement, présentent ce type de problématique d'inadaptations précoces pour lesquelles le diagnostic hésite entre névrose et psychose. On peut dire que la psychose infantile survient dans des familles où les deux parents ont eu à dépasser, chacun dans sa famille, un épisode traumatique inconscient dû à leurs relations avec leurs parents avant l'âge de l'Œdipe. Cet épisode, refoulé quant à eux, s'exprime chez leur enfant de façon irrepérable, sauf par la psychanalyse. Cependant, on peut voir des enfants qualifiés de psychotiques d'après leurs symptômes, dont l'état ne relève en fait que de perturbations précocissimes de leur histoire particulière, sans que soient entrés en résonance des traumatismes infantiles des parents.

ÂGE ORAL, ANAL ET PÉRIODES ULTÉRIEURES JUSQU'À LA CASTRATION PRIMAIRE

Avant de continuer par des exemples cliniques, et pour que ceux-ci prennent leur plein sens d'illustration de mon propos, qui est l'articulation à chaque instant de l'image du corps au schéma corporel, il est nécessaire de résumer les grandes lignes du processus de régression ou de déstructuration de proche en proche des images du corps, processus inverse de leur structuration. N'oublions pas que ces processus quant à l'image du corps sont toujours, pour se développer, dépendants d'une relation affective, alors que le schéma corporel, lui, peut se développer même dans des conditions de détresse affective.

Je m'excuse de l'aridité abstraite de certains tableaux cliniques, mais c'est une grille nécessaire pour comprendre ce qu'il en est de la pathologie humaine. Prenons garde de ne pas conclure trop vite à un déterminisme - qui serait à la limite quasi organiciste ; car c'est de la relation de langage entre le sujet enfant et son entourage que la généralité du processus d'articulation de l'image du corps et du schéma corporel s'éclaire comme personnalisation narcissique défensive du sujet. C'est aussi du transfert, tant du patient que du psychanalyste, que la reversibilité sera ou non possible au cours des événements d'une psychothérapie. Voici donc les généralités concernant la compréhension clinique de la pathologie par les images du corps.

Rappelons, pour mémoire[1], que l'image du corps est trinitaire ; image de base, image fonctionnelle et image de zone érogène, toutes sujettes à représentations sensorielles fantasmées et communicables entre sujets. Les enfants nous révèlent l'existence, soit associée à cette image trinitaire, représentable dans

1. Voir chap. 1, p. 49.

le dessin ou le modelage, soit dissociée d'elle, d'une image dynamique celle-ci sans représentation, à l'exception d'une ébauche de spirale ou d'un trait à la limite pointillé ; image dynamique dont le désir, en s'y rivant, absorbe les potentialités de représentation. Cette image dynamique, solidaire du sujet à l'état de veille et dans le sommeil léger, devient, semble-t-il, ponctiforme dans le sommeil profond, laissant aux pulsions de mort, soutiens du schéma corporel en l'absence de toute complicité du sujet, le jouir sans affect de manque quelconque, et sans représentation de la paix végétative des organes.

Cas de Nicolas.

Je me souviens de Nicolas, enfant dit psychotique, qui avait presque six ans quand je l'ai vu. Il avait trois jours au moment de l'évacuation de Paris. Il est resté sans lait, sans possibilité de changes pendant plus de deux jours, heureusement avec sa mère. L'un et l'autre sans alimentation et sans eau, seuls dans un wagon déserté par tout le monde.

Nicolas était le dernier d'une famille de cinq enfants ; les quatre aînés, filles et garçons, avaient été perdus pendant quelques semaines, séparés de leur mère, évacués tous les quatre, au cours d'un bombardement du train qui les emmenait tous à la retrouvaille du père, déjà évacué dans le sud de la France avec son administration. La mère et son nourrisson devaient être dirigés sur un hôpital, mais se sont trouvés emmenés vers une autre ville que prévu. De plus, le train, bientôt, stoppait en pleine campagne, arrêté par un bombardement de la voie qui ne permettait pas d'atteindre la gare annoncée. Il n'y avait plus personne, ni vaches, ni eau, dans les fermes avoisinantes. Tout le monde avait été évacué et toutes les canalisations avaient sauté. Cette femme, séparée de ses quatre aînés, et inquiète pour eux, est donc restée seule avec son nourrisson à son sein sans lait, après une montée apparemment normale, mais que l'angoisse avait stoppée. Elle a vécu quarante-huit heures épouvantables, assistant à la mort d'inanition et de soif de son bébé qu'elle ne pouvait pas changer, elle-même complètement épuisée et impuissante. Enfin, les choses se sont arrangées, elle et son bébé ont été secourus, Nicolas a échappé à la mort par déshydratation, et a poussé. C'est ce qu'elle a pu me raconter concernant cet enfant. Quand je l'ai vu, il avait plus de cinq ans et était psychotique ; il a pu être sorti d'affaire par la psychanalyse. Je ne peux raconter le déroulement de cette cure ici, mais j'y repense, car dans l'histoire de ce cas, dit de psychose, il n'y avait rien de pathologique dans les relations du père ni de la mère, au cours de leur enfance, dans les relations avec leurs parents. La guerre avait passé sur les deux familles sans déchirements ni deuils importants. Les quatre enfants aînés avaient surmonté le choc de l'évacuation, et tout le monde allait bien. Restés en zone libre, à la campagne, pendant la durée de la guerre, les enfants, en particulier Nicolas, n'avaient pas souffert de carences. Seulement, il était resté un enfant qui paraissait sauvage, indifférent, sans toutefois fuir le regard. Ce qu'il y avait de remarquable immédiatement, chez lui - je le donne comme indication clinique -, c'était une tignasse de cheveux incoiffables. Il avait une voix rauque, était angoissé, déambulait sans direction, comme ses cheveux, allant, venant, les coudes pliés, les genoux à demi fléchis, déparlant, pas méchant, jamais mal intentionné, mais imprévisible. Il ne jouait pas vraiment. Il « vaquait », de-ci de-là, déplaçant des objets. Il fallait tout le temps veiller à ce qu'il ne se passe pas d'incident ou d'accident.

C'était en 1946, j'avais peu d'expérience. Le seul signe donné par Nicolas que ses venues au dispensaire où il me voyait comptaient pour lui, c'est que, ce matin-là, il était debout à six heures, tentait de s'habiller et attendait sa mère près de la porte. Cela a été l'une des choses les plus curieuses de voir évoluer tout d'abord le système capillaire de cet enfant. Parmi tant d'anomalies et de bizarreries de comportement, la mère n'avait pas pensé à me parler de celle-là, qui frappait au premier coup d'œil. Les effets du traitement ont commencé par rendre ses cheveux souples et coiffables, à la surprise de la mère qui, à ce moment-là, m'en a parlé, en même temps que l'enfant retrouvait un rythme normal de sommeil, jamais installé auparavant ; puis, peu à peu, la continence diurne, puis nocturne, la marche avec le corps vertical, le plaisir de jouer, l'expression de sentiments tendres pour sa mère, et enfin la parole, d'abord grammaticalement pauvre, mais adéquate à ce qui se passait.

Toute infirmation d'une image fonctionnelle, quelle qu'en soit la raison et la nature, quand le sujet est animé d'un désir, stimule d'abord l'intensité de ce désir. En revanche, que cette infirmation ne cède pas, provoque la résurgence d'une image du corps passée, d'un passé où la jouissance liée à l'apaisement des tensions a été connue et dont le narcissisme reste informé. Le sujet peut, un temps plus ou moins long, vivre du fantasme d'une satisfaction archaïque, pendant que sa vitalité réelle, dans le schéma corporel, épuise à vide ses forces.

La représentation de la mort réelle, représentation du corps devenu chose inanimée, archaïque, comme un objet caca, ou une chose, stimule toutes les pulsions actuelles à se focaliser dans la retrouvaille de l'image fonctionnelle et de l'image érogène à la recherche d'un objet ; toujours articulé, celui-là, à un premier objet perdu dans la réalité sensorielle, mais non dans l'imaginaire[1]. En cas de non-satisfaction, en cas de non-adé-

1. Ceci est bien illustré par la fin de la cure de Nicolas : après quelques mois de séances hebdomadaires, la guérison de l'état psychotique de Nicolas s'est annoncée par plusieurs séances où il paraissait mimer sa mort. Il se jetait de tout son long par terre, avec plus ou moins de violence, et restait là un moment, et recommençait. Je me rappelle, peut-être à la dernière ou une des dernières séances (je notais), le plus élaboré de ces fantasmes : il montrait sur son propre corps, avant de tomber, son thoraco-abdomen, autour de l'ombilic, comme s'il y avait une masse qui l'occupait. Moi : « Quoi là ? » Lui : « Caillou. » Puis, comme si ce poids le déséquilibrait, il tombait en avant de tout son long. Il restait ainsi un moment, puis se mettait à quatre pattes, marchait un peu, puis se remettait debout et recommençait. « Fais un dessin ? » A la va-vite, Nicolas dessine : « maison, fenêtre, un bonhomme » (il se montre), une grosse énorme tache noire sur le corps. Il trace un trait balistique : le corps tombé de la fenêtre par terre. Là, c'est devenu non plus tête, tronc, bras, mais un vague petit rectangle avec trois prolongements, « pattes » (on dirait un vague chien sans tête ni queue), par terre, entouré de graphismes plus ou moins fermés, « feuilles ». Ces feuilles, « c'est quoi » ? Il montre son visage, ses mains, comme morcelés en « feuilles » autour du « corps défenestré ». « C'est qui ? » Nicolas se montre et dit : « Tombé, vieux, mort, l'eau pas là, voilà fini, ma l'a pu. » Ce qui pourrait s'écrire : « Vis eux mord lo pas là, va las, fi, ni, moi y a plus. » Était-ce le traumatisme initial ? Cette scène n'était pas « pour moi », mais j'en étais témoin. Sorte de mime bruité, exécuté avec une passion soutenue, sorte de jeu de Mystère du Moyen-Age. Le dessin, tout de même exécuté sur ma suggestion, ne m'était pas montré, il illustrait le mimodrame

quation d'aucun objet au désir, en état de manque de la personne comme objet total, au défaut d'un objet partiel associé à elle, l'image dynamique, après avoir tenté une suractivation restée vaine, au lieu même de la zone érogène, se déplace sur une zone érogène correspondant à une image du corps érogène ou fonctionnelle antérieure. Dans le cas où cette zone régressive a elle-même perdu toute relation à son objet archaïque, ou s'il s'agit d'une image fonctionnelle, qui ne procure aucun plaisir, l'image dynamique met en tension l'image de base qui, par définition, est dépourvue de zone érogène. Le sujet se perd, faute d'avoir un objet pour son désir, et faute de la représentation dans son corps d'une tension pour cet objet. Son malaise alors apparaît somatique, ni la conscience ni l'émotion ne le prennent en charge. Ce sont les perturbations du sommeil, soit le sommeil profond subit, soit la crise d'épilepsie, soit les absences.

Lorsque l'image de base se dissocie des images fonctionnelles et érogènes, ce qui ne peut se produire sans une certaine panique liminaire, nous avons le schéma que Freud avait trouvé dans les névroses, à propos du narcissisme secondaire, et qu'il a expliqué dans *Inhibition, Symptôme, Angoisse.* Dans les situations qu'il décrit, il montre comment les symptômes du stade génital viennent des pulsions prégénitales qui ne peuvent s'exprimer que par le truchement d'images du corps prégénitales. Par exemple, au lieu de pouvoir coïter, le sujet homme est pris de diarrhées ; au lieu de jouir, la femme a des crampes utérines ou des nausées. Le symptôme devient anal ou oral, soit resserrement, comme un sphincter qui se contracte, vaginisme, soit vomissements, rejet d'un objet partiel phallique, oral, la nourriture. Ce sont des images du corps orales ou anales

---

de ce somnambule. Moi, jeune psychanalyste, j'étais là, j'acceptais, je ne comprenais guère. Ni bonjour ni au revoir. Il entrait, impatient, tendu, repartait de plus en plus heureux de retrouver sa mère. «Ça» guérissait. Nicolas était droit sur ses jambes, le dos tendu, la tête libre sur le tronc, au lieu de foncer en sanglier comme au début de la cure. Il avait très vite trouvé le sommeil, le manger, en humain, ensuite la continence diurne sphinctérienne, puis nocturne urinaire. Il parlait mieux, avec des mots liés grammaticalement. Nicolas s'était mis à embrasser tendrement mère et père, à agir de façon cohérente. En lui aussi s'ordonnaient sujet, verbe, complément.

qui sont en jeu, déviant le désir, et refusant même le plaisir de ces pulsions régressives vers quoi s'est déplacée une libido qui refuse l'image du corps génitale. Tout se passe à propos du lieu génital des partenaires, mais avec des images phobiques orales ou anales. Tout ceci qui, remarquons-le, est aisément interprétable dans les termes de l'image du corps inconsciente ne vaut que pour des individus ayant, au moins en principe, atteint la possibilité d'une assomption génitale de l'image relationnelle de leur corps, c'est-à-dire le stade du miroir, dont j'ai parlé précédemment[1].

Mais, lorsqu'il s'agit d'un enfant avant la castration primaire, c'est-à-dire avant l'intelligence de trois ans, c'est-à-dire avant la connaissance de son sexe, et plus encore quand il s'agit d'un enfant avant la marche, avant l'achèvement neurologique du schéma corporel, s'il n'a pas au moins à sa disposition le suçage du pouce salvateur, les frustrations d'apaisement de tensions n'ont pour lui comme lieu d'angoisse que ce qui lui sert comme lien à la mère, avec notamment des symptômes de dérèglement qu'on peut dire végétatifs : du tube digestif ou des issues du cavum, encoprésie, énurésie, ou rhinopharyngite, otite. Lorsque les zones érogènes, visage, bouche et anus, fesses, liées aux pulsions orales et anales, ne sont plus intégrées au plaisir, ni en relation de langage avec la mère nourrice (même quand elle n'est pas là), ni aux images fonctionnelles (l'image fonctionnelle orale étant le péristaltisme non perturbé de la bouche à l'anus), ni à l'image de base correspondante (le ventre, estomac, intestins à l'aise), il y a régression du sujet jusqu'à des images cardio-respiratoires et péristaltiques perturbées. Il peut y avoir appel à un retour impossible à la mère fœtale, dans le cas de non-reconnaissance olfactive de lui-même par l'enfant, ou appel en vain à la mère tactile et vocale, ce qui provoque certaines crises d'asthme, les spasmes du sanglot, les laryngites striduleuses. Il arrive que ces angoisses, et surtout les événements qui les déclenchent, passent inaperçus de la mère ou, au contraire, l'affolent. Elle ne

1. Voir p. 147.

peut pas alors renider, rassurer, bercer, c'est-à-dire rendre à son bébé, parce qu'elle n'est pas alertée ou parce qu'elle est trop angoissée, les rythmes de la vie au moins fœtale, puis orale, aérienne, des premiers jours, en le portant dans ses bras, en le berçant, en lui parlant de ce qui se passe et en le rassurant. Cet enfant souffre et n'a plus la sécurité de sa relation de sujet à l'objet total qu'est sa mère par un objet partiel spécifique de celle-ci, comme sa voix ou son odeur. Alors l'image du corps de cet enfant, à qui les expressions de son corps malade ne sont pas verbalisées, manque d'être signifiée, dans sa souffrance de n'avoir pas suscité des paroles et des gestes de compassion de la mère. L'image devient muette pour lui, et le réduit à un schéma corporel luttant avec les pulsions de mort. C'est ce qui se passe dans les isolations à l'hôpital en box, sans présence fréquente de la mère pour les repas et les changes, avec l'hospitalisme qui peut s'ensuivre si l'épreuve se prolonge : cet hospitalisme auquel j'ai déjà fait allusion et que nous verrons tout à l'heure dans le cas de Sébastien. Il y a alors, chez ceux du moins qui échappent à la dissociation entre sujet et image du corps, des perturbations graves du caractère, toujours longues à faire disparaître et jamais sans régressions.

Au-delà de ces angoisses, renforcées par le silence de la mère ou de la personne soignante si elle ne parle pas à l'enfant des événements traumatiques qu'il a vécus ou vit, les traumatismes psychiques précoces qui y sont liés altèrent durablement ou définitivement le développement de l'image du corps, surtout si les symptômes réactionnels secondaires entraînent, avec la non-reconnaissance de ce sens langagier somatique que prend la détresse psychique, la prolongation du séjour de l'enfant à l'hôpital, consommant la rupture de la dyade mère-enfant qui, par le truchement de symptômes régressifs, essayait de se reconstruire fantasmatiquement chez ce dernier. C'est là l'origine de la plupart des cas d'enfants traumatisés précoces dans leur image du corps que sont les psychotiques; en particulier ceux qui sont traumatisés dans l'image de base du stade fœtal ou oral, et moins gravement dans l'image de base du stade anal (l'image de base du stade anal étant la cohésion tête, tronc, membres).

Ce tableau d'ensemble est d'une importance capitale pour la compréhension de ce qui se joue en pédiatrie, à la crèche ou à l'hôpital. On retiendra notamment que l'image de base est toujours associée, dans l'origine du sujet, à l'image fœtale d'avant la castration première ombilicale qui suit la naissance, et qu'elle renvoie donc à la scène primitive, la scène conceptionnelle de l'enfant, et à la question du désir originel de cet être humain pour ses géniteurs comme du leur, non seulement pour sa conception au moment de leur désir réciproque d'amants, mais pour sa survie, et aussi pour l'acceptation du sexe qui est le sien.

Cas de Sébastien : une entrée dans l'autisme à cinq mois.

Pour rendre davantage perceptibles les effets précoces des difficultés psychosantes de l'image du corps, intercalons ici l'exemple d'un nourrisson de cinq mois, Sébastien, dont les parents se sont trouvés devoir déménager trois fois en une semaine. Les parents, jeune couple dont il était alors l'enfant unique, attendaient un logement définitif qui n'était pas prêt. L'enfant avait été au sein jusqu'à quatre mois, et c'est dans l'intervalle, entre quatre et cinq mois, que la mère l'avait sevré. Cela s'était bien passé, elle comptait reprendre son travail pour payer l'installation du nouveau logement, et elle avait cherché une femme de remplacement qui viendrait chez elle garder l'enfant. Puisqu'elle avait eu à changer de logement deux fois en quelques jours et puisque le logement qu'on leur prêtait n'était que temporaire, en attendant le définitif, elle avait eu aussi à changer la personne qui gardait l'enfant, les logements se trouvant dans des quartiers éloignés les uns des autres. En quelques jours donc, l'enfant avait déjà eu deux logements différents, et deux gardiennes différentes. Pour épargner à l'enfant une troisième déambulation quotidienne, la mère décida de chercher une femme qui pourrait garder l'enfant chez elle jusqu'à ce qu'ils aient enfin leur logement. Ni la mère, ni l'enfant, ni le père, ne connaissaient la nouvelle gardienne, avant le jour où l'enfant fut déposé chez elle un matin, pendant que la mère, le temps en étant venu, recommençait le travail auquel elle s'était engagée. Lorsque, le soir, la mère vint voir son bébé avant de rentrer chez elle, la gardienne lui dit : « Votre enfant est à l'hôpital, il a fait une diarrhée verte à onze heures. J'ai déjà eu un bébé qui en est mort, alors je l'ai tout de suite emmené à l'hôpital. » Naturellement, à l'hôpital, on avait accepté le bébé d'urgence ; toutefois, quand la mère est venue, on lui a dit : « On n'a pas vu de diarrhée, mais laissez-le en observation. »

Tel me vint le témoignage maternel sur le début de la séparation enfant-mère. C'est un cas que j'ai eu à connaître lorsque Sébastien, schizophrène muet, avait déjà sept ou huit ans. Il ne s'asseyait jamais, comme si cela le faisait souffrir. Il vivait debout ou couché. J'ai découvert alors, en faisant parler la mère, ce qu'elle appelait sa constipation, et qu'elle référait à des dires du médecin du premier hôpital, au moment où Sébastien en était sorti. Ce mot de constipation, elle s'y référait souvent, mais, disait-elle, sans intéresser les divers médecins consultés au sujet de Sébastien. « Mettez-lui des suppositoires », disait l'un. Tel autre médicament, disait l'autre. En fait, cet enfant était terrorisé d'avoir à déféquer. Tous les quinze jours, environ, en hurlant de douleur, il expulsait une énorme selle qui, disait sa mère, ne le soulageait même pas. Le médecin auquel je conseillai à la mère de conduire son enfant diagnostiqua une fissure anale qu'il soigna, puis, ayant mesuré le danger de l'hospitalisation pour ce petit, pratiqua à son cabinet, sous anesthésie générale, en présence de la mère, l'extraction d'un fécalôme gros comme la tête d'un bébé. Il dut renvoyer toute sa consultation pour la journée, tant l'odeur de putréfaction était insoutenable dans les locaux de son cabinet. Cet enfant portait cette putréfaction fécale, ce corps étranger fécal, depuis des années, depuis plus de quatre ans. Seulement, de temps en temps, il faisait un énorme « gros caca » en hurlant de douleur. La mère disait aux médecins : « Il est constipé, c'est tout. » Sébastien refusait toute nourriture susceptible de le constiper, tel le chocolat que mère et grand-mère - pourquoi donc? - croyaient bon pour lui. C'était d'ailleurs une occasion de conflit entre les deux femmes, ce chocolat que Sébastien refusait. A partir du moment où son péristaltisme a été rétabli, d'abord par l'intervention médicale, puis par le traitement entrepris avec moi qui lui verbalisait tout ce qui s'était passé, en présence de sa mère, Sébastien a pu s'asseoir et prendre plaisir à manger de tout. Il n'était pas pour cela, hélas, guéri de sa psychose. Mais, déjà, il vivait plus agréablement, était moins angoissé.

Reprenons la genèse de cette psychose. C'est donc à cinq mois que, mis sans explications, lui qui était très éveillé, chez une nourrice qu'il ne connaissait pas, Sébastien avait été déréglé dans son image péristaltique digestive, secondairement sans doute, du fait qu'il s'était vu rejeté et déposé successivement chez trois femmes différentes en une semaine. La troisième avait eu en garde un bébé qui était mort de toxicose, débutant chez elle par une diarrhée. Elle s'était affolée le premier jour d'une selle diarrhéique de Sébastien à onze heures du matin. Elle l'avait accueilli à huit heures. Elle l'avait conduit à l'hôpital où on l'avait laissé en box, en observation. C'est là que, le soir, affolée par la gardienne, sa mère était venue le voir, sans qu'on lui laisse le droit d'entrer dans le box de son bébé ni de lui parler. Là, Sébastien, en quelques jours, avait fait une profonde régression, aggravée secondairement par une broncho-pneumonie contractée à l'hôpital. Et le pédiatre avait dit à la mère : «Je n'ai pas vu sa diarrhée, il serait plutôt constipé, il va bien, mais, par mesure de précaution, on le garde quelques jours.» Cela arrangeait d'autant plus la mère qu'ils n'avaient pas encore l'appartement promis. A cinq mois, c'était, bien sûr, pour elle une épreuve d'être séparée de son bébé; mais elle avait son travail, et on lui disait qu'il était aussi bien là que chez une gardienne inconnue. Et puis elle ne se rendait pas compte du tout. C'est en parlant de cette période qu'elle s'est souvenue de la détresse de ce petit dans son box. Derrière sa vitre, il était méconnaissable en quelques jours. Il a eu, ensuite, cette broncho-pneumonie. D'où venait-elle? A son image respiratoire manquait l'odeur et la présence de la mère.

Il la cherchait, quand il l'apercevait derrière les vitres du box ; au début, il hurlait ; mais, au bout de trois, quatre jours, il était devenu indifférent. Son image respiratoire pulmonaire était privée de l'odeur de la mère, qui avait déserté sa zone érogène olfactive. Ses yeux, ses oreilles, n'entendant plus sa mère, les pulsions de mort s'étaient mobilisées sur l'image fonctionnelle respiratoire, abandonnée par le sujet du désir. Il y a toujours des microbes ambiants qui ne demandent pas mieux, créatures vivantes qu'ils sont, que de se précipiter pour pulluler sur un corps dont le fonctionnement n'est pas circulatoirement excellent. Le schéma corporel est mal ventilé quand l'enfant souffre, dans l'image du corps orale olfactive, de ne pas retrouver l'odeur de sa mère aimée. Quant à l'image péristaltique, puisqu'il s'agit de cela dans la constipation, l'image fonctionnelle du tube digestif règle le cheminement du contenu alimentaire selon le schéma corporel du tube digestif : cette image fonctionnelle s'était figée, comme avait dit le médecin. « En fait de diarrhée, votre enfant se montre constipé, mais ça va. Mettez-lui des suppositoires, et puis reprenez-le, il s'ennuie » : c'est ce qui fut dit dès la broncho-pneumonie guérie. Mais non, on ne pouvait pas le reprendre, l'appartement n'était pas terminé. Et voilà que ce bébé de cinq mois, superbe en arrivant, dut rester six semaines à l'hôpital. D'un rieur précoce, connaissant bien mère, père, grands-parents, il était devenu un enfant triste, apathique, perdu, ne regardant plus rien et ne jouant plus. Quand la mère, ayant commencé d'installer son appartement, vint le chercher, pensant que tout s'arrangerait dès qu'elle le reprendrait, Sébastien ne s'améliora pas et il devint peu après progressivement autiste. Comment s'y retrouver, dans un nouvel appartement, celui que ses parents attendaient, cette fois, avec un lit d'enfant, à leurs yeux très bon, mais qui n'était plus son couffin (son objet partiel, associé à lui-sa mère, connu avant cinq mois) ? La mère qui avait momentanément arrêté son travail, davantage pour installer son logement que pour s'occuper de lui, ne lui demandait rien, et il ne lui demandait rien. Elle était fort occupée et, comme elle dit, il était très sage.

Si l'on veut généraliser à partir d'un tel exemple dramatique, mais, hélas, non exceptionnel, disons que, sans paroles adressées à l'enfant, paroles à travers lesquelles il peut s'entendre reconnu comme sujet, la fonction symbolique risque d'être perturbée, et des désordres physiologiques de s'ensuivre, dus à des effets décréatifs mortifères opérant de proche en proche sur la désorganisation et la perte des images du corps, en allant de l'image actuelle aux plus précoces, lesquelles sont «charnalisées» par leur croisement au schéma corporel.

Hélas, tout désordre physiologique paraît aux adultes exclusivement du domaine du corps, seul malade : ce qui angoisse, non à tort, les parents et le médecin. La dialectique de l'image du corps trinitaire se referme sur le narcissisme de l'enfant, et celui-ci, en tant que sujet qu'exprime le langage préverbal, souffrant de n'être pas compris ni reconnu dans son affectivité, dans son amour pour sa mère, régresse. Le désir de communication subtile de sujet à sujet se trouve ainsi refoulé côté enfant, et devient impossible ensuite à cause d'un trouble fonctionnel qui n'est pas décodé comme étant un langage. Côté adulte, c'est l'angoisse devant le trouble somatique de l'enfant, donc de ce corps-objet, seul reconnu comme le représentant de l'enfant. Dès lors, l'angoisse et son corps semblent être tout ce qui, de l'enfant, est reconnu par l'entourage. Reconnu, le sujet ne l'est plus dans ce qu'il cherche à dire. C'est des symptômes de l'enfant qu'on parle, mais, hélas, plus jamais on ne parle à sa personne.

Dans le nouvel appartement, la mère se rappelle, en effet, qu'elle ne parlait plus à Sébastien. Elle lui avait beaucoup parlé pendant les quatre premiers mois où elle le nourrissait, et aussi pendant le sevrage, le mois où ils étaient ensemble, où elle s'angoissait d'avoir à reprendre son travail. Et puis tant de choses l'ont occupée, et puis il a été malade, elle le voyait derrière les vitres du box. Il était devenu inerte, indifférent, elle ne lui parlait plus, ni de lui ni à lui. De Sébastien elle parlait aux autres, en disant «le petit», mais il n'était plus «Sébastien». Elle le regardait avec des yeux tristes, angoissés. Après ces journées catastrophiques de changements successifs de logements, de gardiennes, et finalement l'isolement en box, l'observation-placement hospitalier, jugée temporairement commode par le médecin pour des parents en difficultés, avait été tout à fait mortifère pour la relation de l'enfant à eux, et donc de Sébastien à lui-même et au monde. Et cela à l'insu de tous. Or, Sébastien avait cinq mois, l'âge le plus fragile, juste après le sevrage, pour le déclenchement de l'autisme, quand une séparation se produit entre l'enfant et sa mère, et pas seulement entre l'enfant et sa mère, mais ici entre l'enfant et son espace de sécurité connu avec la mère et le père. Ce changement dans l'habitus de vie d'un enfant qui, jusque-là, a été complètement greffé sur une seule personne, au moment même où le sevrage est bien fait - ce qui, quant au passage du sein à la nourriture variée et aux biberons, avait été le cas - demande énormément de soins et des médiations. Toutes les modifications de lieu, d'habitus de vie, doivent être expliquées, parlées à l'enfant. Il le comprend. Il souffre, mais il n'en devient pas fou. Il est important de le dire, on le sait maintenant : peut-être que parmi ceux qui liront cette observation, des pédiatres en garderont le souvenir et sauront prévenir des troubles pareils, en avertissant le bébé des choses qui vont changer pour lui, en lui expliquant les raisons des agissements de ses parents, obligés de le confier à d'autres temporairement.

Le symptôme comme équivalent de langage destiné aux parents.

Le symptôme devenu moyen de s'exprimer par un dysfonctionnement anxiogène destiné aux parents, c'est également ce qui se passe dans ce qu'on appelle le méricisme, où le bébé vomit à sa mère, sans l'avoir digéré, le lait qu'il a avalé. Dans tous les cas que j'ai pu voir, la relation bébé-mère est perturbée parce qu'elle s'absente de lui dès qu'elle lui a donné le biberon, si ce n'est même pendant qu'elle le lui donne, alors que l'enfant, précoce, intelligent, désire un échange conversationnel, de visage à visage. Il voudrait après dîner une relation interpersonnelle, complice, affective et animée. Il s'agit en général de filles, plus rarement de garçons. Lorsqu'il s'agit de garçons, les vomissements précoces du nourrisson, vomissements en jets caractéristiques, viennent, on le sait, d'une malformation légère du pylore dont le traitement est très facile. Mais il ne s'agit pas alors de méricisme, c'est-à-dire de vomissements sans aucune cause organique. Dans le méricisme, on trouve plus souvent une fille, intelligente, précoce, dont la mère paraît moins futée, disons, que son enfant, et généralement dépressive après son accouchement. Elle ne parle pas à son bébé, elle n'est soucieuse que des heures et des doses, du poids et du temps de sommeil ; elle n'est pas attentive aux manifestations de ce petit humain, et n'établit pas de relation enjouée, complice, avec son bébé. Chaque fois que l'enfant appelle, elle interprète que c'est pour manger ou pour être changé. Mais quand elle le change, le bébé ne voit pas son visage de la même façon que quand elle lui donne le biberon. Si bien que le nourrisson en vient à comprendre que la seule relation interpsychique passe par le manger. Alors, il rend le manger ou le bu, puisqu'il s'agit de biberons, pour qu'elle en remette ; parce que ainsi, du moins, l'échange dure plus longtemps et qu'elle reste présente, grâce à ce subterfuge. Au départ, il s'agit d'une erreur d'aiguillage, qui s'installe de façon chronique. Au lieu de sonorités qui viennent de l'image fonctionnelle pulmonaire, l'air passant par le larynx, le nourrisson se trompe entre le larynx qui fonctionne, pour le schéma corporel sain, dans les deux sens, et le pharynx voisin, qui ne doit fonctionner que dans un seul sens ; et d'autant plus que sa mère ne chante ni ne parle à son intention. Il se sert alors de l'objet partiel du besoin, le lait qui est arrivé dans l'estomac, pour le rendre, ce lait, par le pharynx, alors qu'en vérité, ce sont des sonorités douces et caressantes, la présence rassurante de sa mère qu'il désirait prolonger. C'est d'être porté dans ses bras qu'il avait envie à ce moment-là ; et recracher son lait, c'était tenter maladroitement de le lui signifier.

Au lieu d'obtenir cajoleries et paroles de la mère, cette régurgitation constante angoisse la mère et, à sa suite, le médecin.

Elle n'ose plus prendre ni remuer son enfant. On lui conseille l'observation en hôpital. C'est la séparation, qui ne fait qu'aggraver et provoquer la manifestation en chaîne d'une relation perturbée à la mère, qui s'en culpabilise. Il y a survalorisation de la bouche vomisseuse devenant criarde, du fonctionnement buccal dès qu'il n'y a plus rien à avaler et à vomir. C'est l'expression d'un sujet revendiquant en vain le visage définitivement perdu de cette mère qui l'avait accueilli à sa naissance. La vomisseuse devient une braillarde, en même temps qu'elle reste une vomisseuse. Pour cette bouche, énorme ouverture carrée, béante, bruyante (à trois ans) et qui ne parle pas, tous les objets partiels sont bons, caca, terre, tout ce qui, innommable, est associé à une mère qui ne la nomme pas autrement que « la petite ». Tout ce qui peut s'emboquer et se vomir se met à remplacer, dès qu'elle le peut, la relation mère-enfant qui n'a plus rien à lui apprendre. La mère est répétitive et stéréotypée dans son narcissisme de martyre excédée. « La petite » avale n'importe quoi, elle met tout dans sa bouche. La mère se lamente et « crie après ». Ces méricismes traînent parfois deux à trois ans, où l'enfant mange et rend tout, et pourtant il prend du poids, il grandit ; mais ce sont en fait des névroses graves, expérimentales, pourrait-on dire, provoquées par le fait que n'a pas été reconnue une demande du sujet à sa mère sujet, une demande de paroles, de communication psychique et d'affectivité. Cette demande s'exprime alors par le seul langage à la portée de l'enfant, c'est-à-dire les vomissements de lait non digéré, dès que le biberon est terminé, pour faire continuer la relation perfusante de la mère au bébé ; peut-être est-ce le déplacement de la perfusion du cordon ombilical.

Chaque fois qu'il y a méricisme entre un bébé et sa maman, comme quand il y a anorexie du nourrisson, le traitement devrait consister en entretiens de la mère avec non pas un ou une psychologue, mais un psychanalyste, le bébé étant présent et reconnu interlocuteur au même titre que la mère, dans les bras de la maman. Au lieu de cela, le médecin, inquiété par l'angoisse de la mère, se laisse entraîner dans le cercle infernal des traitements organiques, des observations, des calmants, et dans la dénégation du sujet (l'enfant et son désir), qui fait qu'on ne s'occupe plus que de son corps objet. Le corps devient la seule chose dont on parle, faute d'avoir su parler à la personne du nourrisson, en s'adressant à lui à travers son prénom, quand il le fallait, et faute d'avoir su qu'un nourrisson, garçon ou fille, c'est déjà un sujet, certains plus précoces que d'autres pour le manifester, mais tous réceptifs à la parole vraie qui leur est adressée concernant leur histoire et leur recherche pour se faire comprendre. Encore faut-il pour cela être à même d'avoir une écoute suffisamment fine des enfants et des bébés comme le montre l'exemple suivant.

Ce que parler son mal peut vouloir dire.

Cas de Pierre.

Pierre est un garçon de trois ans qui m'est amené après tout un périple chez les neurologues, parce qu'il se plaint de maux de tête depuis le mois qui a suivi son entrée en maternelle. Lors du premier rendez-vous, je vois arriver un enfant tout à fait abruti, le visage vultueux, les yeux noyés, cachés à demi sous les paupières supérieures, et qui répète sur un ton monotone : « J'ai mal à la tête, j'ai mal à la tête, j'ai mal à la tête. » Je suis surprise, d'abord, qu'un enfant de trois ans dise : « J'ai mal à la tête », sans la toucher. En général, un enfant de trois ans dit en la touchant : « J'ai mal à *ma* tête. » Il ne dit pas « la ».

Devant cette façon de parler qui me pose question, je le questionne à mon tour : « Tu as mal à la tête où ? Montre-moi où tu as mal à la tête. » Pierre montre son aine, près de son entrejambe ou du pubis, peut-être son pénis. « Là », dit-il. Moi : « Tu as mal là, à la tête à qui ? » Lui : « La tête à Maman. » Tout ceci devant deux parents complètement stupéfaits. Je demande alors à la mère : « Avez-vous, parfois, mal à la tête, Madame ? — Ah oui, j'ai des migraines cataméniales. Chaque fois que j'ai mes règles, depuis que je suis jeune, c'est comme ça, je suis obligée de rester à la maison pour deux jours et, comme je suis secrétaire dans une maison où j'étais, depuis sept ans, déjà employée avant la naissance de Pierre, on me connaît, je peux cesser mon travail pour deux jours, et je le rattrape ensuite. — Quand donc a commencé le mal de tête de votre fils ? — Il allait à la maternelle depuis peu, très heureux d'ailleurs, et puis, un matin, c'est son père qui l'a conduit à la maternelle, je ne me sentais pas bien, et mon fils est revenu, ramené par une femme de service avec un mot de la maîtresse : " Votre fils est malade, il se plaint de la tête. " Heureusement, j'étais à la maison. J'y étais restée, justement, à cause de mes règles et de mon mal de tête. »

Grâce à son mal de tête, la mère n'allait pas à son travail. Parce qu'il allait à la maternelle, il le savait, elle avait repris son travail, arrêté depuis sa naissance. Travail de Maman, école pour lui, c'était quelque chose de convenu de longue date entre eux, et Pierre était un enfant très intelligent. Mais ce jour-là, il avait compris. Depuis trois ans, il la connaissait bien, sa mère. C'était son jour de règles, elle en avait l'odeur. Elle n'irait pas à son travail. Alors, lui, pourquoi aller à l'école ? Il voulait rester avec elle, puisqu'elle restait à la maison. Il disait les mots, ces phonèmes, plutôt, pour lui à effet magique, ceux qui faisaient rester Maman à la maison. Pourquoi pas lui ? « J'ai mal à la tête. » Mais voilà ! On avait pris ces phonèmes, cette suite de mots, comme l'expression d'une douleur de sa tête à lui, il avait été conduit à l'hôpital, gardé en observation et, de recherche en recherche, après tous les examens somatiques possibles, comme on ne trouvait rien d'organique du tout, on l'avait envoyé à un psychanalyste. La tête, où ? Là, à son sexe. La tête à qui ? La tête à Maman. Quelle tête, là ? Bien sûr, la tête, ou la tétête, coupée, sans doute, quand il y avait là du sang, comme cet enfant intelligent n'avait pas pu ne pas l'observer quand sa mère se couchait, et lui près d'elle, les deux jours de ses règles.

Cette petite histoire, pour montrer qu'*écouter un enfant, c'est important, mais à condition de comprendre ce que parler veut dire à l'âge qu'il a.* Et ceci dépend de l'image du corps, qui est un langage et un langage qui ne devient un langage au nom de l'enfant qu'après l'acquisition de l'autonomie complète, et surtout après la castration œdipienne. A ce moment, chez l'enfant qui a bien passé l'épreuve, « sa » parole assume ce qu'« il » ressent. Il ne peut pas toujours le dire, mais c'est ce qu'il ressent qu'il assume, et non plus des dires, mots de passe ou mots à effet magique sur autrui.

La cohésion des trois composantes de l'image du corps, reliées entre elles par l'image dynamique, est synonyme de sécurité. Leur dissociation, au contraire, peut permettre aux pulsions de mort d'avoir la prépondérance sur les pulsions de vie. C'est là la cote d'alerte pour l'intégrité narcissique du Moi ou du pré-Moi[1].

Il y a risque d'organicité pathologique quand la dissociation fait qu'il n'y a plus de référence à l'histoire du sujet ; alors les pulsions de mort se mettent à prévaloir, ce qui maintient au moins la vie, disons, végétative du corps. Lorsqu'on s'occupe très bien d'un enfant quant à son corps, à ses besoins, mais qu'on ne le réfère pas dans ses désirs particuliers, dans ses plaisirs, dans son agir, dans son sexe, à sa relation avec son père et sa mère, à son avenir, à son histoire depuis sa naissance, c'est pour lui comme s'il n'avait de valeur que d'organicité. Si c'est son corps et ses besoins qui font qu'on s'occupe de lui, il est alors induit à faire semblant, à jouer le rôle qu'on lui prête, de n'être plus qu'un objet. Par exemple, il est pris de besoins impérieux, ou bien il lui manque quelque chose de matériel, ou bien il doit souffrir pour qu'on s'occupe de lui, qu'on lui donne ou fasse n'importe quoi. Ce qu'il dit est stéréotypé, toujours des bonbons, toujours un joujou, toujours faire pipi ou caca. Dans certains cas particuliers de mère-enfant, c'est le mal aux oreilles, le mal au ventre ou n'importe quelle pathomimie, pourvu que l'on s'occupe de lui. C'est alors que son schéma corporel seul soutient l'enfant dans une sorte de narcissisme

1. Rappelons-le. Le pré-Moi désigne la conscience du sujet dans son schéma corporel et dans son image du corps d'avant la castration primaire (image du corps non encore consciemment sexuée, mais déjà érogène, du fait de l'érectilité locale ; schéma corporel perçu comme érogène en relation aux objets désirés : pénis érectile pour le petit garçon, clitoris et vagin érectiles pour la petite fille).

des échanges métaboliques. Si une douleur vraie survient, elle peut lui rendre, dans son isolement affectif, l'illusion qu'il existe en tant que sujet, le rendre attentif à ce perçu variant qu'il est seul à percevoir. Son narcissisme primordial se dissocie de l'état d'aise sensitif pour se lier à un état pathogène, cette douleur qui devient une compagnie, à défaut d'une personne près de lui. *Le malaise physiologique peut ainsi devenir le signifiant spécifique du statut relationnel imaginaire du sujet à tout autre*[1] *, à défaut d'autrui.* L'imagination fait qu'une partie de son corps est comme un autre, et qu'ils s'occupent l'un de l'autre, lui de son malaise, et son malaise de lui, en le consacrant à cette partie de son corps[63]. C'est ainsi qu'on doit comprendre le fondement symbolique de l'hypocondrie, qui est une névrose à la limite de la psychose narcissique, tout à fait différente de l'hystérie : l'hystérique n'a d'autre but que de manipuler une autre personne, tandis que l'hypocondriaque se manipule lui-même. Quand il a de l'argent et qu'il voit beaucoup de médecins, il les rend impuissants à le soigner, mais il n'y prend même pas plaisir. Ils sont les témoins de son colloque interminable avec le mal dans son corps, qu'il est impossible de guérir, et pour cause. Il en va comme de certains névrosés et de certains malades psychosomatiques, pour qui la guérison ne doit pas advenir complètement : il faut seulement les soulager; la guérison serait symbole de perte narcissique, de mort menaçante pour eux. Ils sont trop tout seuls. Ces patraqueries chroniques, peu graves selon le diagnostic médical, et qui ne mettent pas la vie des malades en danger, gênent considérablement leur existence et leurs relations, mais leur sont nécessaires. C'est un mode d'amour pour eux-mêmes, où ils sont à la fois la maman et l'enfant (n'est-ce pas le thème de

1. *Tout autre?* C'est-à-dire voix? Odeurs? Images tactiles anthropomorphisées qui justifient, sans qu'ils puissent le dire, les phobies précoces des bébés? ... Aussi les Dieux et les démons. Chez l'adulte «raisonnable», on repère l'existence de cette période non révolue du narcissisme primordial soutenu par une douleur chronique psychosomatique : «C'est encore mon foie qui fait des siennes.» Le foie, c'est le «tout autre» que soi.

2. Voir le cas de Tony, p. 363.

la chanson : « Plaisir d'amour ne dure qu'un moment, souffrir d'amour dure toute la vie » ?). C'est un amour qui occupe.

Dire que *l'image du corps est l'incarnation symbolique du sujet* signifie que ne s'y inscrivent que les émois symbolisés, c'est-à-dire ceux qui ont un sens langagier, de communication interhumaine, en tout cas ceux qui ont pris ce sens pour le sujet. La symbolisation dont il est question ici est en fait une présymbolisation. La symbolisation proprement dite n'intervenant qu'avec la castration œdipienne et l'accession à l'ordre symbolique de la Loi, la même pour tous, sans prérogative pour certains sujets par rapport à d'autres qui en seraient exemptés. En effet, ce n'est qu'après la castration œdipienne que le sujet peut dire « Je » en son propre nom, « Je » fils ou fille de X..., ce nom qui signifie sa filiation et justifie l'interdit de l'inceste. Il se sait individué, né de ses parents, mais différent de son père et de sa mère dont il est issu, et relié par eux à deux familles d'origine. Il accède à la responsabilité de lui-même dans la société, sous le prénom qui lui a été donné par ses parents et son patronyme qui est reçu d'eux, mais qui régit aussi leur génitude selon la loi du pays dont ils sont citoyens. *Quant à la forclusion du nom du père*[1], concept lacanien, je pense qu'elle s'installe très précocement chez l'enfant, bien avant la castration œdipienne, au début de la castration primaire, mais je n'ai pas étudié spécialement l'élaboration de cette absence de présymbolisation pathogène pour l'économie psychique. La forclusion du nom du père produit une enclave psychotique, mais cette enclave même est le garant de la conservation du narcissisme du sujet et surtout d'une éthique orale, garante elle-même de la conservation et de la cohésion des premières images du corps, respiratoires et digestives.

1. Cette forclusion est corrélative, me semble-t-il, à une absence non formulée, à une dénégation ou à une déréliction du lien filial à son propre géniteur, qui est coexistentielle au narcissisme d'au moins un des deux parents du psychotique.

Pathologie de l'image du corps dont le sevrage seul est manqué.

Le sevrage est manqué s'il n'a pas conduit l'enfant à une relation de communication avec sa mère encore plus riche que lorsqu'il était au sein ; et non seulement avec sa mère présente, mais avec une mère imaginée, quand elle est absente ; une mère avec qui il est constamment en conversation par ses lallations à l'occasion de ses jeux, par l'essai de mettre des phonèmes sur toutes ses observations et ses sensations tactiles, comme si c'était avec sa mère qu'il était en colloque permanent.

Redisons-le, les effets du sevrage mal symbolisé peuvent se marquer chez l'enfant par des terreurs de dévoration que l'on retrouve d'ailleurs plus ou moins à l'état de trace chez beaucoup d'entre eux. Dans l'obscurité, ils imaginent des loups, des crocodiles, qui pourraient les dévorer. Comme si des zones érogènes orales qui n'ont pas été assez symbolisées pouvaient se promener dans l'espace et les prendre, eux, comme objet de leur désir. Cette pathologie du sevrage se développe du fait d'erreurs maternelles au cours du sevrage, du fait de manque de paroles entendues de la mère pour expliquer à l'enfant la raison du sevrage. Du fait, peut-être aussi, de la souffrance qu'éprouve la mère à se priver du plaisir d'être tétée par son bébé. Une autre situation de sevrage qui ne permet pas la symbolisation des pulsions interdites, sous la forme du cannibalisme à l'égard de la mère après le sevrage, se présente lorsqu'il y a un passage brusque de l'enfant au sein à un autre espace qui le sépare, le temps de plusieurs tétées et de plusieurs changes de couches, de sa mère, celle-ci étant remplacée par une autre personne soignante. Lorsque, par exemple, la mère retire l'enfant de son sein, le jour même où elle le confie à une crèche ou à une nourrice, son bébé ne peut conserver dans son intégrité l'image du corps acquise. Elle est amputée, au moins en partie, de l'image de la zone érogène et même d'une part de l'image fonctionnelle du cavum (olfaction, audition, image linguopalatale) qui est partie avec sa mère. Pour que la zone érogène orale demeure vivace par-delà le deuil de l'objet partiel, le sein, il est indispensable que l'enfant conserve une relation sensorielle à la mère, que sa mère objet total reste présente, revienne à rythmes assez fréquents et que le sein dont il est sevré reste dans sa mémoire. Pour cela, la mère doit s'occuper de son bébé qui n'est plus à son sein au moins autant qu'avant. L'enfant doit continuer à construire son image du corps, la zone orale, au lieu du téter et toucher du sein, découvrant toutes les autres tactilités, goûts et odeurs de fonctionnement alimentaire, dans le climat connu de sa relation à sa mère, alternativement présente-absente et revenant, lui parlant et le cajolant, l'éveillant à toutes les perceptions nouvelles alimentaires sur le continuum connu de l'odeur, de la voix, du regard et des rythmes, qui sont ses manipulations spécifiques.

Le passage à une autre personne, à une autre voix, en même temps que la perte du sein et des soins de toilette par la mère, encore plus si cela se produit dans un autre espace que celui dans lequel l'enfant vivait depuis des mois avec sa mère, peut suffire à provoquer un traumatisme, une rupture dans l'image du corps, amorçant un début de psychose chez un enfant sensible et intelligent[1]. Comme effet du sevrage manqué, il peut aussi y avoir à long terme solution de continuité dans l'image du corps quant à la relation entre la bouche (langue, palais) et le larynx, pharynx ; moyennant quoi, le larynx se trouve héritier, par contiguïté de schéma corporel, de la déprivation du pharynx, déglutissant le lait maternel, en même temps que la respiration de son odeur. Le larynx peut, par absence d'image de plaisir, désinvestir le plaisir de la sonorisation des phonèmes ; l'enfant crie encore, mais ne «jase» plus, seul dans son berceau ou dans les bras de sa mère. Cela provoque, par la suite, des troubles tels que le bégaiement, le retard de langage ou l'inaptitude à l'apprentissage du parler, du fait d'une suspension d'images de cette région à la fois fonctionnelle et éro-

1. Cf. le cas de Sébastien, p. 238.

gène, suspension passée inaperçue pendant les quelques semaines qui ont suivi le sevrage mal fait, c'est-à-dire brusque et non médiatisé par des paroles d'amour venant à la place du corps à corps, et surtout, redisons-le, quand il y a sevrage du sein en même temps qu'absence de la mère, et que perte de l'espace connu. J'en profite pour donner une indication sur le *bégaiement* : qui, je crois, provient de la brusque déstructuration d'un tabou datant de l'âge oral, après un sevrage sans problème apparent, dans lequel la sublimation consiste en l'appétit pour toutes les autres nourritures que celle provenant du sein maternel, et l'élaboration d'une nouvelle éthique inconsciente construite sur le tabou du cannibalisme. Ce tabou est en rapport avec les pulsions phalliques ; le symptôme de bégaiement exprime le désarroi de l'enfant, infirmé par une image ou une expérience réelle dans sa fierté phallique, et qui se heurte en lui à l'impossibilité de régresser à l'image active de dévoration orale non seulement du sein, mais de l'objet total, substrat vivant physique du sujet mère.

Pour mieux me faire comprendre, je citerai le cas de ce jeune homme que j'ai suivi lorsqu'il avait dix-huit ans. Appelons-le *Joël*. Son bégaiement était survenu lorsqu'il avait trois ans. Il se trouvait alors dans un salon de thé avec sa mère et sa tante, la sœur de son père. Les deux femmes se réunissaient tous les huit jours dans ce lieu avec lui. Toutes deux, ce jour-là, étaient en train, selon leur habitude, paraît-il, de parler, en se moquant, des travers du père de l'enfant, leur époux et frère. Tout à coup, Joël a disparu sous la table, glissant de sa chaise. Il avait perdu le tonus de son schéma corporel par infirmation de son image du corps phallique. D'assis sur sa chaise, en train de manger, il est passé sous la table, sans que personne ait compris pourquoi. On l'a redressé, on l'a remis à table, en le grondant, bien entendu. Il avait, paraît-il, l'air ébahi. Tout cela a été remémoré plus tard par la mère quand, dans son analyse, Joël s'est souvenu de cette scène du salon de thé, en a parlé à sa mère et a reçu d'elle confirmation de l'exactitude de son souvenir. Or, cela avait été l'occasion du tout premier bégaiement, un bégaiement qui n'avait jamais cessé depuis, associé au gâteau au chocolat que Joël mangeait pendant que les deux femmes se tordaient de rire en se moquant de son père. Souvenir-écran qui est apparu comme représentant à la fois une déréliction du père et le bégaiement du fils. On peut dire que Joël a surdéterminé le phallus en tant que maître sthénique moteur de l'image du corps vertical, au point qu'il n'a pu garder la posture assise, et qu'il a perdu la maîtrise de la phonation, sublimation du phallisme oral en tant que compatible avec un avenir de garçon. Il faut dire aussi que le chocolat est par analogie de couleur une image de l'excrément anal. Il y a eu infirmation des possibilités de transfert phallique urétral et anal sur le parler qui était acquis, et sur la scansion de la colonne d'air. Joël présentait un bégaiement particulier : au lieu d'émettre les sons, il parlait autant en inspirant qu'en expirant. Cela caractérisait son bégaiement. Il inspirait la colonne d'air au moment où il voulait prononcer les phonèmes, et il gonflait tellement son thorax d'air qu'il n'arrivait plus à soutenir sa respiration. L'air qu'il avait ainsi inspiré en bégayant ressortait, comme étranger à la scansion des paroles qu'il essayait de lier sur une expiration à la fois venteuse et sonore. Aucune rééducation, depuis son enfance, n'avait pu l'aider, et Dieu sait qu'il en avait fait (il ne bégayait pas en lisant tout bas, ni en récitant par cœur des poésies). La cure psychanalytique, en remontant l'histoire libidinale, l'a totalement débarrassé de ses troubles de phonation, après avoir libéré son image du corps d'avant trois ans.

Outre les divers troubles du langage, l'importance de l'époque orale et de la castration qui s'y trouve associée, avec l'éthique nouvelle du tabou du cannibalisme (le refoulement de la morsure), fait que c'est dans les ratages dont elle se trouve marquée que s'originent les névroses phobiques, comme je l'ai déjà longuement indiqué plus haut. Un palliatif courant à cette névrose phobique est trouvé par beaucoup d'enfants dans un objet transitionnel, véritable fétiche tactile et odorant, associé au téter d'un ou deux doigts. Ce fétiche est destiné à supporter les pulsions passives autant qu'actives dont la satisfaction est rompue par la perte due à l'absence de la mère sans médiation suffisante de paroles de la part de celle-ci. Cette perte, pour beaucoup, en est venue à toucher l'intérêt vocal, auditif ou affectif pour le langage verbal, insuffisamment investi en remplacement du corps à corps, remplacement qui se joue dans la relation de l'enfant à sa mère, puis à son père. Après le sevrage, le père, plus encore chez les garçons, est le référent comme objet total qui soutient l'image inconsciente du corps dans son développement, et, chez les filles autant que chez les garçons, le narcissisme est soutenu par la relation au père autant qu'à la mère; parfois, l'image servant de Moi Idéal est une superposition, comme une entité bicéphale, la maman-papa ou le papa-maman[1].

L'objet transitionnel, une fois investi, ne peut pas quittter l'enfant sans que celui-ci soit dans une angoisse panique. Il traduit le désir que l'enfant a de conserver une sensation liminaire tactile du sein à sa bouche. Malheureusement, c'est un sein désert de paroles et de langage signifiants. S'il perd cet objet, c'est comme s'il perdait définitivement non seulement sa bouche et sa langue, mais aussi une part plus ou moins importante de l'entité Moi Idéal, qui pour lui est associée à toute complétude d'image du corps. Il perdrait aussi, ainsi, sa cohésive certitude d'être, associée à l'image de base de l'image inconsciente du corps (au moment du sevrage, cinq à sept mois, c'est l'abdomen, le thorax, respiratoire et cardio-vasculaire), une certitude d'être en vie végétative assurée.

Pathologie d'images du corps restées saines après sevrage, au moment de l'analité et de la déambulation individuante de l'enfant. Pathologie de la castration anale.

La période d'apprentissage de la marche et de l'autonomie corporelle dans l'espace peut être à l'origine de la destruction d'une image du corps jusque-là saine, c'est-à-dire que la diffi-

1. Cf. « Mots et fantasmes », dans *Au jeu du désir, op. cit.*

culté de structuration intervient sur la base d'une bonne relation entre l'enfant au sein et sa mère, l'enfant ayant, en tout cas, évolué sans difficultés jusqu'à dix-huit mois. J'entends par «image du corps saine» une image du corps qui permet la communication interhumaine, la manipulation ludique et utilitaire des objets, associée à une certaine intentionnalité, créatrice de complicité par rapport à tout ce qui se passe, la relation féconde entre l'enfant et les personnes de sa famille, création et fécondité productrices en rapport avec le stade d'évolution de cet enfant. Une image du corps qui permet en somme à l'enfant de se développer «allant-devenant dans le génie de son sexe», avec un narcissisme bien en place, dans la communauté humaine qui est la sienne.

La déstructuration événementielle en question survient chez un enfant dont les expériences et les découvertes propres à l'âge de la déambulation ne sont pas balisées par des paroles encourageantes, prudentielles certes, mais qui lui expliquent bien, alors qu'il est désireux de nouvelles performances, les manipulations nécessaires pour la découverte sans incidents majeurs du monde des formes. Avant la marche, l'enfant, du fait de son attention visuelle et auditive, participait déjà par identification fantasmatique à ce qu'il regardait, à toutes les activités des adultes et aînés qu'il voyait se déplacer. Il faisait, si l'on peut dire, des expériences par personnes interposées. C'était une anticipation de son avenir proche. Dès la marche, il s'agit pour lui, à travers difficultés et échecs, parfois incidents et douleurs physiques, de réduire l'image du corps - qu'il a ainsi fantasmée à l'image toute-puissante des grandes personnes - aux seules dimensions du réalisable pour sa petite personne qui vient de se verticaliser et est devenue autonome par la marche. Il s'agit de la réduire, cette image, à la réalité des expériences possibles pour son schéma corporel d'enfant malhabile encore de son bassin, de ses membres inférieurs, du fait de l'achèvement tardif du développement de la moelle épinière chez l'être humain (vingt-huit à trente mois), retard qui est responsable de l'incoordination motrice longue chez les petits d'homme et de l'incontinence excrémentielle infantile.

L'expérience de la réalité.

L'enfant découvre, à coups d'expériences parfois pénibles, les limites de l'espace de sécurité qui l'entoure, espace défini parce qu'il peut s'y déplacer sans trop de risques, et les déterminants d'une temporalité qui, dans sa durée, n'est plus seulement scandée par les apparitions-disparitions de sa mère. C'est lui-même, maintenant, qui, par son pouvoir de se déplacer et de déplacer des objets, peut modifier les apparences du cadre meublé qui l'entoure, et rechercher la présence de sa mère ou s'y soustraire. Il faut comprendre que l'acquisition de ce nouveau pouvoir, qui débouche habituellement sur l'autonomie, est une période difficile pour l'enfant et aussi pour les mères, surtout si elles sont anxieuses, et pour bien des pères qui le sont parfois plus encore que les mères. A partir de la marche spontanée, debout, entre douze et quinze mois, jusqu'à trente mois, le mode d'élevage et les paroles dites ou non dites à l'enfant concernant ses activités, les compliments ou les reproches, qu'il reçoit de sa mère, concernant les initiatives qui le font agir sans son aide, l'attention qu'elle met ou non à accepter sa participation parfois encore maladroite dans les occupations où il veut l'aider, les encouragements ou les mises en garde anxieuses qu'il reçoit de l'instance tutélaire, une liberté contrôlée seulement du regard avec une aide de moins en moins nécessaire ou, au contraire, la limitation de sa liberté physique par son enfermement dans un parc ou un espace réduit et sans surprise - tout cela a une influence sur toute sa vie d'être humain. Dix-huit mois, c'est la période qu'on peut dire celle du «touche à tout», très éprouvante pour les mères. Les quatre à six mois qui suivent sont les plus importants pour l'éducation s'ils sont employés à l'enrichissement du langage associé aux expériences motrices libres dans une relation de confiance à l'adulte. Verbaliser ce qui intéresse l'enfant, qu'il regarde, essaye d'atteindre, touche et manipule, crée en lui la richesse du vocabulaire, non pas pour maintenant, mais pour huit à dix mois plus tard. L'enfant «porté» par ce langage informateur, voire initiatique, que la mère lui délivre pour connaître le monde qui l'entoure peut renoncer au secours du portage à bras. Il est devenu trop lourd et peut renoncer progressivement à l'assistance physique de sa mère pour ses besoins. Arrivé à vingt-deux mois, si, depuis l'âge de la marche (douze à quatorze mois), il a pu s'exercer à tout faire comme les adultes, l'enfant est tout à fait capable de manger seul proprement, de prendre habilement ce qu'il lui faut, de se servir d'instruments à table, de se servir dans le plat, tout cela à l'instar des adultes, s'il «désire» prendre ses repas avec eux. Il est fier, si la liberté lui est au jour le jour donnée, de faire seul ses besoins dans ce qui est les lieux d'aisances pour tous, de se torcher seul, si, évidemment, on lui a appris à le faire en l'assistant pendant le temps nécessaire, de progressivement se laver, se vêtir, se dévêtir tout seul. Se coucher seul, quand il a sommeil, et laisser dormir les autres, quand il ne dort pas. Jouer avec tout ce qu'il rencontre, écouter chansons et histoires, poser constamment des questions, certain qu'on va lui répondre et devenir ainsi très rapidement confiant en lui et dans son autonomie.

Autonomie de l'enfant.

Cette autonomie de l'enfant par rapport aux instances tutélaires et dans un espace de sécurité, c'est la conquête du sentiment de liberté, sentiment inséparable de celui d'être un humain. Elle dépend essentiellement, pour chaque enfant, de la tolérance à son égard du narcissisme possessif maternel ou de la personne préposée à sa surveillance. Elle dépend aussi de l'introjection de cette tolérance par l'enfant. Il est certain qu'un enfant toujours parqué à la maison, porté à bras ou en poussette dehors, qui ne peut pas s'essayer à explorer à son rythme l'espace qui l'entoure alors qu'il a atteint déjà depuis plusieurs mois le développement musculaire qui le lui permettrait, est en grand danger : parce qu'il ne fait que des expériences visuelles, imaginaires, par procuration, en s'identifiant à autrui, sans aucune expérience réelle de sa petite masse à lui, celle d'un objet partiel de l'espace quand il est séparé de sa mère qui, auparavant, le déambulait, le portant directement ou par l'intermédiaire d'une voiture. Il est évident qu'un enfant élevé ainsi prisonnier, dès qu'il peut échapper, soit dehors, soit hors du parc à la maison, va risquer les accidents : il n'a aucune expérience ni de son corps, ni de l'espace, ce qui fait que la mère, déjà non tolérante auparavant, pour sa liberté, devient en plus anxieuse, et le remet constamment dans son parc «pour être tranquille»; ainsi, le cercle vicieux s'installe. L'enfant va vers une inexpérience totale de son schéma corporel, en même temps qu'il développe le fantasme de toute-puissance d'une image du corps purement narcissique orale, sans expérience motrice, qui va le rendre de plus en plus inhabile, inexpérimenté; il sera de plus en plus en danger le jour où il n'aura plus un empêchement extérieur qui, pour la mère, est une sécurité, mais qui, pour lui, est une geôle pathogène. Dans cette geôle, ses pulsions anales sans exutoires, réprimées sans paroles, donc même pas symbolisées, se renforcent et s'emploient, sur le registre oral imaginaire (en deux dimensions), à fantasmer une toute-puissance associée à un schéma corporel ignoré, non pas infirme, mais s'expérimentant quasiment tel d'être toujours sans relations avec l'image fonctionnelle du corps que l'enfant construit non d'expérience, mais en s'identifiant aux autres, en les regardant s'animer et maîtriser l'espace. En imagination, il prête son image du corps immobilisée aux images de la déambulation des autres, qu'il observe et mémorise. Il ne devient pas Moi-Je, il est Tu, Moi-Tu. D'ailleurs, beaucoup de ces enfants parlent de leurs désirs en les mettant à la deuxième personne : «Tu veux ci, tu veux ça», c'est comme s'ils parlaient d'eux en étant l'autre. Ce sont des enfants très inhibés au point de vue moteur. Après un sevrage qui avait été assez bien vécu, puisque l'enfant était en bonne relation avec la mère et qu'il tolérait ce qu'elle lui imposait, c'est la castration anale qui a été manquée. Le cordon ombilical imaginaire, pourrait-on dire, qui lie encore la mère à son enfant, limite ou libère l'enfant selon que la mère le tolère court ou très long. Eh bien, il y en a qui ne tolèrent aucune liberté à leur enfant, et d'autres qui savent ôter toutes les occasions d'accident grave autour de leur enfant et, dans cette aire de liberté, le laisser prendre des initiatives et faire des expériences. Le langage comportemental, émotionnel et verbal de l'instance tutélaire, croisé aux expériences ludiques et utilitaires que l'enfant se plaît à faire, permet à l'enfant de mémoriser tout ce que la mère lui a expliqué, concernant les objets à sa portée et la technologie adéquate pour réussir leur manipulation ; pour que ça se passe sans incident ni échec. C'est cela qui contribue à l'acquisition de l'autonomie. Pour l'enfant, c'est ainsi que se construit un pré-Moi limité par un prudent pré-Surmoi qui soutient et encourage le désir. Ce pré-Surmoi, c'est la voix intériorisée de la mère ou du père, le Toi auquel se réfère l'enfant allant-devenant Moi. Cette voix, si elle ne tolère pas ses initiatives, inhibe la relation de l'image du corps au schéma corporel. Si, au contraire, elle tolère ses initiatives et verbalise les divers aspects de la réussite, ou les causes d'un échec, le sujet assume de risquer son désir par l'application de son schéma corporel aux incitations qui motivent ce désir dans le monde extérieur. Cette voix introjectée, mémorisée en lui, c'est comme si elle lui disait devant des initiatives nouvelles d'actions : « Vas-y, tu peux faire ça, Maman (ou Papa) permettrait si elle (il) était là. » Ou, au contraire : « Non, tu ne peux pas, c'est dangereux, Maman (ou Papa) le dirait, elle (il) l'a dit. » Ceci explique d'ailleurs pourquoi ce qui peut être une transgression pour tel enfant ne le sera pas pour tel autre. Chaque enfant développe son autonomie en fonction des mots - des phonèmes, de leur sonorité, du timbre de la voix tendue ou amusée, inquiète ou joyeuse, dont la mère a accompagné ses premières initiatives. Maman était là, elle a vu, elle a dit oui, ou elle n'a rien dit, donc, je peux aller plus loin la prochaine fois. Maman m'a vu, elle était fâchée, donc il ne faut pas recommencer. C'est cette audition intérieure, intériorisée, qui met l'enfant en sécurité ou en insécurité, selon qu'il a été contrôlé avec ou sans angoisse, aimé ou rejeté dans ses expériences quotidiennes motrices, suivant que les paroles interdictrices de la mère et leur mode, criaillerie, menace de coups, ou menace du père, du gendarme, de l'homme noir, etc., ont été ou non en rapport avec la réalité d'un danger que l'enfant risquait d'encourir. En effet, si un jour, par hasard, ou par une impulsion violente, l'enfant transgresse cette parole interdictrice et les murs artificiels qu'on a dressés autour de lui, et qu'il réussisse sans rencontrer aucune des prophéties de malheur annoncées, alors il perd tout Surmoi et donc aussi tout critère de sécurité, donc toute prudence. Puisque Maman s'était trompée ou l'avait trompé, il n'y a plus de Maman au sens d'instance tutélaire de référence. Et il n'y a plus besoin de s'occuper de la sécurité. C'est alors un incident, ou une personne extérieure à la famille, ou, fait plus dommageable, un accident, qui vont apporter soit la restriction verbale, soit le barrage de la loi, celui de la nature des choses, à cet enfant qui n'est plus contrôlé et qui, sans le savoir, par sain désir de vivre, est en danger, sans avoir plus confiance en ses parents. On voit que, de l'enfant inhibé à l'enfant prudent et à l'enfant incontrôlé, qui constitue un danger pour lui-même et pour les autres, les nuances de comportement traduisent une image du corps qui vient du mode d'élevage et d'éducation auxquels il est soumis par ses parents.

Symbolisation de la réalité.

C'est suivant deux grandes dimensions, l'espace et le temps, que la réalité se symbolise dans les rapports de l'enfant à sa mère. *L'espace de sécurité* est celui qui est laissé à sa liberté et que la mère a investi de paroles. Ces paroles mémorisées l'assistent comme permissives et auxiliaires dans toutes les occupations qu'il peut trouver dans cet espace en son absence. Au contraire, par une réduction de l'espace de sécurité due à des paroles concernant le toucher, l'agir, la motricité, et à une limitation de son libre espace de vie, l'enfant ressent que ses désirs et ses initiatives sont anxiogènes pour sa mère. *La durée de la séparation d'avec la mère* ou toute personne tutélaire est aussi une référence pour sa sécurité. Cette durée peut être compatible ou non avec le rythme nécessaire pour des retrouvailles euphoriques après des moments d'éclipse : cela dépend des enfants, mais aussi de la frustration que ressent la mère dans la séparation et qu'ils perçoivent. Dans le meilleur des cas, cette séparation est le signe de la liberté de l'enfant à l'égard de sa mère : ce n'est pas de l'abandon, dès lors qu'elle l'a prévenu et qu'il est en sécurité avec des personnes connues. Ils se retrouvent avec joie si, du moins, la mère n'est pas absente trop longtemps, et si cela ne conduit pas l'enfant à éprouver une angoisse qui inhibe son envie de liberté. L'autonomie ne peut se conquérir que dans la sécurité liée à l'attention aimante de l'instance tutélaire. Toutes les connaissances de l'enfant, certaines acquises par désir de transgresser des inconnus antérieurs, d'autres acquises dans le climat confiant de l'instance tutélaire, toutes ces connaissances expérimentées en jouant, lui apportent des sensations nouvelles, agréables, ou désagréables. Et c'est cette perception qui organise *l'image du corps croisée au temps et à l'espace du schéma corporel,* comme le sont la trame et la chaîne d'un tissu. C'est le tissu de ces relations entre son désir et le monde qui l'entoure, qu'il arrive à maîtriser ou non, qui structurent ce que j'ai nommé son *narcissisme primaire.* Tout cela se passe pendant la période où s'achève le développement neurologique de la moelle épinière. Elle apporte la capacité sensori-motrice, que l'enfant expérimente avec plaisir, de sensations fines des plantes de pieds, du périnée et de toute la région uro-ano-génitale, donc des références sensorielles de la continence sphinctérienne assumée pour son plaisir. C'est l'époque où l'enfant joue à retenir ou à expulser volontairement ses excréments, même si déjà il était relativement propre, comme disent les mères, c'est-à-dire continent de par l'attention que la mère portait à ses fonctions excrémentielles, et le plaisir sécurisant, pour un bébé inexpérimenté et immature neurologique, d'être dépendant d'elle.

L'éducation au stade anal.

La continence sphinctérienne vient spontanément chez tout enfant humain, du fait même qu'il est un mammifère supérieur. Tous les mammifères sont continents par nature dès leur achèvement neurologique. Cette continence n'a donc en elle-même aucune valeur culturelle. Mais une valeur culturelle advient secondairement lorsque l'enfant découvre que la continence, quand il joue à la maîtriser, sert à son plaisir, et aussi qu'elle lui permet de satisfaire ou de manipuler sa mère, qui réagit vivement à ce qu'elle appelle des accidents dans la culotte et qui ne sont plus, à partir de trente mois, des accidents, mais des preuves du plaisir brut pris par l'enfant avec ses pulsions anales. C'est par identification aux adultes et par plaisir de devenir «comme eux» que l'enfant, désormais neurologiquement tout à fait capable de contrôle sphinctérien, désire aller, comme les parents, aux toilettes préposées à l'excrémentation pour tous, petits et grands. Cela, depuis toujours, il l'observait; et, s'il a reçu réponse sur ce que les adultes allaient faire dans ces lieux d'aisances tout seuls, lui aussi, un beau jour, autour de trente mois dépassés, voudra se conduire comme un adulte. Ainsi, en deux jours, la continence sphinctérienne est-elle acquise et pas pour plaire à quelqu'un d'autre qu'à lui-même.

Les mères qui interdisent la liberté sphinctérienne à l'enfant uniquement pour qu'il ne se salisse pas, et avant qu'il n'ait la possibilité anatomique, sensorielle, sensori-motrice de contrôler neurologiquement ses sphincters et d'éprouver le plaisir lié à ce contrôle, font comme si elles lui interdisaient de s'individuer par rapport à elles, de connaître la paix du corps et de s'intéresser à ce qui le questionne et qu'il a les moyens physiques de maîtriser, pour son plaisir.

Laisser l'enfant faire ses progrès aux rythmes qui sont les siens est une des clés de l'élevage des enfants, si l'on veut prévenir des troubles futurs des relations à soi-même (c'est-à-dire des troubles narcissiques), et des troubles des relations aux autres. Une mère qui, par ses paroles, contraint les besoins de son enfant, les empêche de se satisfaire à leur rythme, qui gronde son enfant d'uriner ou de déféquer, le contraint en même temps à s'inhiber, bien que ça ne soit pas ce qu'elle visait. Elle visait le pipi, le caca, et ça touche de façon globale l'adresse, physique et manuelle, parfois même l'adresse de parole, l'habileté à s'exprimer. A l'époque du touche-à-tout, l'enfant a besoin, pour tous les objets qu'il veut toucher, que lui soit enseignée la technique pour le faire, à travers des paroles de la mère ou d'une autre personne familière, lui montrant qu'il a des mains, comme en ont les adultes, certes plus petites, mais qui peuvent être plus habiles si elles sont moins fortes. S'il se sert de ses mains avec intelligence, il obtient les mêmes résultats que les adultes. S'il fait n'importe quoi, n'importe comment, il n'arrive pas à ses fins. Cet enseignement du toucher par des paroles accompagnant les intérêts manipulateurs de l'enfant constitue une éducation beaucoup plus importante que celle de la propreté sphinctérienne ; c'est l'éducation à la symbolisation des pulsions urétrales et anales par déplacement de l'objet partiel sur toutes les choses. Mais, pour beaucoup de mères, il n'y a que la propreté sphinctérienne et le bien-manger qui font partie de leur éducation. Elles essaient de désintéresser, le plus brutalement possible, l'enfant du caca et du pipi (objet partiel anal), sans passer par la transposition de l'intérêt sphinctérien sur les mains, qui autrefois étaient des mains-bouche, et maintenant sont devenues des mains-anus, et qui, par le toucher et la manipulation d'objets divers, dont l'eau et le sable font partie, prennent un plaisir croisé avec celui de l'intelligence. Les idées dont l'enfant accompagne tout ce qu'il fait de ses mains sont d'abord des représentations imaginaires, puis la symbolisation grâce à des paroles de l'entourage que l'enfant prend plaisir à répéter, associées à ses activités ludiques. Son désir de « faire », de « défaire », de « refaire », de « jeter », d'accumuler, tout ce plaisir physique et manipulateur est originé dans les pulsions anales déplacées, depuis le plaisir du péristaltisme à l'égard de l'objet partiel solide et liquide que sont les fèces, sur tous les objets de manipulation, eux constamment à la disposition de l'enfant.

On ne peut pas supprimer l'intérêt au plaisir uro-anal où se joue - à l'occasion du besoin répétitif, associé au plaisir des soins de toilette maternels - le désir de communication de sujet à sujet, sans que l'objet partiel premier (les fèces) soit remplacé, et mieux encore, par d'autres.

L'interdiction d'un désir, ou du plaisir lié à la satisfaction (quelle qu'elle soit) d'un désir, sans que la libido ait une autre issue pour apaiser ses tensions, met en danger la vitalité, l'intelligence et la sensibilité de l'être humain.

La continence sphinctérienne.

C'est lorsque l'enfant a conquis une très grande adresse manuelle avec eau, terre, tous objets, supports de ses fantasmes, dérivés du désir originé dans les pulsions anales, jeux d'agilité motrice du corps, d'acrobaties, et qu'il s'y occupe dans sa solitude ou en la compagnie d'autres enfants, que la continence sphinctérienne survient tout à fait normalement, au plus tôt vers vingt-deux mois, généralement vers vingt-cinq à vingt-sept mois. Chez les filles, c'est un peu plus tôt que chez les garçons, entre dix-neuf et vingt mois au plus tôt, pour d'autres raisons, qui sont l'indépendance totale de l'appareil excrémentiel par rapport à l'appareil génital. (La continence sphinctérienne peut être demandée à une fille un peu plus tôt qu'à un garçon.) Toutes ces acquisitions manuelles font partie du plaisir de vivre d'un enfant qui aime l'instance tutélaire et est capable d'anticiper sur ses progrès pour faire plaisir à la mère ou au père. Mais il ne faut pas que l'anticipation soit excessive. Si c'est trop tôt, la première épreuve affective en société risque de faire perdre à l'enfant une continence sphinctérienne acquise par soumission et dépendance à l'adulte, non par un plaisir que lui-même, indépendamment de l'adulte, y trouvait.

Le sentiment de la dignité humaine est très précoce. Tout

agir et tout dire par l'adulte qui ne respecte pas ce sentiment infirme le désir d'autonomie de l'enfant comme si celui-ci était coupable de son plaisir de grandir, de maîtriser seul ses besoins, de découvrir le plaisir de se maîtriser lui-même dans les fonctionnements de son corps dans l'espace, ce que lui permet au jour le jour le développement neurologique, achevé vers trente mois, de son schéma corporel.

La continence sphinctérienne, l'autonomie pour la satisfaction des besoins excrémentiels, fait partie de l'exercice de la dignité humaine. Ni plus ni moins que l'autonomie pour l'activité et le repos, ou le manger seul et par plaisir avec la technique observée chez les aînés et adultes modèles.

Ces moyens d'autonomie gestuelle, qui intègrent l'enfant au groupe de ses familiers comme un être humain parmi d'autres et par eux respecté, il faut, pour les conquérir, ne pas être traité en animal domestique soumis à des injonctions verbales impératives; il faut que le plaisir de l'autonomie, à découvrir quotidiennement (au risque parfois du déplaisir, de l'échec, quand on n'est pas encore maître de sa coordination), ne soit pas dérobé à l'enfant du fait du plaisir qu'il donne, dans sa dépendance, à l'adulte : une dépendance dont il doit se déprendre; ou encore, il ne faut pas que le plaisir de l'autonomie soit rendu coupable par un adulte qui a besoin, pour son propre narcissisme, de la dépendance de l'enfant, de son pouvoir sur celui-ci, et qui se révèle anxieux devant cette liberté de vivre que l'enfant veut assumer.

Tous les conflits qui entourent, dans l'élevage et la première éducation, l'acquisition de l'autonomie et la discipline sphinctérienne, proviennent de ces contradictions de désir entre l'enfant et sa mère nourrice éducatrice; des atteintes inconsciemment ou consciemment infligées par les mères au sentiment de dignité humaine de leur garçon ou de leur fille.

La clé est ici la confusion qu'elles inculquent à leur enfant, ou qu'elles ne démontent pas s'il la fait de lui-même, entre son état d'enfance ou d'impuissance neurologique pour maîtriser ses sphincters et la honte qu'il peut ou devrait en avoir. Cette honte spontanée de l'enfant témoin de son impuissance, ou cette honte inculquée et cultivée, hélas! comme moyen éducatif par la mère, elle s'étend par contiguïté à toutes les sensations naturelles de plaisir que procure une région qui est aussi la région génitale, dont la valeur éthique, érotique et esthétique devrait être conservée, mais soustraite au contrôle parental qui est intuitivement ressenti par l'enfant comme incestueux.

Pour en revenir au narcissisme attaché à l'image du corps en ce qu'elle a de fonctionnel, le sentiment de la dignité humaine y est articulé très étroitement. Comme y sont articulées toutes les conquêtes de la maîtrise de soi et de l'espace, progressivement rendues possibles à l'enfant qui en a le désir, bien avant que son développement neurologique terminé (vingt-huit à trente mois) l'en rende physiologiquement capable.

Faire ses excréments comme font les adultes, c'est-à-dire au même lieu, et de la même façon, et seul, et non pas avec l'aide de sa mère, tout enfant en est fier. La propreté sphinctérienne prématurée nécessite l'aide de la mère ou de quelqu'un d'autre. Quand elle vient en son temps, l'enfant se débrouille rapidement tout seul, et c'est cela qui est humanisant pour lui.

Un repère pour savoir si ce n'est pas trop tôt pour commencer à solliciter chez l'enfant une continence sphinctérienne volontaire, c'est l'habileté qu'il montre, et le plaisir qu'il prend, à monter et descendre seul une échelle de ménage ou un escalier, ainsi que le plaisir qu'il manifeste à s'accroupir longtemps de suite pour jouer. C'est la preuve que le système neurologique de la moelle épinière est assez développé pour donner les références à la fois de coordination et de sensori-motricité en vue du plaisir propre.

Mettre l'enfant sur le pot précocement risque d'induire des retards psychomoteurs importants, ou encore les soubassements d'une névrose obsessionnelle. D'une façon générale, il est important que les performances exigées des enfants par les parents soient réalisables agréablement par eux. Il est important aussi que père et mère ne donnent à leurs enfants que des interdits progressivement modifiés en fonction de leur croissance et de leur coordination neuro-musculaire.

Il est important que les enfants reçoivent des encouragements quand ils courent de petits risques, des félicitations quand ils ont réussi quelque chose ou tenté quelque chose, et qu'un petit incident les a fait échouer. Les échecs sont formateurs, si on les accepte et qu'on y réfléchit. Devant une difficulté rencontrée en l'absence de ses parents, l'enfant doit pouvoir se dire : « Ah oui, Maman ou Papa m'avait dit que c'était un peu difficile » ; alors, devant un échec qui le vexe, il se console comme le ferait sa mère, si elle était là, de son impuissance actuelle, en faisant confiance à l'avenir. Il sait que, chaque jour, il se développe. C'est un moment extraordinaire dans la découverte du monde par l'enfant, et dans le développement de sa motricité, surtout quand il constate que, de ce développement, tout le monde est heureux.

Erreurs de jugement, échecs dans les actions ne doivent pas entraîner des sentiments de culpabilité ou de déréliction. Ces sentiments dépressifs comme, au contraire, le mépris de la réalité et le rejet de la responsabilité sur les autres barrent l'intelligence des choses et l'investissement du schéma corporel ; l'un comme les autres sont le fruit d'une première éducation anxieuse et culpabilisante de l'enfant avant vingt mois déjà et dans les mois qui précèdent la castration primaire (deux ans et demi à trois ans).

La castration anale et ses sublimations.

Un enfant très jeune comprend très bien qu'un interdit lui soit donné momentanément, mais que, prochainement, il lui sera dit : « Maintenant, tu peux, tu as grandi, tu ne pouvais pas avant, tu peux maintenant. » Ou, au contraire, quand il s'agit d'un accord social de bon voisinage, par exemple : « Ce n'est pas permis aux autres, ce n'est pas permis non plus à toi, ça ne serait pas permis à moi si je jouais au même jeu que toi » ; l'interdit découle ici des règlements d'une vie sociale, il n'est pas relatif à la personne de l'enfant, à sa maladresse, il est relatif à tel lieu et à tels règlements valables pour tous, ou au moins pour tous ceux de son âge, des règlements qui sont appliqués en ce lieu par une instance supérieure aux parents et qui ne le visent pas personnellement. Lorsque quelque chose est interdit à un enfant qui a confiance en ses parents, il admet cette contention parce qu'il sait qu'elle est destinée à lui éviter un risque trop grand. Ce n'est peut-être pas agréable, mais ce n'est pas vexant, du fait que ce n'est pas ressenti comme une brimade. Quand quelque chose est interdit pour tous et d'une façon durable, l'enfant sait que c'est pour des raisons d'intérêt général qui dépassent l'intérêt particulier de chacun, y compris celui de ses parents. L'important est de combattre l'instinct grégaire, si facilement exploitable chez l'être humain, mammifère tribal, et d'éduquer son sens civique et social, l'acceptation des règles sans en interdire la critique.

Passé le stade anal, l'enfant devra, en tout cas, avoir accepté l'interdiction de prendre, sans le demander, puis sans le remettre après usage, ce qui appartient à autrui, ou même ce qui appartient au groupe familial. Si sa dignité humaine est respectée en paroles et en actes, il intégrera parfaitement l'interdiction de tout comportement qui se fait au détriment d'un autre, l'interdiction de se nuire sciemment à soi-même ou de nuire à un autre. *Cette interdiction du vol, du rapt, de l'agression sur des personnes ou sur des objets qui appartiennent à autrui doit lui être verbalement signifiée.* L'enfant comprend et admet parfaitement ces restrictions à ses pulsions quand il voit les adultes se soumettre eux-mêmes à ces règlements, surtout si ces adultes n'usent pas à son égard de leur force physique, le traitant, lui, comme un animal ou une possession dont ils disposent.

Son corps propre, jusqu'à présent, était fatalement l'« objet » de ses parents. Comment sont les enfants lorsqu'ils se font vraiment très mal ? Il suffit que la mère mette un peu de mercurochrome, pose la main sur l'endroit douloureux, pour qu'ils ne sentent plus rien du tout ; et pourtant cette blessure, cette brûlure, vont mettre plusieurs jours à guérir. Désormais, *l'interdit d'attenter à son propre corps ou de le risquer dangereusement, doit lui être verbalisé* : c'est vivifiant pour l'enfant, c'est faire confiance en lui au sujet, à la personne. Certains enfants, pour le meilleur comme pour le pire, se considèrent comme un objet de leur mère, de leur père, de la personne tutélaire de service. Il est important de *les éveiller à la responsabilité d'eux-mêmes. C'est un moment très important, entre l'élevage et l'éducation.* Le corps propre de l'enfant n'est pas, dans la réalité, un objet particulier appartenant à sa mère ou à son père, ou à une autre personne tutélaire : c'est un objet libidinal, pour ce qui est chez lui plaisir oral (imaginaire et sensoriel), anal (moteur); plaisir narcissique dans les limites d'une castration - les interdits se rapportant à l'oral et l'anal - qui constitue l'humanisation de l'enfant. *Mais, pour cela, il faut que la mère, elle aussi (et le père de même), ait accepté d'être castrée analement de son enfant.* Qu'est-ce que cela veut dire? Qu'elle n'a pas besoin tout le temps de son enfant pour son plaisir oral et anal, voire pas besoin de jouir de sa présence, d'agir en fonction de lui, pas tout le temps besoin de le surveiller, de l'embrasser, pas tout le temps besoin de le tripoter, de le manipuler, l'habiller, le déshabiller, le parer, le laver, le coucher, quand il lui plaît à elle... Au contraire, l'enfant est appelé à s'assumer lui-même dans tous les gestes qu'il peut, au jour le jour, découvrir, qu'il peut faire seul et qu'il désire faire seul. Il est nécessaire qu'elle s'intéresse à lui, qu'elle ne soit pas indifférente à ses progrès, bien sûr. Si, après avoir dit : «Tu peux faire tout seul», elle ne s'en occupe pas, il se sent abandonné et ne sait plus rien. Il sait de façon autonome dans le regard de sa mère et dans les paroles qu'elle lui donne, pour lui délivrer sa liberté comme une relation d'elle à lui; et c'est lui qui, alors, s'auto-materne, avec son autorisation, et nécessairement, au début, avec son aide verbale. Il a besoin qu'elle s'associe en paroles à ses joies, ses réussites, quand il vient lui en faire part; et qu'elle compatisse en le consolant, en paroles tout au moins, et quelquefois avec de petits gestes maternels, des caresses confortantes, lors d'une expérience qui s'est révélée pénible pour lui, mais riche aussi d'enseignement. Elle peut, tout en le consolant, verbaliser les faits, sans juger, sans le gronder parce qu'il a eu un échec. Et sans toujours donner tort à un autre, s'il lui dit que c'est de l'autre qu'est venu cet échec.

Est-il venu de la relation entre lui et l'autre? Ce serait à comprendre, si l'on peut. Tout cela veut dire pour l'enfant qu'il est considéré comme un être en constant devenir, projeté dans l'avenir, dans l'imaginaire de son père et de sa mère, devenant grande fille, grand garçon, et bientôt homme ou femme; qu'il est reconnu par les adultes tutélaires comme un sujet animé de désir, dont la liberté et les fantasmes sont respectés. *L'enfant parle presque tout ce qu'il fait.* Ce n'est pas pour être entendu par l'adulte : il ne peut pas faire autrement. Il parle ce qu'il fait, parce que ainsi il humanise ses actes; mais si, de ce qu'il dit, on se sert contre lui, ou même pour espionner ce qu'il fait, ce qu'il pense, on détruit la liberté qui était en train de se construire. Il sent, quand il est élevé comme je viens de le suggérer, qu'il est estimé comme un représentant vivant du désir vraiment génital des adultes. Il se sent leur fils ou leur fille dans leur regard, quand ils se rencontrent à son sujet, et cela prépare l'identification à l'adulte de son sexe. Ce qui va être bientôt possible pour lui, lorsque sera terminée, grâce à sa croissance neurologique (vers trente mois), cette assomption de son être moteur et humanisé. Jusque-là, le père et la mère sont vus comme un Moi Idéal bicéphale, tutélaire (c'est peut-être ce que l'école de Mélanie Klein appelle le parent combiné).

Effets pathogènes sur l'enfant de l'érotisation orale et anale de ses parents. Son effet rétroactif sur le sevrage avec effet mutilateur.

Une mère pour laquelle le corps propre de son enfant est un objet libidinal, oral, anal, sur lequel elle use de pouvoirs discrétionnaires pour son propre plaisir, qu'elle embrasse et dont elle joue comme d'une poupée, qu'elle dévore des yeux, de caresses, qu'elle ne laisse jouer à rien qu'à ce qui peut l'amuser elle, cette mère montre être restée elle-même passivement au développement de l'interdit anal et surtout génital, et son enfant joue pour elle le rôle d'un animal de compagnie. Il est sa poupée, ou bien il est sa crotte, comme elle l'appelle en l'embrassant avec gourmandise. L'enfant ne peut alors continuer à se développer sans devenir phobique ou obsessionnel, et c'est pour des symptômes en rapport avec ces deux *névroses* infantiles, qui gênent son adaptation hors de la famille, qu'il est conduit au psychanalyste (encore heureux si on l'y conduit).

L'obsession est un moyen pour arrêter le développement libidinal en référence à une éthique anale où l'interdit concerne tous les objets partiels de plaisir. L'enfant se met à être, vis-à-vis des choses qui l'entourent, comme si toutes étaient du caca interdit par Maman ; d'autant plus interdit que, si elle l'appelle sa crotte, ça prouve que lui seul est caca valeureux. Il est donc investi d'une puissance érogène sur sa mère, puissance qui l'inhibe de plus en plus, puisqu'il est pathogène pour un enfant d'être l'objet érotique de sa mère, et surtout un objet érotique archaïque qui n'a pas comme image de développement l'attitude génitale d'une femme vis-à-vis de son mari et vice versa. Les pulsions de vie de cet enfant avivent une dynamique sempiternellement bloquée sur le sillon du disque : «prendre», manger, ou bonbon, «pas touche» pipi, caca ; et, pour la relation affective, «bisou», si l'enfant est miam-miam, c'est-à-dire «mignon», et pan-pan s'il est «vilain» (caca pour elle), c'est-à-dire s'il s'est sali. Ce qui complique encore cette attitude du «pas touche» à ce qui, pour la mère, paraît sale, c'est que les mots sont dits aussi à l'égard du pénis de l'enfant qui, dans certains cas, est tellement obsessionnel qu'il ne peut pas pisser tout seul. C'est sa mère, si c'est un garçon, qui doit sortir sa verge de sa culotte pour le faire pisser. Ou bien il doit pisser assis comme s'il était une fille. Quant à la fille, elle ne peut pas se torcher seule, parce qu'il ne faut pas toucher, ça la dégoûte (le garçon aussi). Ce sont attitudes phobo-obsessionnelles développées par une mère non castrée, qui frustre au lieu de donner la castration symboligène. Une mère (ou une femme éducatrice) qui éduque un enfant de la sorte est angoissée par sa propre génitalité refoulée, elle est piégée dans sa régression à une fixation fétichiste à son enfant, sous prétexte d'amour maternel ; elle exprime un érotisme pédophilique. Elle s'ingénie à retarder l'usage par l'enfant de son intelligence, de peur qu'il ne s'intéresse à ses fonctions physiques et à son sexe. Elle culpabilise chez lui la curiosité (la pulsion épistémologique), fondatrice de l'esprit humain. Quand il pose des questions sur le sexe ou les excréments, elle ne répond pas, ou bien : «Tais-toi, c'est pas propre, c'est pas joli de poser des questions comme ça, on ne parle pas de ça.» Pour lui, chaque fois qu'il éprouve une initiative, immédiatement, il y a ce pré-Surmoi qui joue, comme si, à une intention de mouvement, quelque chose lui disait : «Attention, crocodile, n'y va pas, bas les pattes!» Du fait de la survalorisation des pulsions orales (manger nécessite le morcellement), tout peut être coupé, mis en morceaux, lui y compris, tout recèle danger; le pré-Moi humain frustré interdit l'individuation, s'aliène à un rôle d'animal domestique dressé au désir de son maître, l'adulte tutélaire, et s'y pervertit; les désirs du sujet se projettent alors dans le pré-Surmoi qu'on a dit, imaginant une zone érogène, orale, avide, dévorante, frustrante de plaisir, et mutilatrice, sécante pour des doigts qui se promèneraient sur quelque chose que Maman a dit de ne pas toucher. A l'origine, aucun enfant n'a une image de corps morcelée. Il a un fonctionnement oral qui morcelle les objets du monde extérieur - c'est comme cela qu'il avale - et un fonctionnement anal qui morcelle les éléments du monde intérieur pour l'extérioriser - c'est ainsi qu'il fait caca. L'expérience répétitive de ses besoins d'apport et de déport est accompagnée du morcellement de l'objet partiel (oral et anal), mais cette expérience de corps n'est pas vécue comme relation de sujets. Pour qu'il y ait relation de sujets, il faut des paroles concernant des activités autres que le commerce d'objets partiels du corps, et de corps à corps. Pour son enfant, la mère n'est encore qu'un objet total, je l'ai dit, un objet qu'il se représente parfois comme bicéphale, papa-maman, maman-papa, auquel l'enfant s'identifie sans savoir encore qu'il n'est que d'un seul sexe, à l'instar d'un seul de ces deux adultes. Il n'est donc pas morcelé. C'est la mère qui, dans certaines éducations, induit l'inflation imaginaire du morcellement dental ou anal sur l'objet partiel, du fait qu'elle fait de son enfant son objet partiel. Elle ne considère que les besoins de son enfant et elle lui laisse jouer le rôle d'un corps qui fonctionne, mais non pas s'assumer comme sujet de ses initiatives ; et, en dehors de ses besoins, supposés et réels, et des soins à son corps, elle ne lui parle pas. C'est ainsi qu'un sujet peut être avide de donner jouissance à sa mère, en se valorisant, à force de se morceler lui-même. S'il a valeur, c'est qu'il est un petit morceau, soit de nourriture, soit de caca, et la mère devient imaginairement pour l'enfant une bouche morcelante par laquelle il a besoin d'être constamment embrassé (mime de manger) ou regardé (mangé des yeux) ou écouté, ou encore porté. Il est son toto, elle est sa mimi, son chat, son joujou, sa minette, dans tous les cas l'enfant, fille ou garçon, n'est jamais appelé par son prénom ; l'enfant-objet porte des quantités de surnoms, en réalité des sobriquets qui, pour la mère, expriment sa tendresse à l'égard d'un objet auquel elle refuse, en vérité, la qualité de sujet humain. L'enfant subit un désir réellement pervertissant et qui, de ce petit garçon ou de cette petite fille, fait un objet de possession érotique de sa mère.

Si les deux parents se comportent de cette façon, le temps de l'enfant, en tant que vivant, est pratiquement interdit de séjour de son temps dans leur espace. Il faut qu'il vive dans un temps arrêté. Il faut qu'il se comporte comme une larve, une statue, un phallus ambulant, sans tête ni jambes : parce que Papa et Maman sont vraiment pour l'enfant (selon sa pensée anale magique, qui n'est pas expérimentée sur la réalité sensorielle et spatiale, mais sur un imaginaire conservé depuis l'âge oral) des bouches sécantes ou des yeux guetteurs. Un enfant peut être « abîmé » au sens où cela est s'être engouffré dans l'appel du désir de sa mère ou de son père (moins souvent, je dois le dire, du père, parce qu'il est d'ordinaire moins souvent à la maison). C'est ce qui se passe quand le couple se laisse piéger par la fascination absorbante ou rejetante que peut exercer sur lui un enfant, qu'il soit beau ou disgracié par la nature. Chacun cherche à combler son manque à être en protégeant son enfant, en l'exhibant, en s'en amusant, en le surcomblant, en le sursatisfaisant, afin qu'il ne risque pas de chercher ailleurs réponse au manque inhérent au désir. Sans lui, le couple ne tiendrait plus. Il est pour chacun le leurre du phallus. Or, chez l'enfant, qu'on le reconnaisse ou pas, le sujet est toujours là, nous ne savons où, dès la conception ; et, puisqu'il y a sujet, il y a désir d'articulation vitale au Ça, à l'ensemble des pulsions découlant du capital génétique, qui est représenté par le corps présent : c'est le fondement même de la possibilité d'un traitement psychanalytique ; on peut même dire que c'est l'article de foi préalable, conscient ou pas, pour tout psychothérapeute, sans quoi il ne pourrait faire ce métier. Le sujet est là, on ne sait où, mais puisqu'il y a corps, il y a un sujet. S'il est dans l'impossibilité de s'exprimer dans son corps, c'est cela qui suscite le travail de la psychothérapie. Il s'agit de remonter l'histoire de ce mal-vivant, afin d'aider le sujet à retrouver le chemin parcouru pour communiquer avec nous un désir bien à lui, à travers son schéma corporel, par une image du corps qui n'a pas évolué mais qui est demeurée narcissiquement resuscitable.

Or, ce désir ne peut parfois ni se manifester ni même être imaginable par l'enfant. Il arrive que l'enfant soit, dans sa personne, totalement, comme un nounours, comme une poupée, l'objet partiel d'un adulte tutélaire. Et pourtant, il y a quelque part un sujet qui a un désir propre, voilé, mais qui guette dans ses pulsions passives le moment où il sera trouvé par quelqu'un ; ou c'est un sujet qui, masqué d'indifférence prudentielle, à cause d'un état phobique envahissant, est animé de pulsions actives, et désire communiquer à travers elles avec quelqu'un qui accepte d'être totalement passif en sa présence, et disponible. C'est cela, cette disponibilité à la rencontre avec les pulsions les plus archaïques d'un être humain, qui est le propre du transfert *a priori* du psychanalyste. Surtout du psychanalyste d'enfants. Il y a, parfois, des preuves liminaires du désir de sujet, des phonèmes qu'il se risque à émettre, qui ne sont pas encore des cris ni des sourires, donc pas dans un code connu, ni même des phonèmes proches auditivement de ceux de la langue maternelle, mais qui sont peut-être, tels des cris imités de bruits de la nature, des signes qui, pour lui, ont un sens, pour s'être élaborés et croisés, du fait de la fonction symbolique, avec des sensations de sa vie viscérale, dans ses moments de solitude. Ainsi, des bruits de voiture, des bruits de sirènes, des coups donnés par des ouvriers, ou les maçons qu'il entend, et qui, pour lui, à cause de ce que ces perceptions du monde extérieur se croisent à la perception de son corps en tension de besoins ou en fantasmes de désirs, en deviennent les signifiants impossibles à décoder. Ces signifiants sonores, gestuels, devenus symptômes compulsifs, savoir déjà qu'ils ont un sens humain que nous ne saisissons pas et le lui dire, c'est indispensable. Ces signifiants valables pour lui tout seul, je crois qu'il ne sait même pas pourquoi il les a choisis, et puis, à force de les répéter, il les donne comme des signifiants. Ne deviennent-ils pas magiquement conjuratoires, nécessaires pour retenir l'enfant dans la réalité par une articulation éphémère d'une perception venue du monde extérieur à ce qui y reste attaché, soit : des bribes de fantasmes. La fonction symbolique, qui ne relie plus ces sujets au monde des parlants, les relie tout de même au monde cosmique, à la nature, aux objets qui les entourent. Ces enfants sont très isolés, on les dit bizarres, retardés de parole; en réalité, ils sont en pré-psychose, qui s'aggrave si on les laisse dans leur isolement. Ce sont des ratés de l'éducation de douze à trente mois, la phase anale, motrice et éthique. C'est au cours de cette période, en effet, que d'une manière constante, les familles se heurtent aux plus grandes difficultés éducatives. Au début, l'enfant est inhibé dans son désir, ou on le laisse en vrac le satisfaire, selon que les parents sont exigeants ou inattentifs; c'est donc leur comportement à l'égard de l'enfant qui est décisif, mais, secondairement, c'est lui qui n'est plus en contact avec eux et, seuls, ils ne peuvent plus rien pour l'aider. Après quelques expériences maladroites, après quelques échecs rencontrés en tentant de faire «comme les grands» qui sont autour de lui, le même enfant peut se trouver réconcilié avec lui-même grâce à des paroles qui lui sont dites de façon généreuse par des parents qui ont compris, avec l'aide de quelqu'un (un psychanalyste) à qui ils ont parlé, ce qui a conduit leur enfant à l'isolement. Parfois aussi, les parents, même aidés, ne suffisent plus. Le contact est définitivement rompu et il faut vraiment une cure personnelle de l'enfant, qui est longue et n'est possible que si l'enfant est angoissé, ce qui n'est pas toujours le cas. Ce « Martien », comme disent ses parents, se satisfait parfois de sa vie imaginaire.

La structure d'un enfant dit psychotique.

Les trois images du corps : de base, fonctionnelle et érogène, qui, en s'articulant à chaque instant les unes aux autres, font la cohésion d'un être humain qui conserve son narcissisme, peuvent avoir été « carambolées » ; au lieu qu'elles conservent des valeurs éthiques humaines comme celles que l'enfant devait avoir acquises après le sevrage, et celles qui sont à découvrir au cours de la castration anale, l'enfant peut alors ignorer ou inverser de telles valeurs éthiques. Il obéit à l'éthique de fantasmes archaïques tout à fait inadéquats non seulement à son actuel schéma corporel[1], mais dysphoriques par rapport à l'image du corps qui correspond à la grande majorité des enfants de son âge. Par exemple, il a un strabisme double, ou encore il cherche à toucher, voire prendre, avec le dos de la main, ou seulement avec la bouche, ou encore, quand il désire marcher, au lieu qu'il ouvre la fente qui permet d'avancer un pied devant l'autre, ses pieds se croisent, il ne peut donc plus marcher, il faut le porter. J'ai donné de ces exemples dans d'autres écrits, et tout le monde en connaît dans la clinique infantile. L'enfant voudrait grandir, ses parents le désirent aussi, ils l'expriment, mais, à chaque manifestation de ses pulsions libidinales, au jour le jour nouvelles, leur parole vise à interdire, à freiner, ou même, pire, à dévaloriser son désir. Leurs gestes ou leurs dires viennent barrer ses initiatives, que ce soit celle, au minimum, de mettre ses mains dans sa bouche, ou de mettre ses mains à son sexe, ce qui est déjà quelque chose pour un enfant qui ne faisait rien jusque-là.

1. Voir le cas de Pierre, p. 246.

Il en résulte que le sujet enfant est amené à s'intégrer, à se structurer, dans une image narcissique qui ne le promotionne plus dans l'acquisition des potentialités de son schéma corporel (lesquelles lui permettraient d'acquérir une autonomie motrice) parce que cette acquisition risquerait de le brouiller avec l'instance tutélaire. Ce qu'il est important de comprendre, c'est que le changement d'attitude éducatrice (si, par exemple, les parents inquiets du retard psychomoteur de leur enfant font un travail psychanalytique) n'empêche pas l'enfant de rester dans son habitus retardé. Se découvrir libre de ses mouvements est devenu dangereux pour lui, même s'il y est à présent autorisé, parce qu'il se trouve que l'être humain bébé, et petit enfant surtout, introjecte l'image des adultes qui se sont occupés de lui, surtout s'il est précoce et intelligent, comme si ces adultes étaient la présentification de lui-même, futur parlant, maître de lui, vivant végétatif et vivant animé. Structure inconsciente intuitive. Avant la castration primaire, le processus d'intégration de l'autre comme un soi-même sachant se reçoit de tous ceux qui sont plus grands et plus forts, des deux sexes. Après la castration primaire, cette intégration se fait au profit des images des autres, aînés et adultes, du même sexe que l'enfant, si la castration primaire a été bien faite ; et de l'autre sexe si, au contraire, la castration l'a dénarcissisé dans son sexe, au lieu de le narcissiser. Ou bien encore l'enfant vit comme s'il ne voulait rien savoir de son sexe, et il peut alors régresser au seul fonctionnement urétro-anal (encoprésie), comme expression associée à son périnée. Nous avons vu le problème au moment de la castration primaire. Il s'ensuit parfois, avec le temps, des expériences dangereuses pour l'enfant et les autres ; car le désir, avant de se laisser totalement refouler, inverser ou neutraliser quant à l'avenir génital - lequel est effectivement en question concernant les choses de la vie et son principe «croître et multiplier» (dans la mesure du possible) -, ce désir s'accumule à force d'être contré. Les pulsions de vie, agressives, actives et passives, se renforcent. Des actes inconscients, irréfléchis, imprévisibles, impulsifs, surgissent : pour échapper au statut mortifère d'objet, l'enfant, réprimé dans son agir, trop passif d'abord, puis instable, devient l'enfant catastrophe, «graine de délinquant», dit-on, mordeur, violent, prédateur, démolisseur[1], terreur des jardins publics et des magasins. La réaction des parents, coercitive autant qu'anxieuse, constamment en alerte, lui confirme au jour le jour que c'est comme objet, comme chose appartenant à ses parents, qu'il lui faut demeurer de plus en plus ; à défaut d'amour et de caresses que son comportement rend impossibles à prodiguer, et aussi parce que toute douceur et tendresse exaspèrent son sadisme inconscient, il semble s'ingénier à provoquer les adultes, à réagir pour que quelque chose se passe, pour ne pas se retrouver dans un désert relationnel, en butte à ses seules pulsions actives ou passives. Les instances tutélaires, les éducateurs, la mère, le père, peuvent être considérés comme inconsciemment mutilateurs, frustrateurs, de cet enfant, secondairement bourreaux d'enfants. Dans certains cas, ces parents-là, et même d'autres au départ plus tolérants, ne peuvent pas réparer les dégâts d'une castration non donnée à temps et avec amour. Le pré-Moi de l'enfant n'est plus apprivoisable par un être humain qui l'aimerait et qu'il aimerait, un être humain sainement éducateur, qui permettrait l'utilisation et la symbolisation licites des pulsions interdites.

De tels enfants, ainsi élevés, barrés à tout désir, et introjectant l'interdiction de désirer, tombent souvent dans des accidents psychosomatiques et deviennent malades, proies d'autres créatures, les microbes, qui sont prêts à s'occuper du corps de celui qui ne s'assume plus, ou de certains organes de ce corps, mal vitalisés. Si leur corps résiste, ils deviennent des enfants dangereusement caractériels. Leurs nuits sont pleines de cauchemars ou d'insomnies, parce que, même dans l'imaginaire, les interdits surgissent en une fabulation où se satisfont des désirs transgresseurs que les parents introjectés empêchent ou disqualifient. Quant à son sommeil vigile, l'enfant y est dans une guerre continuelle sans merci avec son désir et les contra-

1. Voire incendiaire.

dictions éthiques de son image du corps, demeurées ou redevenues non castrées.

Je n'essaierai pas de dresser ici le catalogue de tous les cas où une telle expérience profondément distordante du narcissisme humain se produit à la période du développement neuro-musculaire terminal de la moelle épinière, c'est-à-dire entre vingt-quatre et trente-six ou quarante mois, entre deux ans et quatre ans. Je dois préciser que c'est toujours dans les ratages inconscients de l'éducation, au cours des affrontements entre la libido de l'enfant et celle de ses adultes éducateurs, avec la meilleure bonne volonté consciente de part et d'autre, que s'originent ces graves perturbations futures, sexuelles et psychosociales, fixations perverses ou processus psychotisants. Dans beaucoup d'éducations, il existe des moments d'éducation ratée. Ils se ventilent, heureusement, pour la plupart, par des troubles de santé (psychosomatiques) qui font diversion, et permettent, grâce à un temps de régression, le redépart. Mais quand le corps ne paie pas sa dette à la loi de la castration symboligène, les ratages s'inscrivent dans l'habitus psychosocial, et ce sont eux qu'on retrouve, chez ceux qui ont plus tard le courage de faire une psychanalyse, rendue très difficile chez l'adolescent et l'adulte physiquement sain, mais souffrant d'une désadaptation qui ne permet ni amour ni création.

Le caractériel. La pré-psychose.

Que le narcissisme de l'image du corps de l'enfant se trouve désolidarisé du schéma corporel de son âge physiologique, c'est notamment le cas lorsque le désir libidinal oral de prendre, de savoir, de comprendre, et le désir anal de faire, d'agir, d'expérimenter, éveillent chez l'instance tutélaire une réaction tellement érotisée ou tellement refoulée (dans l'inconscient, cela revient au même) que la mère est prise d'une angoisse irrépressible, associée à une réaction expressive plus ou moins contrôlée : « Attention ! » dont l'enfant perçoit toujours le non-dit. Si elle réagit à son angoisse par une culpabilité Surmoïque - qui remonte pour elle à l'époque de son enfance -, cette culpabilité s'exprime par des regards de mépris, des attitudes hostiles ou des mots de blâme et de rupture d'amour, qu'elle croit éducatifs. L'enfant n'a même plus possibilité de recours à ce fantasme de plaisir archaïque : être consolé par elle de son épreuve, se réconcilier avec lui-même en s'identifiant par introjection à la mère accueillante pour le bébé encore impuissant et qu'elle savait rasséréner. Puisqu'elle ne l'*aime* plus, et il la croit, et elle a à ses yeux raison (puisqu'il ne peut pas ne pas se juger avec ses yeux à elle), c'est que simplement elle le *désire* et, si elle ne le *désire* plus, c'est qu'elle a *besoin* de lui. Elle lui donne encore à manger, mais on le fait bien au chien. Il ne peut pas s'en sortir. Il est alors soumis à l'introjection d'émois insolites, sans représentations, ou parfois avec, comme seule représentation associée au sujet, son prénom, vocalisé agressivement, parfois aussi son patronyme, le nom de famille du père (de la mère, si c'est une mère célibataire), à quoi sa mère l'associe lorsqu'elle n'est pas contente de lui, en tant que son bébé à elle toute seule : « Tu es bien (le fils) Untel, ou (la fille) Untel. » Son prénom, prononcé sévèrement, et le patronyme Untel qui y est ajouté, sont pour l'enfant qui s'entend ainsi blâmé, rejeté, le signe de son émoi le plus dépressif. Surgissent alors dans l'inconscient les effets des pulsions de mort, qui investissent telle ou telle zone fonctionnelle ou zone érogène de son corps en tout ou partie, et c'est ce qui provoque, par exemple, l'anorexie, les vomissements, l'encoprésie, l'énurésie, l'insomnie. On entend des mères et des pères croire qu'il sont visés, comme s'il s'agissait de rétorsions oppositionnelles de l'enfant qu'ils veulent dresser[69]. Plus il montre de tels symptômes, plus ils veulent le dresser, et c'est une dramatique situation libidinale pervertie, entre des humains qui ne peuvent plus que se détruire. L'enfant perd même la sensibilité de

1. Qui ne reconnaîtrait ces propos de toute mère : « Il (ou elle) *m'*a fait la diarrhée, il (ou elle) *m'*a fait la coqueluche », alors que les pères disent plutôt : « Il (ou elle) m'en fait voir, me provoque. Je ne me laisserai pas faire par *ton* fils ou *ta* fille. Il (ou elle) se paie ma tête » ? Les mères subissent, les pères se sentent provoqués.

ses sensations sphinctériennes distinctes, de ses sensations de transit, il est totalement livré aux pulsions de mort, parce que est alertée son image de base, la plus fondamentale, qui est associée à la mère, dont j'ai dit qu'elle est à la fois la vie et la mort. Si la mère n'a plus aucune caractéristique de vie pour l'esprit et pour le cœur, alors, pour le corps qui ne peut vivre sans esprit et sans cœur, elle devient la mort qui vient, ou même la mort espérée ; et la mort-mère sera sa référence anti-existentielle et existentielle à la fois. Sans compter que le signifiant « mort » en français, mort, mourir, mort, mordre, s'inscrit dans l'image du corps : ces enfants, advenus à la limite du vivant et qui sont des sujets extrêmement intelligents, ne peuvent plus avaler, ne peuvent plus mâcher : leur anorexie, qui est un manque généralisé du désir d'aimer, du désir de désirer, du désir d'échanger, est très particulière et psychotique. En même temps, il est rare que leur gosier sache encore boire. Lorsqu'on veut les aider à boire, tout coule autour, ils ont perdu les repères de la relation de la zone (érogène et fonctionnelle) orale d'avalement. La vie, c'est la mort... Et pourtant, sans témoin humain, l'enfant peut encore prendre des repas solitaires et manger parfois à même la terre, parce que ce mode de fonctionnement squeletto-musculaire est associé par lui à celui de petits animaux domestiques qui échappent aux interdits que, dans son corps, lui, a introjectés. Ces comportements bizarres d'enfants en grande difficulté dits pré-psychotiques ne sont pas des caprices. En revanche, beaucoup d'enfants ont de fugaces caprices de ce genre qui ne s'installent pas. Tous les enfants psychotiques entrent ainsi dans un état chronique qui peut avoir été traversé, quelques heures, quelques jours, quelques minutes, par un enfant qui s'en est sorti et qui, par le moyen d'attitudes bizarres passagères du corps, disait quelque chose qui ne pouvait pas s'exprimer autrement. Mais l'enfant psychotique, lui, ne peut pas en ressortir. Il est piégé dans des pulsions qui, chez ceux qui se développent sainement, ne se sont manifestées qu'une fois, que ce soient des pulsions insolites provoquées par un fantasme ou un événement réel, ou des pulsions agressives contre l'instance tutélaire. Chez l'enfant qui devient psychotique, il est très rare qu'on en reste là. En général, des pulsions de mort du sujet de désir sont localisées dans ses zones érogènes, et la seule façon de lutter contre l'angoisse de sa relation à ses parents d'aujourd'hui, c'est de se réfugier dans le souvenir de ses parents d'hier, d'un lui-même archaïque. On pourrait dire qu'il s'agit ici encore d'un processus d'autisme, d'un déphasage par rapport au reste du train de vie relationnelle actuel, de son image existentielle ; d'où le retour à certaines composantes de l'image du corps de l'enfant qui ne peut demeurer constamment focalisée dans son schéma corporel d'aujourd'hui, et y faire correspondre la manifestation de ses désirs de sujet.

L'image du corps, langage passif et actif des pulsions de son désir incarnées, fait que le sujet conserve la conviction narcissisante d'un schéma corporel antérieur à celui d'aujourd'hui, où ses pulsions s'exprimaient autrement, par exemple celui qu'il avait avant quinze, dix, neuf, sept mois. Les pulsions de mort règnent sur le reste du schéma corporel actuel, qui est comme interdit de conscience ; l'image antérieure respiratoire, circulatoire, le transit digestif, peuvent seuls continuer d'exister comme non interdits. L'enfant se sent comme possédé par des ennemis en place dans son corps, qu'il ne sait pas maîtriser. Il voudrait exprimer ce qui se passe en lui, mais cela se heurte à l'absence de mots pour l'exprimer, l'absence même de mimiques ; car ses désirs se réfléchissent pour lui sur une non-manifestation humanisée de vie chez l'adulte tutélaire. Si bien qu'en retour la vie de l'adulte est un corollaire de l'inexprimable de sa vie à lui. Et, comme l'image du corps est à chaque instant triple, le sujet disjoint une des composantes de cette triple image, soit l'érogène, soit la fonctionnelle, soit, plus gravement pour la santé ou pour l'angoisse, l'image de base. Un malaise neuro-végétatif subit, ou une angoisse croissante non explicable, lui font provoquer sur lui-même un accident ; si l'image de base est touchée, il tombe durablement malade. L'image disjointe se dérobe au présent du sujet : lequel, pour ne pas être mutilé, ce qui se passe quand l'image de base est atteinte, et pour retrouver son narcissisme, régresse à une image du corps antérieure, une éthique archaïque du narcissisme, une éthique passive ou agressive. Cette dernière se manifeste par des colères clastiques, qui échappent à sa conscience, c'est d'ailleurs moins grave pour l'avenir du développement de l'enfant que des états stuporeux presque catatoniques[1], dus à la régression à une éthique passive.

Dans certains cas, l'enfant qui a connu auparavant une vitalité satisfaisante conserve, malgré des cauchemars, un bon sommeil, et, parce que de l'époque orale date une vitalité fantasmatique qui demeure et réapparaît dans les rêves, gardiens du sommeil et des fantasmes inconscients, on peut voir des pulsions de vie interdites de séjour dans le schéma corporel actuel tenter de retrouver leur focalisation, à défaut du schéma corporel actuel ou même antérieur qu'il ne peut pas retrouver, et se projeter, en s'y prêtant, dans le schéma corporel d'un autre corps[2]. Ce corps peut même n'être pas celui d'un être humain : c'est ainsi que l'enfant fantasme et fabule des scènes de jouissance, de plaisir et de danger. A un témoin de ces jeux, il peut paraître halluciné. Il ne l'est pas encore, mais il fabule des êtres étranges, puissants, menaçants, surtout quand le jour baisse : les objets de la réalité perdant à ce moment leurs contours, et la vie extérieure une partie de ses rythmes et de ses bruits humains, l'enfant peut se sentir coopérant subjugué d'une vie imaginaire dont il ne se sent plus le maître d'œuvre. Certains semblent avoir «décollé» de la réalité, leurs fantasmes peuvent être pris, et le sont parfois, pour des hallucinations; mais, en fait, chaque fois qu'on m'a envoyé des enfants dans cet état, ou qu'on m'a téléphoné à l'occasion de crises dramatiques pseudo-hallucinatoires chez tels d'entre eux, il s'est vérifié que, si quelqu'un leur parle très gentiment, calmement, en leur donnant à boire une nourriture qu'ils aimaient quand ils étaient tout petits, comme un bol de lait ou de cacao, ou un yaourt, et qu'on leur parle des images mêmes qui s'imposent

1. Voir le cas des deux poupées-fleurs, dans *Au jeu du désir, op. cit.*, le cas de Pierre (enfant fou) et de Léon, ci-dessous p. 246 et p. 288.
2. Ce processus demeure chez les artistes et les écrivains de romans, et sert de «matière première» à leur travail, œuvre de sublimation.

à eux et dont ils se sentent envahis, on peut les sortir du piège. Ils se détendent, du fait qu'ils sont compris sans faire peur, on peut leur expliquer qu'il n'y a pas de crocodile, de serpent, de robot, de lion, de loup, d'extraterrestre, de Martien : c'est eux qui les imaginent et la personne qui est là, avec eux, peut tout à fait rassurer ces romanciers d'humour noir, de science-fiction, ou ce Douanier Rousseau en herbe, plongés en plein milieu de la jungle. Il n'y a rien de mal, rien de mauvais ni d'inquiétant pour les autres à dire, à représenter, à mimer, ce qu'on imagine. Si un enfant tombé dans cet état rencontre des gens que cela angoisse au point de le faire consulter, de se séparer de lui pour le mettre en observation, ou de le mettre d'emblée en hôpital psychiatrique, il ne s'y retrouve pas. De même si l'on se moque de lui. Son corps, solidaire de son schéma corporel agressé par l'image érogène archaïque, subit un processus de morcellement, ses parties morcelées devenant l'objet de ces instances imaginaires qui sont ses seuls compagnons supposés. Alors, lesdites instances imaginaires ont des effets réels. Peuvent survenir des maladies d'organes (il y a toujours des germes infectieux prêts à investir le corps humain, quand une partie de son image fonctionnelle fait que le schéma corporel est touché d'inhibitions réactionnelles). Il peut aussi s'organiser des processus hallucinatoires sensoriels, viscéraux, du fait de l'épreuve qu'est la solitude où l'enfant est laissé, à cause de l'angoisse de son entourage.

Retenons que c'est lorsqu'une expérience de non-réponse de la mère à une manifestation du désir de l'enfant ne va pas jusqu'à mortifier l'image de base, mais provoque seulement la disjonction, vis-à-vis de celle-ci, de l'image érogène ou de l'image fonctionnelle, qu'un fantasme apparaît, le fantasme du lion, de l'homme noir, du méchant loup, de la sorcière, du diable qui, aux yeux de l'enfant, sont les alliés de l'instance tutélaire. Si non seulement la mère laisse crédibles ces fantasmes dont l'enfant est contaminé par d'autres enfants, mais qu'en plus, elle les utilise comme moyens de pression, pour faire peur et augmenter son pouvoir sur l'enfant, alors, on peut dire que l'éducation prépare chez cet homme ou cette femme une fragilité mentale et, dans une période ultérieure de difficultés et de sentiments d'impuissance, il y a risque de dérapage de la libido hors de la réalité dans des bouffées délirantes ou des hallucinations.

Dans le traitement des adolescents, des jeunes adultes que ceux-là seront, il est très important pour eux de retrouver le souvenir de ces premières manifestations, dues à la résistance du sujet, en époque de libido orale, à accepter une castration primaire donnée de façon ressentie comme sadique, ou une castration œdipienne mal faite, maladroite, dévalorisante pour le désir génital ; car c'est en reparlant de cette période-là que la période hallucinatoire de l'adolescent ou de l'adulte va prendre son sens, et laisser la place au désir de s'éprouver et se dire dans le transfert. Ce qui s'était traduit dans une affabulation pseudo-hallucinatoire se représente comme un moyen d'expression au désir de l'individu d'aujourd'hui, qui cherche, à travers les brisures de son image du corps et dans le transfert sur son analyste, à retrouver des expériences anciennes ou archaïques. Les pulsions génitales de l'adolescent ou de l'adulte s'expriment en partie dans une syntaxe fantasmatique et selon une éthique phallique anale ou phallique orale, passive anale ou passive orale. C'est cela qui conduit aux bouffées hallucinatoires. Les processus sont les mêmes dans le rapport du conscient et de l'inconscient chez les êtres humains qui vivent, dit-on, normalement et ceux qui sont terriblement malheureux et vivent de façon névrotique ou psychotique. La différence vient de ce qu'il s'agit, pour ceux qui peuvent tomber dans des états psychotiques et s'y piéger, de situations d'économie libidinale non homogène ; et, pour les cas de névrose, d'enclaves qui, chroniquement, jouent de façon à inhiber certains types de pulsions, et font ressurgir les images du corps archaïques, associées à des relations intersubjectives antérieures[1], et qui se réactualisent dans le processus du travail de la cure grâce au transfert. C'est pour cela que l'analyse fine de telles situations,

1. Cf. *Le Cas Dominique,* « C'est préhistorique ».

dont l'enfant se construit au cours de son développement, est très importante pour la psychanalyse des adultes.

C'est lorsque le fantasme ne peut pas aboutir dans la veille à une imagination claire, exprimée en jeux ou verbalement, qu'au cours du sommeil, il prend la forme de rêves, cauchemars, ou, au contraire, rêves de satisfaction, satisfaction de tuer, par exemple, de tuer les êtres tutélaires dans des objets dangereux anthropomorphisés ou des animaux néfastes. Tout ceci est favorisé par le sur-investissement de l'image fonctionnelle végétative qu'implique le sommeil. Cette image fonctionnelle que je dis végétative concerne ce qu'il en est de la vie des organes et de ce qui est subi dans le corps, par opposition à la vie animale qui correspond à l'activité squeletto-musculaire, à l'activité du corps animé dans le schéma corporel en ce qu'il est maîtrisable par une volonté, soit extérieure, soit celle du sujet. La prévalence possible de l'image fonctionnelle végétative, originée dans l'époque orale du pré-sevrage, se produit dans le rêve ; dans le somnambulisme, c'est l'image fonctionnelle animale de l'époque anale d'avant l'interdit de nuisance (ou d'avant la connaissance de cet interdit) qui est en jeu.

Encore une fois, c'est grâce à l'universalité de tels processus que la psychanalyse est possible, du fait qu'il y a régression des pulsions dans des fabulations verbalisées ou mimées, dans les jeux, les associations libres, au sein du transfert en séance de psychothérapie, et dans les pensées se rapportant au psychanalyste. L'expression de l'enfant, qui utilise sa libido dans la relation transférentielle, permet un travail de retour du refoulé, sans que la régression soit agie dans le corps ou exprimée dans la réalité sociale. Le thérapeute, par sa présence et parce qu'il accepte les fantasmes, sans les valoriser, mais en en cherchant l'origine dans le vécu historique, depuis le plus récent jusqu'au passé remontant à l'enfance de son patient, ramène ces dires et ces images à des affects qui sont revécus dans le transfert. Ces affects de l'époque passée, lorsqu'elle a été traumatique et anxiogène, s'expriment, ici et maintenant, en éléments idéatifs, émotionnels et relationnels, réactualisés vis-à-vis du psychanalyste. Inconsciemment remémorés, souvent déformés, ils ramènent dans la séance, du temps passé et d'espaces autres, des émois et des expressions datant de cette époque de la relation de l'enfant aux autres. Le fruit d'une castration non faite peut être donné tardivement, dans la discrimination que fait le patient, en analyse, à l'écoute de sa parole, entre l'imaginaire et la réalité. Les événements qui ont accompagné la castration non faite sont revécus vis-à-vis du psychanalyste qui leur permet, par son écoute, de n'être que verbalisés, sans jugement autre que touchant leur inadéquation à la réalité de la relation supposée du psychanalyste à lui ou elle (son patient ou sa patiente).

Pour donner ici une illustration de tout ce que je viens de dire, je vais l'éclairer par un cas. Le lecteur comprendra beaucoup mieux ce que j'ai voulu dire pendant toutes ces pages où, je l'avoue, l'exposé du travail avec les images du corps peut paraître très compliqué.

Cas de Léon.

Léon a été amené au dispensaire par sa mère sur le conseil de l'école et du médecin qui, après un certain nombre d'examens, ne trouvait à son habitus bizarre aucune raison neurologique. Léon présente une déambulation très particulière, il semble ne pas pouvoir se porter, c'est un grand garçon de huit ans, mou, un peu épais, aux tissus sous-cutanés encore un peu infiltrés, comme ceux d'un enfant plus jeune.

Je le vois entrer dans la salle de consultation et, depuis la porte, longer le mur en s'y appuyant, puis, pour venir s'asseoir, tendre une main, s'appuyer sur la table et s'affaler sur la chaise. Il s'affale ensuite sur la table, bras, coudes et thorax appuyés, comme s'il ne pouvait pas, assis, porter son tronc vertical sur le siège. Il marche toujours ainsi, en s'accrochant à tous les meubles ou aux murs, dans la rue à un adulte ou à un camarade d'école, un peu comme un bébé qui commence à se tenir debout et ne peut pas encore traverser un espace sans appui auxiliaire. L'école a conseillé à la mère de le conduire dans le Centre où je consulte, parce qu'il ne peut pas suivre la classe, qu'il ne peut pas jouer avec les autres. Il n'a, par ailleurs, aucun trouble du caractère. Dans son groupe d'âge, il est sans ennemis, on l'aide même à se déplacer, il ne gêne pas. A la maison, on l'aime. C'est un enfant presque totalement passif.

Les tests, dont les résultats me sont communiqués, lui octroient un quotient intellectuel de 63. Il a un visage sans mimiques, des yeux ronds, peu mobiles, sans expression, la bouche toujours entrouverte. Il ne vit qu'assis, affalé. La mère dit qu'il a une voix juste depuis sa toute petite enfance, il module toutes les chansons, mais sans dire les paroles, toutes les chansons qu'il entend à la radio. Il parle avec un *tempo* très curieux, scandant les mots et séparant les syllabes sur un rythme très lent, sur un ton monocorde. En réponse à mes questions concernant ce parler (dont la mère n'avait pas remarqué la bizarrerie), elle confirme que c'est la façon qu'il a toujours eue de parler depuis sa toute petite enfance. Sa sœur, qui a deux ans et demi de moins que lui, a la langue bien pendue; depuis sa petite enfance, elle est très délurée, et les deux enfants s'entendent fort bien, quoique fort différents.

Le mari (que je ne pus connaître) parle, dit-elle, le français avec un très fort accent : il est polonais d'origine. Elle-même parle à un rythme tout à fait normal, avec une voix modulée, agréable. Je m'étonne que Léon puisse moduler avec son larynx des chansons, mais non pas moduler les phonèmes. Je dis que Léon me paraît musicien. Sa mère me répond qu'il a, en effet, été remarqué par un professeur qui, l'ayant entendu chanter et connaissant ses échecs scolaires, a proposé de lui enseigner le piano. Il s'en occupe depuis quelques mois. Une lettre de ce professeur, jointe au dossier, relate que l'enfant se montre très doué et que, contrairement au style habituel de sa motricité corporelle, lorsqu'il est au piano, à condition qu'il soit assis, appuyé à un dossier, ses mains et ses doigts sont très agiles. Léon a des dons de virtuose, selon cet homme, et c'est pourquoi il s'y intéresse. Il a conseillé aux parents de consulter. La fatigabilité de Léon oblige son professeur à lui soutenir les bras sous les coudes, ou les épaules sous les aisselles. L'effort musculaire des épaules est aussi difficile pour le garçon que l'effort de la marche. Par contre, il se sert très bien des pédales du piano, munies d'un prolongateur et ainsi mises au niveau de ses pieds. Le professeur de Léon, quand celui-ci joue du piano, le tient donc sous les aisselles, et les doigts de l'enfant sont alors d'une agilité remarquable.

C'est ce professeur de piano qui a alerté les parents, leur conseillant de conduire Léon à un spécialiste de la motricité. A l'hôpital d'enfants où il a été pris quelques jours en observation et sérieusement examiné, la conclusion diagnostique, c'est qu'il n'y a rien de neurologique. Le médecin a parlé aux parents d'un élément supplémentaire, d'une apathie générale et d'une débilité mentale et scolaire de leur enfant. J'apprendrai plus tard que ce médecin a fait allusion au mot «psychothérapie» sans que la mère y prête attention. Sur l'avis du spécialiste, l'école, après confirmation de la débilité au test par le Q.I., a conseillé à la mère de placer Léon en internat médico-pédagogique. La mère s'en dit fort ennuyée, car il est attaché à ses parents et à sa petite sœur, il aime beaucoup le piano, prend presque quotidiennement une leçon, le professeur vivant dans le même immeuble que la famille, et elle estime que tout cela lui manquerait en internat. C'est pourquoi elle est venue au Centre indiqué par le professeur de piano et accepte volontiers le principe d'une psychothérapie, recours que ce Centre, récemment ouvert à Paris, rend possible. L'enfant accepte, lui aussi, de venir régulièrement me voir, si cela peut lui éviter d'aller en internat et lui permettre de rester en famille, ou même éventuellement à son école.

Léon est suivi par le Centre de consultations depuis cinq à six mois lorsque je le vois. Il a été, dès le début, confié à une rééducatrice de la psychomotricité, avec qui il vient de terminer une vingtaine de séances. La rééducatrice s'est découragée ; car, loin de progresser, l'enfant paraît plus absent qu'avant, tant à elle qu'à la mère et à son entourage. La bonne volonté de Léon n'est pas en question, celle de sa mère non plus. Ils n'ont pas manqué une séance, malgré le travail de la mère et les difficultés de la circulation (nous sommes à Paris en pleine guerre). C'est alors que le directeur du Centre a pensé qu'on pourrait tenter une psychothérapie psychanalytique, puisque la rééducation avait échoué.

Nous avons donc le tableau d'un enfant aux rythmes ralentis pour la parole, pour la motricité, pour l'idéation et qui, cependant, chante juste, avec des rythmes digitaux et laryngés normaux. Qu'en est-il, de cette faiblesse neuro-musculaire, de ce besoin de soutien physique, d'appui pour son dos à un mur ou un dossier de siège ? Que signifie ce manque de tonus, d'origine non organique ? Qu'en est-il de cette impossibilité de lire et d'écrire chez un enfant de huit ans qui fait preuve, par ailleurs, d'une telle dextérité manuelle, mais exclusivement sur le clavier d'un piano ? Qu'en est-il de sa nullité en calcul, lui qui a intégré le solfège et sait donc jouer la musique en lisant (?) la transcription graphique des sons et des rythmes ?

Une lettre du professeur de piano auquel j'ai demandé, par l'intermédiaire de la mère et de l'enfant, qu'il me dise son impression actuelle sur ce dernier (sa première lettre datant de plus de dix mois et de l'époque de la consultation en hôpital général pour la motricité) m'apprend que Léon lit en effet parfaitement la musique des yeux, mais ne peut pas nommer les notes qu'il lit. La preuve qu'il lit les notes et a assimilé le solfège, c'est que cette lecture se transmet immédiatement à ses doigts. Lui, si lent, déchiffre très facilement un morceau de musique qu'il ne connaît pas, et le joue dans le *tempo.* La lettre confirme que Léon est exceptionnellement doué pour un enfant de huit ans et qu'il pourrait même être dit virtuose, s'il n'était pas infirme. Le professeur ajoute que, vivant dans l'immeuble depuis longtemps, il connaît bien les parents dont l'atelier est au rez-de-chaussée, ce sont de braves et honnêtes gens, et que l'enfant l'intéresse. Léon lui a parlé de moi, et dit qu'il avait confiance.

Il s'agit donc d'un cas complexe. Je pense que, quand l'école le dit incapable de lire, ce ne peut être vrai, puisque, bien que ne pouvant prononcer les notes, il les lit très vite. Ce doit être la même chose pour les lettres, que ses yeux sauraient fort bien lire, sans qu'il puisse prononcer les phonèmes au fil de sa lecture.

Le caractère de Léon est doux ; et c'est encore, aux yeux de sa mère, une contre-indication pour le mettre dans une école spécialisée où, elle le sait et c'est exact, il y a beaucoup d'enfants caractériels. A l'école, et dans la vie courante, les enfants ne s'attaquent jamais à lui. On l'aide parfois, dit la maîtresse, et dit sa sœur ; mais, dans un internat, avec des enfants difficiles... ?

Par les questions que je pose à la mère sur les débuts de la motricité de Léon, j'apprends que, très tôt, il s'est assis dans son berceau, que, très tôt, il aurait voulu sucer son pouce, mais qu'elle l'en a empêché, en accrochant par des épingles de nourrice ses manches à son vêtement ; et que, dès qu'il a pu s'asseoir, elle l'a assis dans une chaise de bébé haute. Il y restait sagement des heures et des demi-journées entières, à la hauteur de la table de travail des parents qui faisaient de la couture dans un atelier de confection de type familial. Il les regardait travailler en souriant. Plus tard, c'est sur son pot de chambre, à la fois pot de chambre et petit fauteuil bas, qu'elle l'a assis, fauteuil auquel il était retenu par une large ceinture. Et c'est la petite sœur qui a pris sa place dans la chaise haute. Quand il devait faire ses besoins, on déceinturait l'enfant, on retirait une planchette, c'était un fauteuil à siège percé, très commode pour lui qui a marché si tard. « Il ne nous quittait pas, ne nous a jamais gênés. » Léon a ainsi vécu assis, ficelé, sans rien faire de ses mains, à regarder travailler père, mère et leurs collègues, pendant trois ans. Mais lorsque, Léon ayant trois ans et demi et ayant commencé d'aller à la maternelle à mi-temps, on a voulu mettre la fille sur un petit fauteuil percé, semblable à celui de son frère, elle a refusé en s'arc-boutant en arrière et en criant tellement que sa mère a dû renoncer pour elle à ce système de contention, et la laisser sur un tapis par terre, la fillette refusant à présent aussi de rester dans sa chaise haute. Ce n'est qu'à ce moment-là qu'elle a libéré du même coup le pauvre Léon de son siège habituel. Jamais Léon n'avait marché à quatre pattes. Lorsqu'elle l'a libéré de ce siège, sur lequel il était ficelé à la maison, il est resté assis, appuyé contre un mur. Parfois, pour aller vers sa sœur, il se traînait sur son derrière et, lorsqu'il se levait, il s'accrochait à un meuble. Il a commencé à marcher vraiment, comme je l'ai vu faire, en même temps que sa petite sœur, c'est-à-dire quand elle avait quatorze mois et lui plus de trois ans et demi. La mère pensait, confirmée par le dire de ses collègues d'atelier, que la fréquentation des autres enfants à l'école lui serait bonne, et elle a tenté l'expérience à Pâques 1939, Léon avait cinq ans. Les événements de la guerre ont interrompu l'expérience. Tout le monde a évacué Paris et la mère elle-même s'est repliée en Bretagne chez la grand-mère maternelle.

Au cours des séances de psychomotricité, Léon a chaque fois dessiné, toujours la même chose, au trait noir : une maison carrée avec un toit à peu près trapézoïdal, des fenêtres sans croisées, vides, une cheminée qui ne fume pas et une porte. Entre la maison et le haut de la page, il y a une espèce de « n » très étalé, c'est « le ciel ». Le bas de la maison coïncide avec le bas de la feuille de papier, donc n'est pas souligné par un trait, qui eût délimité son implantation sur le sol. Ces dessins stéréotypés se trouvaient dans le dossier contenant l'observation de Léon que l'on m'a communiquée. La mère dit qu'il n'a jamais fait d'autres dessins à la maison. Sa sœur dessine, Léon non. Il n'a jamais utilisé la couleur, alors qu'au Centre il a eu chaque fois des crayons de couleur à sa disposition.

Nous commençons le traitement. Les premières séances sont très pauvres en paroles et en agissements. Je vois la mère avant le garçon, mais en sa présence, puis le garçon seul. A chaque séance, il apporte le même dessin, fait pendant qu'il attendait ou refait pendant que je parle à sa mère. Il répond aux questions que je lui pose concernant ce dessin par très peu de paroles, lentes, scandées, comme j'ai dit tout à l'heure, sans aucune expression mimique (le-toit-le-ciel-la-porte). Je ne puis pas, d'après son habitus, me rendre compte s'il s'intéresse à sa psychothérapie ; pourtant, dit la mère, il lui rappelle toujours le jour de la séance. La lettre de son professeur de piano, après quelques séances, me confirme son intérêt pour sa psychothérapie et son transfert sur moi. J'ai appris de la mère, au cours de ces séances, qu'elle est bretonne, que le père, d'origine polonaise, naturalisé français, est juif. Elle ne savait d'ailleurs pas, en se mariant, ce que «juif» voulait dire, et n'a rien compris à ce que son mari lui en disait, puisqu'il n'avait pas de religion. Tout cela se passait en 1934-1935, par là, elle avait dix-neuf ans. Elle l'a connu en se promenant un dimanche, avec son amie de village, placée comme elle à Paris. Elle était bonne à tout faire, logée, nourrie. Son mari avait quinze ans de plus qu'elle, c'est le premier homme qu'elle ait connu, elle était timide. Ils se sont mariés à l'église, par tradition pour elle, à Paris; sa mère est venue de Bretagne. Elle-même n'est pas pratiquante, mais se dit croyante, avec une dévotion pour Marie. Sa mère et ses copines d'enfance n'auraient pas compris, si elle ne s'était pas mariée à l'église. Son mari n'a pas de religion, mais il était content de lui faire plaisir. Les enfants ont été baptisés ensemble, quand Léon avait cinq ans, un été, en Bretagne, la première fois qu'elle est retournée chez sa mère après avoir quitté le pays (c'était l'été de l'Évacuation). Le père de Léon avait été, par lettre, d'accord avec ce baptême, mais, depuis, on n'en avait plus jamais parlé. De sa religion catholique bretonne, elle sait encore quelques cantiques en latin et en breton qu'elle aimait chanter à l'atelier, et dont Léon connaît bien les airs, mais ne prononce pas les paroles. Le couple s'entend très bien. Ils travaillent tous les deux dans ce même petit atelier familial de confection qui a accueilli son mari émigré de Pologne sept ou huit ans plus tôt. Elle est restée seule vivante d'une famille de cinq enfants, dont plusieurs sont morts en bas âge, les autres un peu plus tard, mais elle n'en a que de vagues souvenirs. Elle n'a pas passé le certificat d'études, elle n'en était pas capable, dit-elle. Elle a suivi un apprentissage de couture chez les bonnes sœurs en Bretagne. Ses parents étaient pauvres, c'est la raison pour laquelle elle est venue à Paris, d'abord placée comme bonne; puis, quand elle a connu son mari, il l'a fait engager à l'atelier où il travaillait. Une copine de Bretagne l'a logée un temps, puis elle s'est mariée, et, avec son mari, ils ont vécu ensemble, puis Léon est venu. C'est une famille très unie, la mère n'a jamais eu à gronder sévèrement ni à corriger ses enfants, et le père est très doux avec eux. Le père est très industrieux de ses mains. C'est lui qui a installé leur petit logement de banlieue, avec un potager attenant, dans lequel il cultive leurs légumes ; mais malgré l'intérêt qu'il porte à Léon, et Léon à son père, l'enfant est trop faible et trop fatigable pour aider son père au jardin. Il s'assied à le regarder.

La mère s'inquiète de l'avenir scolaire de Léon, elle est incapable de l'aider, n'ayant elle-même pas fait d'études et lisant assez lentement, dit-elle (je pensais, par-devers moi, que le parler scandé de Léon imite peut-être la façon de lire de sa mère). Quant au père, n'ayant pas fait d'études en français, il ne peut pas, lui non plus, aider son fils, il est seul émigré d'une famille restée en Pologne. La mère a vu des photos d'une sœur, qui a écrit très gentiment à son frère pour son mariage. La sœur de Léon, presque six ans, est déjà à l'école primaire, apprend très bien. Contrairement à Léon, elle ne sait pas chanter, mais elle est vive et adroite, et aide déjà bien sa mère à la maison et son père au jardin. J'apprends aussi que, lorsqu'en septembre 1939, la guerre a été déclarée, le père, naturalisé français, a été mobilisé ; les écoles de Paris venant toutes à fermer pour les classes primaires, la mère est partie en Bretagne chez ses parents. Là, Léon a dû fréquenter l'école, puisqu'il allait déjà un peu à la maternelle à Paris, où l'école était la porte à côté de l'atelier des parents.

En Bretagne, il a fréquenté d'une façon assez irrégulière l'école, il le fallait parce qu'il avait six ans ; mais l'école n'était pas tout près, et, avec sa manière de marcher, ça le fatiguait d'y aller, même accompagné par sa mère. Il n'y avait pas de cantine. Les enfants devaient rentrer chez eux à midi et repartir pour l'après-midi. Sa mère pense que cette première année scolaire manquée a handicapé Léon pour la suite. Après la défaite de 1940, le père, dont l'unité s'était repliée, a été démobilisé dans le Midi, et il est revenu à Paris où la mère l'a rejoint et où ils ont retrouvé tous deux du travail, malgré la disparition du patron de leur atelier et de certains autres ouvriers (pour la plupart des Juifs qui avaient quitté Paris et n'étaient pas, comme le père de Léon, revenus). Les Allemands étaient là, le père de Léon, qui aurait dû porter l'étoile jaune, s'y est refusé. C'est là qu'il a expliqué à nouveau à sa femme qu'il était citoyen français, qu'il avait été mobilisé, et qu'à cause de cela il pensait ne rien avoir à craindre, mais qu'il était juif, ce à quoi elle n'avait rien compris. Elle comprend seulement que les Allemands en ont contre les Juifs, parce que d'habitude ils sont riches - pourquoi s'en prendraient-ils à son mari qui ne l'est pas ? N'empêche que son mari a dû se cacher. Il reste travailler à la maison, elle continue, elle, à venir à l'atelier, dans le même local de confection où se sont regroupés quelques camarades français, non juifs et très gentils avec elle. C'est un travail très différent de ce qu'on faisait avant la guerre : des retouches, jamais du neuf, par manque de tissus. A son mari qui se cache, elle porte des vêtements à retourner qu'elle ramène à l'atelier, le travail fini. Elle me dit aussi, sa confiance étant totale en ma personne, que son mari a creusé un trou dans le jardin et que, camouflé par des branchages, il y dort la nuit, car les Allemands sont venus déjà arrêter des Juifs dans le voisinage et viennent toujours la nuit ou au petit matin.

Dans la journée, son mari travaille à la maison, elle part le matin, avec les enfants qui vont à l'école à côté de son atelier, ils reviennent à quatre heures et demie, et c'est là, dans cet immeuble où se trouve l'atelier, qu'habite le professeur de piano qui a entendu chanter Léon et qui, presque journellement maintenant, lui donne une leçon, en échange de quoi il ne demande pas à être payé, mais l'atelier travaille pour lui et, parfois, elle peut lui donner de la farine ou du beurre du marché noir, apportés de banlieue par l'un ou l'autre de l'atelier. La mère me raconta aussi qu'elle a une « manie » : c'est de faire venir ses enfants dans son lit le matin du dimanche, les autres jours on n'a pas le temps. Et, pendant que le père prépare le petit déjeuner, elle se met à quatre pattes, la tête sortie des draps, avec ses deux enfants sous elle, et joue ainsi, en jappant, à être la maman chien avec ses chiots. Ce jeu a été inauguré en Bretagne : sa mère à elle, veuve, y vivait seule avec une chienne qui avait eu des petits. Et elle, s'amusant avec les enfants, a inauguré ce jeu qui est le moment de bonheur de la semaine pour toute la famille. Le père rit de les voir ainsi s'amuser, et elle n'y voit aucun mal. Elle parle de son époux comme une petite fille parle d'une grande personne de sexe neutre. Elle dit avoir été très sauvage lorsqu'elle a connu son mari, timide avec les garçons et peu loquace avec les filles, connaissant seulement une compagne de son village natal, placée comme elle ; et ce jusqu'à son mariage, où son mari est devenu tout pour elle. Elle s'entend très bien avec ses camarades d'atelier, ils sont pour elle comme une seconde famille.

Pour les rapports sexuels, ils lui sont indifférents, ce qu'elle aime, c'est d'être câlinée, de se serrer contre son mari si gentil avec elle. Ses grossesses se sont bien passées, elle a allaité ses enfants complètement, presque un an, comme c'était l'usage en Bretagne, et, toujours, elle les emmenait partout avec elle, jusqu'à ce qu'ils soient trop lourds pour être portés ; ensuite, en poussette.

Au cours des deux premières séances, Léon me paraît hébété et muet, ou presque, en face de son dessin. Si je lui pose quelques questions sur ce dessin, ou sur ce que sa mère m'a dit devant lui et qui le concerne, il ne répond pas. Et ce n'est qu'à la quatrième séance que je comprends ce qui se passe. J'aurais pu comprendre dès la troisième, mais je n'ai compris qu'à la quatrième, et encore plus clairement à la cinquième : en fait, Léon répond huit jours après, en arrivant à la séance, aux questions que je lui ai posées huit jours avant. Quand j'ai compris cela et que je le lui ai dit, en le félicitant de ne pas répondre sans avoir bien réfléchi, car c'est signe d'intelligence, ses yeux ronds, un peu globuleux et sans expression jusque-là, se sont mis à briller et à exprimer la joie. Je lui demande alors de faire un modelage. Il semble ne pas avoir entendu. (C'est à la quatrième séance.) Quand il arrive à la cinquième, toujours avec le même dessin et avec le même comportement - s'accrocher aux murs et s'affaler sur la table -, il prend aussitôt la pâte à modeler et en modèle des morceaux : quatre boudins rigoureusement de même taille, qu'il pose sur la table les uns à côté des autres ; sur quoi, il s'arrête. Je le félicite et lui dis que, certainement, il a dans son cœur quelque chose qu'il cherche à me dire par ce modelage : peut-être est-ce qu'ils sont quatre à la maison, quatre pareils, de la même famille ; mais peut-être a-t-il une autre idée. La semaine suivante, il arrive toujours lentement et cramponné au mur, et avec le même dessin. Dans un silence total, il reprend le modelage et son idée des quatre boudins de même taille qu'il refait exactement comme à la séance précédente ; puis, après les avoir contemplés, il continue de faire deux boudins de même taille, mais plus minces, lui toujours vautré sur la table, les avant-bras totalement appuyés, et les mains en partie. Il essaie ensuite d'assembler ces six morceaux cyclindriques, ces six objets partiels, sans que je comprenne ce qu'il cherche à faire. Même déclaration de ma part : certainement, il cherche à faire quelque chose, et à dire quelque chose par ce faire ; je ne le comprends pas, mais je désire le comprendre et, peut-être, on verra mieux la prochaine fois. Un bon regard en réponse. La semaine suivante, il se présente de la même façon quant au rythme moteur, mais cette fois en touchant à peine le mur jusqu'au petit espace à franchir pour arriver à la table, espace qu'il franchit effectivement, sans mettre sa main sur la table avant de s'asseoir, pour s'y appuyer, comme il avait fait toutes les fois précédentes. Son dessin est différent, c'est un bateau, aussi géométrique et vide que l'était la maison, mais le « n » étalé qui était dans le ciel quand Léon dessinait une maison est maintenant sous le bateau (sans doute représente-t-il l'eau) ; Léon ne dit mot et se met aussitôt au modelage. A l'aide des mêmes éléments que précédemment, modelant assez rapidement les boudins cylindriques, et y ajoutant une plaque assez adroitement faite, il construit un siège, et une plaque pour le dossier, et il me dit : « C'est-une-chaise », en scandant les syllabes. Je demande si la chaise est contente de son sort de chaise, s'il l'a faite pour quelqu'un. Pas de réponse, ni à la première ni à la deuxième question. La semaine suivante, il arrive avec un dessin du même bateau que la fois précédente, mais, cette fois, la page ne suffit pas à contenir le bateau. L'avant et l'arrière, ainsi que le haut du triangle des voiles, sont hors du cadre de la page. La coque du bateau arrive aux limites du bas de la page, comme les maisons des premiers dessins. Il retrouve quelques éléments de la chaise dans la boîte à modelage, il les reprend, et complète lentement l'objet, avec soin. «C'est la chaise», dit-il; puis, après un silence où il regarde alternativement l'objet et moi, il me dit : «Elle est contente d'être une chaise.» (C'est la réponse à ma question de la dernière fois.) Je dis : «Est-ce qu'elle attend quelqu'un? — Oui. — Alors, peut-être que quelqu'un va venir s'asseoir dessus?» A ce moment-là, il commence un bonhomme. Une masse ovoïde, bien lissée; une boule céphalique lui est accolée, plus deux colombins courbés pour les jambes. Puis un «chapeau», plaque triangulaire pointue en haut, comme le triangle des voiles du bateau, est accolé à la boule céphalique. Et, sur la face antérieure de celle-ci, il colle deux petites boules, en guise d'yeux, et, dans l'espace qui les sépare, il enfonce avec un crayon un trou, pour le nez-bouche. Pas d'oreilles, pas de cheveux, pas de cou, pas de bras non plus. Il pose le bonhomme couché par terre, devant la chaise. «Qu'est-ce que c'est?» Pas de réponse. «Un bonhomme?... Toi? — Oui. — Veux-tu t'asseoir sur la chaise?» Pas de réponse. «La chaise veut-elle que tu t'assoies sur elle?» Sans rien dire, il assoit le bonhomme sur le siège et, en courbant les deux jambes, leur fait toucher le sol devant les pieds de la chaise; puis il appuie très fortement le dos du bonhomme au dossier de la chaise. «Est-ce que le bonhomme est content? — Oui.» Tous les deux, nous contemplons en silence longuement l'objet qu'il a fabriqué. Moi : «Qu'est-ce qu'il pense, le bonhomme?» Pas de réponse. «Est-il ami de la chaise?» Pas de réponse. «La chaise est-elle contente? — Oh oui», dit Léon rapidement avec un accent de conviction. Et il ajoute : «Elle est plus contente que le bonhomme.» Je le regarde interrogativement. «Eh ben, oui, quand il s'en ira, elle gardera son dos, au bonhomme, et il n'aura plus de dos.» Il ébauche un petit sourire sarcastique. Je lui demande : «Mais, est-ce qu'il aura gardé sa tête, son derrière, ses jambes?» Pas de réponse, mais une mimique qui me semble être celle d'un enfant sur son pot, qui pousse pour déféquer, en gonflant son ventre. Fin de séance sans paroles.

La semaine suivante, la mère demande à me parler seule;

on est venu au petit matin, un jour de la semaine, arrêter son mari ; heureusement, il était caché dans le trou du jardin, et on ne l'a pas trouvé. On ne l'y a pas cherché. Ils les ont questionnés, elle et les enfants qu'ils ont réveillés et fait lever. Elle a dit ce qu'il était convenu de dire : que son mari était parti en zone libre et qu'elle n'avait pas de nouvelles. On a questionné les enfants, ils n'ont pas répondu, ils étaient à peine réveillés. On a fait déshabiller Léon, elle ne sait pas pourquoi. Et on lui a dit qu'elle avait le droit de divorcer. On a demandé aux enfants où était leur père. Ils ont dit qu'ils ne savaient pas. Depuis, Léon est dérangé. Il a fait au lit, il a vomi après le passage de la police, et il a eu de la diarrhée toute la journée. Je demande : « Ne l'avait-il pas commencée déjà, cette diarrhée, avant la visite de la police ? » (Je me rappelle sa mimique de défécation et ma perplexité sur ce que cela pouvait signifier.) « Mais si, me dit-elle, vous avez raison. Le lendemain de la dernière séance, il a commencé la diarrhée. » Et même, ce qui l'a surprise, pas dans la journée, mais au lit. En revanche, il n'a vomi qu'après le passage des Allemands, et c'est depuis aussi que, ces trois jours, il a fait pipi au lit. Elle me précise alors qu'il a été propre extrêmement tôt, parce qu'elle y a été très attentive, et qu'elle a toujours changé ses bébés dès qu'ils étaient mouillés pour éviter le froid meurtrier au ventre des bébés (ses frères et sœurs morts en bas âge). Je lui demande si elle sait pourquoi les soldats allemands ont fait déshabiller son fils. « Non. » Je lui explique alors que c'était pour voir si Léon était circoncis. Elle ignore à la fois la chose et le terme. N'a-t-elle pas remarqué que son mari était circoncis ? Non, mais elle ne sait pas comment « c' » est fait chez les hommes (elle veut dire le pénis). Elle se souvient que, lorsqu'ils ont eu leur premier rapport sexuel, son mari lui a dit qu'elle pouvait regarder, mais qu'il fallait qu'elle sache qu'il était juif. Elle lui a répondu qu'elle ne savait pas ce que c'était, mais que ça ne changeait rien, puisqu'elle l'aimait. Et, jusqu'au port obligatoire de l'étoile jaune, qu'il aurait dû accepter parce qu'il était juif, elle n'en a pas su davantage et ignore toujours le rite de la circoncision. « Ah, c'était donc pour ça qu'ils l'ont déshabillé !

C'était pour voir! Parce qu'ils m'ont demandé si les enfants étaient juifs et j'ai répondu que mon mari était français, que j'étais française, et les enfants aussi.» En fait, son mari, comme beaucoup de Juifs, s'était cru citoyen protégé par la France, puisqu'il était naturalisé et qu'il avait même été mobilisé sous les drapeaux. Elle ajoute alors que, devant le risque d'arrestation, le père est effectivement parti pour essayer de passer en zone libre et que, s'il trouve là-bas à se loger, elle ira le rejoindre avec les enfants.

La mère s'en va. Arrive Léon, l'air très fatigué. Il va directement de la porte à la chaise, sans s'appuyer aucunement au mur, il ne s'affale ni sur la chaise ni sur la table. Il reste assis normalement, il me regarde. Pas de dessin, pas de modelage. Je lui parle de ce que m'a dit sa mère. Léon me dit que son père est parti «pour de vrai» et qu'on ira le retrouver avec Maman et sa sœur quand il aura trouvé une maison là où il n'y a pas de guerre. Je lui parle de son modelage de la dernière fois, et du dossier de la chaise qui voulait garder le dos du garçon. Il me raconte alors ce que la mère m'a déjà dit, quand je lui parlais, lors des premières séances - et souvent à elle seule, Léon, à cause de sa lenteur et du dessin en cours d'élaboration, la laissant un moment avec moi. «Lorsque j'étais petit, et ma sœur aussi, Maman voulait qu'on reste sur le pot et elle nous attachait.» Aimait-il cela? Il ne sait pas s'il aimait ça, mais sa sœur, elle, n'aimait pas. Elle a tellement crié que la mère ne l'a pas fait pour elle : la petite sœur n'a pas été ficelée; alors, pour lui, sa mère ne l'a plus fait non plus. Se rappelle-t-il à quel âge ça se passait? Ça devait être à quatre ou cinq ans, en Bretagne, d'après ce qu'il me dit ou, du moins, à ce que je comprends de ce qu'il me dit. Je comprends surtout que la grand-mère ne voulait pas que la petite crie, et c'est pour cela que Maman ne l'a plus fait pour elle. Et alors, pour lui qui pourtant ne criait pas, on a fait pareil. C'était sans doute l'été où a commencé le rite de la chienne et des chiots. Je lui parle de son nouveau pipi au lit. «Maman dit que c'est parce que les soldats sont venus chercher Papa et qu'ils m'ont fait peur. — Est-ce vrai? As-tu eu peur?» Il ne sait pas. «Qu'est-ce que voulaient les soldats? — Ils voulaient voir mon pipi», dit-il avec une mimique un peu gênée. Je lui explique alors la circoncision, qui prouve que l'homme ou le garçon est juif, ou ne l'est pas. Si l'on est juif, on est circoncis, c'est la même chose que le baptême, mais ça se voit. On ôte aux petits garçons la petite peau qu'il y a au bout du pipi - pour lequel je lui donne le vrai nom de verge, ainsi qu'à la petite peau le vrai nom de prépuce - et cette petite peau sert à recouvrir le bout de la verge - auquel je donne son vrai nom de gland. Je dis que, ce jour-là, dans la famille de son père, du père de son père, etc., on donne son prénom au garçon. C'est une fête comme le baptême dans la famille de sa mère, en Bretagne. Quand il a été baptisé à l'église, avec sa sœur, son père n'était pas là, parce qu'il était soldat; mais il avait écrit qu'il était d'accord pour que lui et sa sœur soient baptisés chrétiens. Ce jour-là, on n'a rien coupé à sa verge, on a seulement mis de l'eau sur leurs têtes, et on leur a dit leurs prénoms. J'en profite, ayant parlé de verge et de prépuce, pour parler de l'érection de la verge, et je vois alors Léon m'écouter avec beaucoup d'attention. Je remarque à cette séance qu'en parlant du départ de son père et du déshabillage par les Allemands son rythme verbal est devenu presque normal, avec, par moments, de petits silences comme de sidération, avec un air indifférent : un peu comme un bègue qui s'interrompt avant de trouver le mot qui lui permet de repartir dans sa phrase. Je me tais moi-même, après avoir parlé de la verge et de la circoncision, puis je dis : «Est-ce que tu sais la différence qu'il y a entre les filles et les garçons?» Il me répond : «Les mamans ont des nénés, les filles n'en ont pas, et les papas non plus. — Et toi, en as-tu? — Moi, oui. J'en ai un peu, des nénés, j'en ai plus que ma sœur, mais pas autant que ma mère. — Et n'as-tu pas remarqué que ta sœur ne peut pas faire pipi comme toi? Qu'elle n'est pas faite comme toi, là?» Il me répond : «Non, ils ont des poils qui cachent, sauf que les papas, ils en ont sur le ventre[1] et aussi

1. Ventre confondu avec thorax, comme dans le corps ovoïde indifférencié du bonhomme en modelage.

sur la figure, et qu'ils ont pas les cheveux blonds comme les filles. »

La couleur des cheveux? Sa sœur était blonde comme sa mère, lui châtain comme son père brun (et qui avait eu, disait-il, sa couleur de cheveux quand il était petit). Il deviendra brun en grandissant. Je lui dis avec des mots précis la réalité de la différence sexuelle, l'absence de pénis des filles et des femmes, je lui demande ce qu'il sait de tout cela, ce qu'il peut en dire. Il me répond qu'il trouve très bien que ça ne grandisse pas chez sa sœur, mais pour sa mère... il croyait qu'elle en avait un. Elle ne lui avait pas dit. Est-ce qu'il lui avait demandé? « Non, je ne lui avais pas demandé. Mais les vaches, elles en ont quatre, avec du lait pour les traire. Mais c'est pas pareil, les chèvres, je crois deux. Les chiennes, c'est comme les mamans. Elles n'ont pas de poils, là. » Il montre la place de son nombril au centre de son ventre. « Elles ont beaucoup de petits, et faut bien, pour les nourrir avec beaucoup de tétines sur le ventre, mais on les noie après. »

Je cite dans le texte exact, que j'écris au fur et à mesure qu'il parle, à un rythme normal. Nous assistons à un débondage de paroles, comme un débondage excrémentiel, pourrait-on dire, concernant des fantasmes d'images du corps confuses et disparates. Tout cela parti d'un siège, d'un meuble, et d'un dos chosifié. Les modelages recouvraient des idées vagues et angoissantes de rapt, de castration, confondant sexe, poils, mamelles, ombilic et jugements moraux. Très bien que sa sœur n'ait pas de pipi et de nénés, très bien qu'il soit comme sa mère, incroyable que sa mère n'ait pas de pénis, mais les tétons en sont bien, pourtant.

La cure touche à sa fin. J'en ai conscience, du moins je l'espère pour cette famille puisqu'elle doit bientôt s'en aller en zone libre, si le père réussit à passer la ligne de démarcation, comme je le souhaite. Au cours des séances suivantes, la mère vient délibérément seule avant Léon, pour me parler des questions que j'ai conseillé à son fils de lui poser. A la suite de notre entretien, en effet, j'ai dit à Léon de parler avec sa mère de tout ce dont nous avons parlé. Elle en est bien embarrassée.

Elle ne sait pas comment parler de questions comme ça. Nous faisons donc la séance à trois, la mère, Léon et moi, lui et elle se parlant, et elle me demandant du regard de l'aider à répondre. Génitude, celle de Léon, érection, conception, grossesse, naissance, celle de Léon, allaitement, le sien, naissance de sa petite sœur, conformation sexuelle des filles et des femmes adultes, avenir social pour chacun d'eux, lui et sa sœur, interdit de l'inceste chez les humains : tout y a passé, par association de mots ou d'idées. Au moment où l'inceste était en question, la mère est intervenue pour parler de la chienne chez la grand-mère en Bretagne. Léon alors, lui coupant la parole : « Oui, elle a eu des petits avec son fils chien. » Cela me permet d'expliquer que ce qui se fait chez les animaux ne peut pas se faire chez les humains. Léon me dit alors que son professeur de piano n'est pas marié, qu'il est marié avec la musique, qu'il le lui a dit, et que c'est bien mieux. La mère sourit, amusée. Je réponds qu'il est tout de même un homme et qu'il y a des musiciens, des pianistes, qui se marient avec des femmes, tout en étant mariés aussi avec la musique, et qui ont des enfants, pas avec la musique, mais avec des femmes. Léon répond : « Mais, si on s'est marié, alors, il faut divorcer. C'est les Allemands qui l'ont dit. Mais ça coûte cher. » Sa mère le regarde, étonnée[1]. Je lui dis que, quand on s'aime comme s'aiment son père et sa mère, on ne divorce pas ; que les Allemands ont prononcé ce mot parce que les Allemands croient que des gens qui sont juifs comme l'est son père, c'est pas bien ; et j'ajoute que c'est parce qu'ils sont bêtes, les Allemands, qu'ils disent ça. Sa maman, elle, ne divorcera pas, et bientôt, ils retrouveront leur père, qui est allé en zone libre. J'ébauche une carte de France rapidement, pour lui expliquer ce que signifient zone occupée, zone libre, ligne de démarcation, tous ces mots qu'on emploie tout le temps autour de nous à l'époque.

A la fin de la séance, la mère me demande si elle peut amener sa fille, qui voudrait bien savoir aussi les choses comme

1. C'est son mariage en Bretagne, si elle y était allée avec son mari et son témoin, un camarade d'atelier, qui eût été trop cher ; c'est pour cela qu'ils se sont mariés à Paris, en payant le voyage à sa mère.

son frère, parce qu'elle, la mère, ne sait pas quoi répondre, vu qu'à elle-même on ne lui a jamais rien appris. Elle ne sait pas comment on peut le dire. Léon est tout à fait d'accord pour que sa sœur vienne. La séance suivante qui, en effet, sera la dernière, s'est donc passée avec les deux enfants et la mère. La petite est au courant de l'absence de pénis des filles et de la maternité. Mais elle ignore la pénétration nécessaire à la fécondité. Elle associe immédiatement sur la chienne de la grand-mère et les saillies des chiens dans la rue, dont on a parlé entre copines. « Ils se montent dessus, ils sont collés, c'est pas beau. » Je parle de l'interdit de l'inceste chez les humains, ce qui la laisse rêveuse. Puis, je lui vois échanger des coups d'œil en coulisse vers sa mère. Celle-ci lui dit : « Te voilà bien attrapée, toi qui dis toujours que tu te marieras avec Papa ! » Je réponds : « On dit toujours ça, quand on est petite, c'est pour de rire, mais, en grandissant, on apprend la vérité. Ta maman ne s'est pas mariée avec ton grand-père, son papa à elle ; ton père ne s'est marié ni avec sa mère ni avec sa sœur. » (On a parlé de la sœur du père, on a vu sa photo.) Elle rit, elle dit : « Ben, sans ça, on n'aurait pas eu de Maman. — Justement, répondis-je, tes enfants, ceux que tu auras avec un mari, qui est en ce moment un garçon que tu ne connais pas, ta maman sera leur grand-mère, ton père sera leur grand-père. Et, si ton frère se marie, eh bien, tu seras la tante des enfants de ton frère, et lui sera l'oncle de tes enfants. » Léon prend alors la parole, il dit : « Moi, je ne me marierai jamais... Si, peut-être... Si je me marie, ce sera alors avec mon professeur de piano. Ou bien, je serai... » Il n'a pas continué parce que sa petite sœur s'est mise à rire : « Ça ne peut pas se faire, un monsieur qui se marie avec un monsieur. Un monsieur, ça se marie toujours avec une dame. — Oui, dit Léon, alors je ferai comme lui, je me marierai avec la musique. » Je réponds : « Oui, peut-être. » Et la sœur, furieuse : « Allons, non, c'est pas juste, la musique, c'est pas une dame, parce que, moi, je veux être tante, alors il faudra bien que tu te maries, sans ça, je ne pourrai pas être tante, la musique, ça peut pas faire d'enfants ! »

Les deux enfants se chicanent là-dessus, la mère sourit, amusée, on se dit adieu et la famille s'en va.

Je reçus une lettre de la mère nous apprenant qu'elle avait trop de travail, qu'elle était trop occupée pour ramener Léon; elle préparait ses bagages. Elle allait partir en zone libre où son mari avait trouvé travail et logement pour eux. Léon allait très bien. Les camarades de l'atelier le trouvaient transformé, la lettre continuait pour me dire cela en détail. A l'école, il commençait à bien lire, écrire et compter, et il avait des bons points tous les soirs. Il s'amusait à sauter à cloche-pied, il commençait même à jouer au ballon et à courir. La lettre continuait encore : la mère avait eu très peur un jour en rentrant chez elle, les enfants n'étaient pas là; elle les avait retrouvés cachés dans le trou du jardin, c'était pour lui faire une farce. Elle continuait en disant sa hâte de retrouver son mari et finissait en me remerciant : on devrait dire aux mamans que c'est pas croyable que les docteurs n'aient pas trouvé plus tôt ce qu'il avait à être pas comme les autres; et ajoutait qu'elle ne jouait plus à la chienne avec ses petits (comme je lui avais recommandé), cela la privait un peu, mais elle avait compris ce que j'avais dit, et que c'était pour le bien des enfants. Son mari et ses enfants étaient tout pour elle, et elle voulait tout faire pour les rendre bien portants et heureux.

J'ai raconté le cas de Léon en entier, dans ses détails, afin de faire comprendre comment la psychanalyse d'enfants permet de saisir la fonction inconsciente, organisante, de la symbolique de son corps à l'œuvre dès l'âge oral et anal de la libido, avant toute réflexivité consciente, et comment le narcissisme de cet homme ou de cette femme en devenir investit son avenir sexuel, qui dépend donc de la façon dont l'enfant est materné et éduqué, bien avant de connaître les particularités de la différence sexuelle. On voit très clairement ici les dégâts qui ont suivi, pour le désir, la constitution de l'image du corps et ses effets sur l'habitus du schéma corporel de Léon, les dégâts de cette éducation aimante d'un enfant ficelé sur son siège. Cette image du corps d'un sujet dont le désir était interdit à la motricité a joué sur le schéma coporel lui-même, inhibant des potentialités neurologiques saines, pourtant restées intactes. La motricité, l'agilité des parties distales, mains, doigts, larynx, yeux, pieds, était possible, mais non la cohésion des images entre elles, et donc le tonus articulé du schéma corporel. De plus, en voyant d'abord Léon rendre absents le dossier et le siège dans sa représentation d'une chaise, illustration de sa propre absence de siège et de dos dans son schéma corporel, on comprend que cet enfant qui n'a jamais eu de joujou à sa portée et qui, attaché à sa chaise, a seulement regardé vivre les adultes, a développé une débilité mentale apparente, idéative, verbale et corporelle ; mais conservé et même développé, à l'instar des adultes, une agilité potentielle de ses doigts, à voir travailler, coudre, toutes ces mains adroites dans l'atelier de confection, et à introjecter ce qu'il voyait. On a vu dans ce cas comment la même éducation a été subie et intégrée avec dégâts par le garçon et non par la fille, de trente mois plus jeune que lui. Elle non plus ne pouvait pas encore résoudre l'Œdipe, mais du moins, elle l'avait posé. Par « poser l'Œdipe », je veux dire : fantasmer le mariage incestueux avec son père. Tandis que Léon n'avait même pas posé son Œdipe, du fait d'une identification canine, chiot, comme sa sœur, d'une mère chienne, sans doute incestueuse imaginaire à l'égard de ce géniteur aimé, son mari, le père de ses enfants, mais en tant qu'homme non sexuellement désiré.

Et puis ce que je n'ai pas dit, c'est qu'il s'était ajouté à tout cela le tronquage du patronyme paternel. C'est la mère qui me l'a appris, je ne sais plus à quelle séance. C'était même dans le dossier. « Untel », dit « Untel ». On disait, en effet, mettons « Karpo » pour Karpocztski, et même plus compliqué. La mère ne pouvait pas prononcer exactement le nom légal de son mari. Léon avait entendu ce nom, différent de celui qu'il connaissait, toujours et seulement à l'appel de son nom à l'école, et cela dès le premier jour à l'école de Bretagne, pas à l'école maternelle de Paris, où on appelait les enfants par leurs prénoms. A l'atelier, dans la vie courante, ses parents et lui-même, ses camarades, à l'école, prononçaient les deux premières syllabes du patronyme paternel, l'entier étant jugé trop compliqué à dire pour des bouches françaises. Il est probable que cette mutilation du patronyme paternel et la révélation qu'il en avait eu à l'école avaient ajouté leur impact symboliquement mutilateur à la confusion imaginaire relative, chez Léon, à la différence sexuelle, par rapport à laquelle il n'avait pas reçu une castration humanisante. Cela avait dû surdéterminer une symbolique d'infirmation conduisant à l'identification d'un sujet humain avec un demi-individu féminin ou asexué, mammifère, la couleur des cheveux étant le seul caractère de son corps à lui, qui soit semblable à celui de son père. Le jeu de la chienne et des chiots, qui existait depuis fort longtemps, trois ans au moins, tous les dimanches, était poursuivi depuis ce fameux été du baptême, au moment où la sœur le vivait avec lui et sa mère, en l'absence de leur père. C'est cette année-là qu'ils avaient été séparés du père, mobilisé pendant plus d'un an jusqu'à la fin de 1940. Le jeu fait avec la mère avait pérennisé cette identification canine de l'époque, où la chienne de la grand-mère avait eu des petits qu'on disait être les enfants de son fils. Ce qui avait donné, dans la relation familiale de Léon à sa mère, alors seule avec eux, sans présence d'homme, l'autorisation imaginaire de l'inceste, mais sans qu'il en parle. Il avait déplacé ce fantasme sur la chaise, lentement construite d'éléments de forme phallique assemblés, et qui, prenant possession du bonhomme de pâte à modeler (qui, prudemment, avait hésité de se livrer à elle), prenait un plaisir sadique à le dépouiller de son dos et de son bassin. C'est par des associations référées à Papa qui ne devait pas le savoir (vous connaissez la chanson de marche que chantent tous les enfants dès la maternelle : « J'ai perdu le do de ma clarinette, ah, si Papa, y savait ça » ?) que j'ai compris que cela devait avoir un rapport avec l'Œdipe, mais cela n'a été explicité ni par lui ni par moi. On voit comment, en psychanalyse d'enfants, l'exprimé par le modelage, le dessin, les quelques paroles et associations que l'enfant y joint, donne valeur de rêvé à ce qui est dit en séance; et qu'on peut décoder, comme dans un rêve, le travail de l'inconscient qui, à l'occasion de la rencontre d'un psychanalysé (le thérapeute), expose sa problématique, tandis que le thérapeute, mettant lui aussi son inconscient au service de la cure, associe librement. C'est par la seule agilité de ses doigts et les vocalisations laryngées dans un *tempo* rapide de chansons sans paroles que le narcissisme garçonnier de Léon, sujet de son désir, non encore interdit avant le sevrage, à un an, dans les manifestations de ses pulsions actives, s'était défendu dans son intégrité de futur homme. La sexualité orale de Léon, allant vers la génitalité future, avait été barrée, presque totalement, au moment du sevrage, en même temps que l'éclosion de la libido anale, du fait de la contention imposée à ses mains et ses bras, puis à tout son corps. Il avait été bloqué dans toutes les articulations labiales, dentales, la colonne d'air phallique laryngo-trachéale. Sa sexualité anale n'avait pas investi les pulsions phalliques actives dans son corps, dans le schéma corporel squeletto-musculaire. Cette prévalence des pulsions passives avait inhibé la tonicité des articulations scapulo-humérales, sacro-iliaques, hanches et genoux, donnant cette absence de structure verticale qu'à première vue on aurait dit le fait d'une espèce de myopathie organique. Son parler bizarre lui permettait de ne s'identifier ni au parler avec accent de son père ni à la façon de parler des femmes, sa mère et sa sœur : il résistait inconsciemment ainsi à l'identification féminine. Mais tout devait se figer : à la fois dans l'articulation active de son intelligence, dans l'articulé vocal, lingual et buccal, et dans la jonction à faire entre ses perceptions optiques et son parler, pour prononcer les phonèmes des lettres ou des notes qu'il pouvait lire. Il ne pouvait ni lire ni écrire, d'après la maîtresse ; mais il est probable qu'avec patience on aurait pu lui permettre de connaître les lettres, de lire des yeux, sans la prononciation des phonèmes, comme son professeur avait remarqué qu'il faisait pour les notes de musique dont la représentation graphique, décodée par ses yeux, passait directement par l'intermédiaire de ses doigts à l'exécution sur le piano. Bref, son narcissisme fondamental était resté marqué d'une éthique orale passive ou presque, mais Léon, sujet, gardait un désir masculin dans sa relation au monde, aux choses, et dans l'espace. Sa relation dans les échanges interpersonnels était quasiment une relation chosifiée, que le dessin stéréotypé de la maison illustrait. L'effet de rééducation ne pouvait que davantage l'obsessionnaliser dans une inhibition envahissante. Son schéma corporel était invalidé par une image du corps où, pour être valeureux pour sa mère, il devait accepter d'être son objet partiel érotique, oral ou anal, c'est-à-dire morcelé, les morceaux étant maintenus ensemble par un siège extérieur oralement rapteur. Il était obligé, pour en tenir les morceaux cohésifs, pour le tenir entier, ce schéma corporel, de trouver constamment un appui relais, chose ou personne, un tuteur physique, extérieur, à son corps prêt à se défaire comme un puzzle.

A travers ce cas clinique, on comprend comment le siège qui, au départ, chez l'embryon, est une région caudale devient successivement une région émissive d'urines *in utero,* puis une région uro-excrémentielle et génitale, puis la région d'un tonus spécifique de la verticalité pour le schéma corporel de la ceinture pelvienne, avec ses deux bourgeons que sont les membres inférieurs, d'abord non fonctionnels. Puis, dans cette région du bassin, fait suite la focalisation uro-génitale, image de besoins, et la troisième focalisation, celle du sexe chez le garçon, sous forme de troisième membre, pénien, qui n'a d'abord d'autres sensations substantielles que fonctionnelles - urinaires chez le garçon. Et pourtant le pénis est érectile au cours de la miction urinaire des garçons jusqu'à environ vingt-huit ou trente mois. Alors, en quelques jours, du fait du développement de l'organe nommé *veru-montanum,* le pénis en communication avec la vessie est flasque, tandis qu'il est en érection quand il communique avec les vésicules séminales à ce moment de leur développement non fonctionnel. Autant le besoin, au début de la vie, jusqu'à vingt-huit ou trente mois, que le désir génital sont donc accompagnés d'une image pénienne érectile chez le garçon. Chez la fille, le visible signal de ses sensations sexuelles, le pénis, ce troisième membre inférieur des garçons, est absent. Mais la fonction urinaire est présente. Le clitoris et la vulve sont organes érectiles, l'un phallique, l'autre orbiculaire à l'entrée du vagin ; ils sont invisiblement sensibles dans les rencontres de la fille avec d'autres personnes qui suscitent en elle une attraction affective ou physique. La fonction urinaire excrémentielle peut être confondue avec la fonction anale. D'ailleurs, dans le langage, les mères parlent souvent du «petit» et du «gros» derrière : la «petite» et la «grosse commission». Hormis par l'olfaction, qui différencie fort bien l'émission d'urine de celle de fèces, les enfants sont habilités à ne pas faire, dans le langage, la différence entre défécation, miction et sexuation. Le siège peut s'obsessionnaliser, devenant comme une chose statique, si la posture assise est trop longtemps imposée aux bébés, lesquels doivent, pour que le schéma corporel devienne dynamique et moteur, expérimenter progressivement dans l'espace l'agilité devenue possible grâce à leur développement neuro-musculaire. Il leur faut déplacer, pousser, tirer, des objets, meubles, et prendre, changer de place les objets préhensibles, les jeter, les reprendre, se montrer maîtres de ces objets partiels dans l'espace extérieur à leur corps. Cette maîtrise des objets extérieurs, associés aux adultes, est un déplacement de la maîtrise des objets partiels digestifs de l'espace intérieur, aliment, fèces, urine. Quand le développement de la moelle épinière le leur permet, il faut aux enfants des deux sexes s'asseoir, ramper, déplacer le corps sur leur siège, puis à quatre pattes; et, quand la queue de cheval, en se développant, donne des repères sensori-moteurs, grâce à l'achèvement des fines terminaisons nerveuses des pieds et du périnée, c'est le plaisir de la déambulation à quatre pattes, puis sur ses deux pieds, en poussant une chaise ou en s'appuyant contre un support fixe avant de le lâcher pour marcher, puis courir, grimper, et faire des acrobaties pour le seul plaisir.

Chez Léon, enfant passif, aux tissus infiltrés, la représentation de mammifères, chiens à quatre pattes, n'autorisait pas la verticalité. Cette représentation était référée à l'inclusion, à la chaleur de la mère dans la niche du lit avec la petite sœur, le tout concomitant avec une image de sexualité incestueuse et féconde de fils chien avec sa mère chienne. Cette maternité de la chienne, la mise bas de ses chiots, leur allaitement, qu'il avait observé, comme il avait pu observer sa mère allaitant sa sœur, ces images scopiques conscientes enregistrées dans sa mémoire n'étaient donc pas totalement étrangères à des références humaines; mais la symbolisation humaine y était carambolée à tous les stades. Le stade oral et le stade anal du bassin faisaient de lui un objet partiel additif (apport alimentaire) ou soustractif (déport excrémentiel), associés tous deux aux opérations d'addition et de soustraction que le calcul symbolise. Ce qui aurait permis la lecture et le calcul était invalidé par le morcellement de l'image du corps et son effet sur le chéma corporel. Le stade uro-génital était confondu avec l'image de base ventrale et caudale statiques (le poil des hommes supposé à leur ombilic, nommé ventre). Des ventres, les autres en avaient, les mamans et les papas, mais pas lui.

L'assemblage ceinture scapulaire-ceinture pelvienne par la colonne vertébrale qui les réunit fait l'articulé cohésif et le tonus imaginable du schéma corporel. Or, chez cet enfant, il n'y avait eu que des morcellements empêchant la cohésion qui s'acquiert par les expériences de la déambulation et du libre jeu d'un corps qui construit, à travers échecs et réussites, la possibilité de parler ce corps et de se faire une représentation du schéma corporel; lequel est un abstract préconscient et conscient des pouvoirs réels actuels du corps animé, en tant que Moi, temporo-spatial parmi les autres, Toi. Le stade oral, pour Léon, était lié aux mamelles supposées péniennes et au ventre lactifère de la chienne («Mais après, les chiots, on les noie»). Le sujet humain étant d'ailleurs confondu par la mère elle-même avec une entité animale phallique, la chienne, ayant un fils chien, père de ses propres chiots; la mère jouait à s'identifier aux chiens et les enfants emboîtaient le fantasme de la mère.

Quant à son père, il était réduit, pour Léon, à la signifiance morcelée des premières syllabes de son patronyme et au parler étranger qui justifiait vaguement, relié à la nudité du garçon provoquée par les Allemands et au fait qu'un Juif devait divorcer selon la Loi, comme l'avait dit à sa mère le policier venu arrêter son père. Cet homme qui, par son dire, avait déclenché la réaction de non-contrôle sphinctérien avait peut-être induit

Léon chiot à se noyer dans son pipi nocturne. Il ne lui avait pas fait peur, non, mais il avait dit que le compagnonnage temporaire de sa mère-femelle avec son père - Juif plus qu'homme, mais mâle avec la mère femelle - devait se terminer. Son père, préparant le petit déjeuner du dimanche, pouvait passer pour un éleveur d'enfants incestueux chiots. Il faut dire que Léon n'avait pas connu son grand-père maternel, la grand-mère bretonne étant veuve depuis longtemps. L'imago masculine et paternelle n'était pas, malgré la naissance de sa sœur, couplée génitalement, sans doute parce que la mère était frigide. Pour Léon, l'imago parternelle masculine semblait détenue par le professeur de musique, qui seul permettait d'investir la motricité dynamique des doigts, sur les touches du piano, ces dents immenses d'un piano-chose sonore, par lequel se manifestait la virtuosité de Léon et la vélocité de ses yeux à déchiffrer le papier à musique : un papier où les notes et les rythmes sont imprimés sur deux portées de cinq lignes parallèles, à associer peut-être aux cinq doigts de la main dans le schéma corporel, doigts qu'il investissait, morcelés peut-être, mais efficaces dans son exceptionnel goût et talent pour jouer du piano. C'était son professeur aimé qui l'avait reconnu musicien, qui s'était occupé de lui, et qui estimait ses parents. Il avait permis, enfin, au sujet de s'exprimer, en palliant son infirmité par le secours de son corps à celui de l'enfant dont les épaules et les bras n'étaient pas capables, seuls, de porter le poids des avant-bras, poignets et mains. Le rétablissement complet de ce garçon de huit ans se fit à travers le transfert sur moi, sur moi associée dans la situation à trois (moi, lui, sa mère), puis, avec la lettre de son professeur de piano dans une autre situation à trois (moi, lui, son professeur). Enfin, avec moi, lui, sa sœur et sa mère, ce fut une situation à quatre où l'on parla du père et du danger pour lui de circuler, raison pour laquelle il n'avait pas pu faire ma connaissance; mais il s'intéressait beaucoup à ses enfants et en particulier à son fils, et aux allées et venues pour son traitement, que sa mère prenait sur son temps de travail, afin de l'accompagner.

Le rétablissement de Léon en dit plus que beaucoup de

théories sur le schéma corporel infirme d'un organisme neurologiquement intègre, et sur la façon dont l'image inconsciente du corps peut être à l'origine de ce dérèglement symbolique du fonctionnement d'un corps, que le désir garçonnier à dominante devenant phallique au stade génital ne peut pas investir sans danger pour l'éthique élaborée à partir des relations intersubjectives de la petite enfance.

Nous avons vu que, pour Léon, l'image du corps :

1. n'avait pas de référence humaine claire;

2. était morcelée comme au stade oral et anal passif : il n'y avait eu ni castration orale (pourtant, il avait été sevré) ni castration anale, suivies de symbolisation des pulsions désormais interdites dans l'expression corps à corps;

3. cette image du corps était génitalement ambiguë, pour ne pas dire absente. Il est certain que le travail psychanalytique a fait là beaucoup plus que tout placement en IMP et savantes rééducations spécialisées.

Ce qu'il y a de psychanalytique (différant d'une psychothérapie rééducative psychomotrice) dans l'histoire que nous avons relatée, c'est que c'est Léon lui-même qui a dit les mots et signifié par langage ce qui permettait, à travers le transfert, qu'en lui le sujet retrouve son désir. Le psychanalyste ne savait rien du plaisir passif masochiste, à la fois fascinant et redouté, qu'avait pris Léon et qui l'avait soutenu à vivre. C'est l'expression sadique de son sourire et la rapidité de sa réaction pour dire le plaisir rapteur éprouvé par une chose au détriment d'un vivant qui a été le tournant de sa cure.

C'est toujours comme ça, quel que soit le cas qui vient à nous, et même si nous avons des lueurs sur les généralités d'une image du corps à un certain moment de l'évolution de l'enfant. C'est l'esprit de mon travail d'éclairer les processus inconscients de tel enfant, dans sa relation à telle mère et à tel père, et d'essayer de mettre les psychanalystes, par des exemples cliniques, à même d'écouter les autres. De toute façon, le vécu de chacun, par-delà ces processus communs, nous n'en savons rien. C'est lui, cet enfant, cet autre, qui peut savoir.

Grâce à ces travaux, ce que nous gagnons peut-être, c'est une sensibilisation à l'écoute au sens large du terme.

Quel que soit notre savoir acquis du témoignage des autres, rien ne remplace l'observation de tous nos sens, de ce qui vient de tel être humain. Nous savons, et un cas comme celui de Léon, présentant un habitus d'abrutissement, de débilité, voire de psychose, le prouve, que, derrière cet aspect, le sujet désirant est toujours là. Il cherche à communiquer avec le sujet présent, là, en nous psychanalystes, qui sommes un autre désirant de l'espèce humaine. Comment se rencontrer? Comment ces deux morceaux de la coquille, que sont ces deux interlocuteurs, vont-ils se reconnaître? Comment, symboliquement, le psychanalyste adulte et le patient enfant, qui demandent et désirent, chacun de son côté, se rencontrer, peuvent-ils arriver à le faire?

Le psychanalyste n'est instruit que de sa propre expérience d'analysé, ex-analysant, de son histoire et de ses difficultés relationnelles propres au cours de son histoire, celle qu'il a pu retrouver et revivre avec son psychanalyste. C'est pourquoi l'expérience dont nous témoignons, devenus psychanalystes, des cures d'enfants est si précieuse pour s'occuper des autres enfants en cours de développement. Le langage par lequel s'exprime le désir d'un petit qui va se développant, et le langage d'un jeune enfant atteint de troubles, qui récupère son ordre par l'expression des difficultés relationnelles passées qu'il revit avec son psychanalyste dans la cure, c'est cela qui nous sert de moyen de travail et qui a permis d'étendre la psychanalyse à la cure de psychotiques et d'enfants.

Je ne sais pas ce qu'aurait pu devenir Léon en IMP, lieu de scolarisation et de socialisation où le personnel éducatif est extrêmement dévoué et souvent même informé de psychanalyse, c'est-à-dire tolérant à l'égard de modes d'expression des enfants peu conformes à ce que l'école ordinaire attend d'eux. Nous avons vu déjà l'échec, et même l'aggravation de l'état de Léon, en vingt séances de psychomotricité. Je pense que ce cas nous prouve à quel point une investigation psychanalytique est nécessaire avant toute rééducation, plutôt qu'après son échec, pour tout enfant qui présente un quotient intellectuel faible (Léon avait 63 de Q.I. au test, or il avait été un bébé précoce), une débilité psychique au moins apparente, un comportement infirme (sans qu'on puisse déceler de lésions organiques), un langage verbal et moteur aberrant. Une investigation psychanalytique à l'écoute des parents, le temps qu'il faut, est nécessaire, avant de décider si l'enfant que ses parents amènent au psychanalyste demande une aide, souffre, s'il a besoin ou non d'une éducation spécialisée, adjointe ou non à une cure psychanalytique, et surtout s'il profiterait d'une séparation d'avec ses parents, à laquelle il s'agit de le préparer, même dans le cas où les parents, eux, profiteraient de la séparation, et, sinon eux, les autres enfants. Toute la famille, les grands-parents comme les parents, sont parties prenantes dans l'histoire d'un enfant mal vivant. Cela ne veut pas dire qu'ils ont à se sentir coupables. La mère de Léon n'était en rien coupable de tout ce qui s'était passé et qui, pourtant, était de son fait, mais du fait aussi de la complicité, de la sensibilité particulière de Léon. Sa petite sœur, elle, n'avait pas supporté la coercition de sa motricité que sa mère, croyant bien faire, voulait lui imposer. La responsabilité de l'entrée dans un trouble du développement n'incombe pas uniquement aux parents.

Parfois, la connivence de désir entre les enfants et leurs parents peut gauchir l'avenir de l'enfant, et même l'avenir relationnel des parents à leur enfant. C'est précisément ce que la psychanalyse permet d'étudier. Léon avait été piégé, « perverti » est le vrai mot, par son amour pour sa mère, parce qu'il était un garçon, sans doute ; sa sœur ne s'y était pas laissé prendre. Mais Léon avait une sensibilité exceptionnelle, une intelligence intuitive et réfléchie, des potentialités libidinales précoces, riches en pulsions passives, et Dieu sait qu'il les a exploitées, ces pulsions passives. Nous n'en finirions pas de chercher et de trouver des raisons à cette prise au piège de Léon dans un statisme angoissé de morcellement. L'important était : comment l'aider à trouver une issue hors de cette gangue qui obérait sa communication ? C'est ce que la formation psychanalysant-psychanalyste, et l'étude analytique de la relation de transfert, peut faire découvrir.

A partir de là, encore une fois, que serait devenu Léon dans une institution médico-pédagogique? Difficile à prévoir. Mais cela semblait être une séparation artificielle, et intolérable pour lui, comme pour les siens. Léon eût été supporté dans un IMP, tous les enfants aberrants y sont accueillis, et tous ou presque suscitent l'intérêt, l'affection, d'adultes dévoués à l'enfance marginale; à chacun de ces enfants, qui chacun à sa façon est un bateau ivre, mal barré, il se trouve un adulte pour essayer de le faire naviguer. Mais quelle motivation Léon eût-il eue pour sortir de l'enfermement dans lequel il était? Que serait devenue son éducation musicale? Agressées par des enfants caractériels, la finesse de la sensibilité de Léon et la lenteur de ses réactions l'auraient induit à se refermer encore plus, peut-être même à jouir masochiquement de ces agressions.

L'esprit éducatif qui préside au travail dans les IMP se fait par des méthodes qui visent à utiliser chez les enfants ce qu'il leur reste de possibilités non encore éveillées, ou peut-être non encore refoulées. Un milieu social affectif pseuso-familial, para-familial, tolérant, exerce sur eux une guidance éclairée dans un climat qui se veut sécurisant. Certains enfants, délaissés en famille par des parents sans disponibilité à leur égard, y trouvent une attention éducative à laquelle ils sont prêts à faire immédiatement confiance. L'amitié personnalisée des éducatrices spécialisées, l'autorité calme des autres, redonnent, à des enfants qui n'y croient plus, confiance dans les adultes, soutiens et modèles pour leur croissance physique et leur développement psychosocial. Orthophonie, psychomotricité, voire psychothérapie de soutien ou autre, permettent à des enfants engagés dans l'échec scolaire et l'inaptitude aux échanges affectifs un apprentissage nouveau de l'être au monde.

L'enfant inadapté est supposé carencé de l'amour maternel et paternel qui lui eût dispensé l'éducation qu'il aurait dû recevoir. L'idée de la rééducation dans ces lieux de vie et de soins est de «réparer» les effets d'un dommage subi précédemment. En IMP, on agit comme si, avec la mère, la nourrice, les premiers «autres» de l'enfant, qui l'avaient en charge, le lien relationnel n'avait pas eu la qualité suffisante au bon développement comportemental et langagier de l'enfant. C'est là l'hypothèse de travail, et pourquoi pas? L'éducation en IMP vise à créer un nouveau lien relationnel de l'enfant aux adultes, c'est-à-dire à lui-même qui les prend comme soutiens et modèles de son développement. L'équipe des éducateurs élabore pour chaque enfant un projet pédagogique que tente de mener à bien l'éducateur ou l'éducatrice plus spécialement chargé de lui. Cet intérêt personnalisé joue comme auxiliaire des forces de développement restées saines chez l'enfant, forces que la relation affective de substitut parental assumée par cet adulte vise à utiliser au mieux, pour susciter l'effort d'adaptation de l'enfant au groupe dont il fait partie.

Mais le désir de cet enfant, son désir à lui, tel que, depuis sa naissance, il s'est élaboré en harmonie ou en contrepoint aux désirs de qui s'occupait de lui, on l'oublie. On ne peut en tenir compte. Le passé est à laisser et, ici, l'enfant est censé repartir à zéro. On ne tient pas compte du désir et de sa structure passée; d'ailleurs, on n'est pas dans les conditions d'en tenir compte ni de décoder le rôle pathogène du désir de l'enfant et de ses motivations, ou de son acceptation inconsciente de l'échec et de la marginalité, pas plus d'ailleurs que de sa soumission à être l'objet de la sollicitude médicale et pédagogique.

Le désir de communiquer autrement qu'avant peut effectivement être suscité chez un enfant, en réponse à l'attachement d'un éducateur à sa personne. Ce style de motivation entraîne l'érotisation des relations de l'enfant à cet adulte, qui peut alors mobiliser des pulsions libidinales nouvelles sur fond de transfert des relations antérieures. Pour limiter l'érotisation, les éducateurs s'ingénient à prendre un rôle parental, bien sûr, et inévitablement artificiel, mais en y jouant eux-mêmes leur transfert materno-paternel sur l'enfant. Ils en sont plus ou moins dupes tous deux, l'enfant comme l'adulte. De toute façon, ce rôle du transfert ne peut qu'être manipulé au bénéfice des acquisitions de l'enfant, que valorise son éducateur préféré. Mais la relation, elle, ne peut être démystifiée. Le transfert ne peut pas être analysé, parce qu'on ne peut pas à la fois analyser et jouir de la situation relationnelle. Ce qui est relation est agi dans la réalité, et pas seulement gestuelle ou parlée. *Il est impossible qu'il y ait à la fois psychanalyse au sens de cure* - analyse du transfert et des résistances - *et éducation ou rééducation,* que ce soit en famille ou dans un IMP; dans un lieu où vivent et se rencontrent psychanalystes et psychanalysants, il ne peut y avoir psychanalyse. A ce qu'il en est du transfert qui pourrait être analysé se mêlent beaucoup trop de relations réelles à bénéfice libidinal réciproque, je veux dire : autant pour les adultes que pour les enfants.

Le travail psychanalytique, quel que soit l'âge du psychanalysant, ne peut être engagé que sur le désir manifesté et persévérant du patient qui souffre et qui désire travailler à sortir d'un mal-vivre insupportable pour lui. Or, les symptômes, chez les enfants, sont des moyens pour le sujet d'utiliser l'angoisse et de la rendre moins pénible à supporter. Cela fait que peu d'enfants sont désireux d'analyse et, comme ils ne sont pas prévoyants quant à leur avenir barré par ces symptômes, ils ne sont pas angoissés comme peuvent l'être les adultes, qui prévoient pour eux un avenir très difficile. L'enfant peut être amené à désirer une cure par la parole de ses parents ou de ses éducateurs, qui ont eux-mêmes confiance dans la méthode et qui lui en font espérer un mieux-être, quand, malgré ses symptômes, il reste angoissé, et surtout quand ils soutiennent son courage au décours d'un traitement par moments très pénible s'il devient efficace, pénible non seulement pour lui, mais aussi pour son entourage.

Pour Léon, ce qui a rendu possible une visite au Centre, c'est la menace qui pesait sur lui et sa mère : la séparation. L'IMP était la seule proposition de scolarisation possible pour Léon, selon la maîtresse et le directeur, qui le connaissaient bien. Le recours à une éventuelle psychothérapie avait été évoqué par le médecin qui avait examiné l'état neurologique et les chronaxies[1] de Léon, deux ans auparavant, et qui n'avait pas décelé d'anomalies organiques. « Une psychothérapie pourrait l'aider, avait-il dit à la mère en conclusion. La débilité motrice de votre fils est comme sa débilité mentale et scolaire, ce n'est pas d'ordre organique. » Mais la mère n'était pas prête alors à comprendre ni à accepter.

C'est une grande chance pour Léon que soit arrivé le terme de son acceptation à l'école, et que mère et enfant aient été confrontés à l'angoisse d'une imminente et inévitable séparation. Il fallait cela pour motiver le recours à la consultation médico-pédagogique à propos d'un état pathologique de passivité à type d'infirmité psychosociale. On pourrait dire que Léon présentait une hystérie précocissime, associée à un état libidinal potentiellement pervers, sans cesser d'être innocent, dont il n'avait pas conscience, et ses parents non plus.

Léon, venu au Centre sur le conseil de son professeur de piano, avait d'abord été confié à une psychomotricienne qui avait tenté de le débloquer. C'était un échec complet. Plus, même. Elle-même, le médecin qui l'avait examiné à son arrivée et orienté vers la psychomotricité, son entourage aussi, tous ceux qui le connaissaient, le trouvaient plus abruti et plus ralenti qu'avant sa venue au Centre et la rééducation. Ce qui faisait écrire ces mots dans l'observation de Léon qui m'était transmise : « Évolution vers un état schizoïde. »

La bonne volonté consciente de Léon n'était pas à mettre en doute, pas plus que celle de sa mère, persévérante, malgré son travail, la difficulté des déplacements de Léon, et la rareté des transports urbains. Peut-être s'agissait-il de l'inadéquation des méthodes de travail. La rééducation, avec son projet pédagogique, ne prenait pas en compte l'interdit « surmoïque » du désir inconscient du sujet. Son image du corps lui interdisait sans doute la mobilisation de son corps, en le menaçant de morcellement.

On pouvait tenter le travail psychanalytique, lequel ne vise pas à faire céder lés résistances, mais essaie de leur donner

1. Vitesse d'excitabilité neuro-musculaire physiologique.

l'occasion de s'exprimer par d'autres moyens langagiers que ceux du corps lui-même, dans son habitus et son fonctionnement. C'était mon désir de rendre à cet enfant sa liberté de sujet, masquée par un pantin mal articulé, ralenti.

Avec un *a priori* dû à ma formation psychanalytique, je comptais sur l'existence d'un narcissisme fondamental, conforme pour le sujet humain au génie de son sexe, c'est-à-dire en accord avec le schéma corporel sien par lequel le sujet, dans la réalité, se présentifie et est en relation aux autres et au monde. Le corps de Léon n'avait aucune lésion, aucun dysfonctionnement organiques. Son apparence, son habitus, étaient donc dus à l'image du corps qu'il s'était construite, à des impossibilités de tonus et de motricité imaginaires et inconscientes. Léon ne souffrait nulle part, si ce n'est de «fatigue à l'effort musculaire». Si le sujet de son désir était resté imperméable ou même avait résisté inconsciemment au travail de rééducation, et à une relation positive avec quelqu'un de qui il avait consciemment espéré une amélioration de son état, qui lui permît de rester dans sa famille et à son école, c'est que ce travail, celui de la psychomotricienne, ne s'adressait pas au sujet de son histoire, au sujet de l'histoire de son désir; il s'adressait seulement au corps de Léon, ce corps qui était la résultante pathologique de son histoire relationnelle. L'origine de son infirmité était sans aucun doute psychogène, mais cette infirmité était bien physique, charnalisée, si je puis dire. Son corps était réellement infirme, bien que ce fût inexplicable organiquement. Je pensais que, puisque Léon espérait tant du Centre, tenter une psychothérapie psychanalytique pouvait se défendre.

Je me proposais donc d'écouter ce qu'avait à dire la dyade mère-fils, du côté mère (et du côté père si possible), d'abord, puis côté fils, ensuite; sans viser à rien modifier des effets actuels de leur fusion libidinale pathogène, en tout cas pathogène pour Léon. Le psychanalyste devait faire confiance à ces deux sujets, la mère et l'enfant, fourvoyés dans un magma fusionnel qui neutralisait leur sexualité, à chacun, en tout cas celle de Léon, tous deux conservant le plaisir d'une sexualité archaïque, incestueuse, réciproque et inconsciente. Il fallait que soit écouté attentivement tout ce que cherchait à exprimer en séance, de façon muette, ce Léon apparemment à demi endormi. Son habitus, ses dessins répétitifs, son modelage pauvre, stéréotypé, devaient être, comme tels, admis, tout en sachant pertinemment que, tels qu'ils étaient, ils exprimaient un message à décoder; mais lequel? Léon seul pouvait savoir ce que sa lenteur, sa maladresse, ses mains disaient. Il fallait qu'à ses œuvres, représentant des choses par ses graphismes et ses modelages rudimentaires, Léon puisse donner vie imaginaire et retrouver le sens de ses désirs, en prêtant la parole, la sienne, à ces petits morceaux - en particulier - de pâte à modeler, leur prêter intentions, sentiments, plaisirs. Ce que sa parole, seule, pouvait ainsi exprimer, c'était au psychanalyste de le lui faire relier aux dires de sa mère sur son histoire, et aux souvenirs qu'il en avait gardés lui-même. C'est ce travail de décodage par objet de transfert interposé qui a permis d'analyser le transfert qu'il faisait de sa mère sur la chaise, raptrice de sa cohésion motrice, qui le morcelait. Effet des fantasmes de la jouissance passive d'un objet oral aimé, à la disposition d'un sujet cannibale qui était plus ou moins consciemment supposé dans tout interlocuteur intéressé par lui. Ce mode de penser la jouissance orale est, pour l'enfant qui grandit, affronté aux fantasmes de mutilation pénienne et, plus tard, de castration génitale. Ces fantasmes angoissants arrivent, dans son histoire, au secours de l'interdit de l'inceste, dont l'acceptation soutient l'effet symboligène et dynamique que l'on connaît sous le nom de «résolution œdipienne». Léon avait huit ans. Mais où en était-il dans cette évolution? Je ne pouvais le savoir. Essayer de comprendre Léon à travers sa relation de transfert à moi, c'était mon désir. Respecter ses résistances, les faire se dire plutôt que se mimer, permettre le retour des pulsions refoulées, tel était aussi mon désir. Mon travail de psychanalyste, quant à moi, était soutenu par mes pulsions épistémologiques qui me faisaient espérer que Léon, si le sujet en lui arrivait à prévaloir sur le Moi, pourrait retrouver l'intelligence idéative et psychomotrice contenue dans son capital génétique d'être humain, fils d'homme et pas seulement fils de femme et subjugué par celle-ci. Peut-être retrouverait-il l'éthique narcissique d'un être humain, sorti sain du corps de sa génitrice, éthique de validation du schéma corporel, concernant le corps propre du garçon (ou de la fille, dans un autre cas) allant-devenant homme (ou femme), et que chaque stade de développement remet en question. Une mise en question qui se fait en référence au phallus et aux pulsions actives et passives du désir, que l'expérience de l'angoisse de castration de chaque stade fait s'organiser pour la survie du narcissisme[1]. On a vu, dans le récit des séances, comment *la symbolisation de l'image du corps peut se faire par la médiation d'objets partiels.* Par dessins ou modelages, l'enfant exprime ce qu'il ressent dans le transfert sur le psychanalyste, ici ses angoisses et ses jouissances de morcellement en tant que sujet entièrement aliéné en objet du désir de l'autre. Le langage verbal prêté à ces représentations permet de focaliser imaginairement le désir sur ces objets de transfert inventés et exécutés par l'enfant lui-même : le sujet qui est en lui prend ces objets partiels comme objets le représentant pour lui-même, des objets doués d'intentions, agissant comme les personnes qui ont été pour lui des modèles dans son enfance, et qu'il transfère de nouveau sur la personne de l'analyste. *Mon travail de psychanalyste était de le questionner là où je me sentais questionnée* par son comportement, et où, par lui surtout, je me sentais, au fur et à mesure, questionnée dans la relation qu'il avait avec moi.

Ce qui ressort clairement du cas de Léon, et explique pourquoi toute autre méthode que psychanalytique était vouée à l'échec, c'est que le transfert, si positif fût-il de sa part, pour quelqu'un qui eût voulu l'aider, ne pouvait faire de lui, dans sa relation à la personne aidante, qu'un objet de consommation cannibale. Dans sa relation de transfert, tout le monde était comme la chaise à l'égard du bonhomme, mutilant l'ébauche de cohésion unifiante de son corps et, à travers cette menace de mutilation, s'exprimait l'interdit de l'éthique phallique.

1. La définition que je propose du narcissisme est, je le rappelle : un continuum, depuis la vie fœtale jusqu'au jour considéré, de l'allant-devenant dans le génie de son sexe.

C'est cela qu'il avait ressenti dans l'attitude pédagogique de la psychomotricienne, et qu'il avait aussi ressenti dans ma personne pendant les premières séances, en dépit de ce que j'étais seulement écoute et de mon acceptation de sa personne. C'est pour cela qu'il ne pouvait pas répondre à mes questions : des questions qui l'intéressaient, car elles suscitaient huit jours de cogitation ! Je m'intéressais à ce qu'il ressentait et pensait, plus qu'à ce qu'il faisait et donnait à voir. Toute personne qui désirait pour lui une aide, un appui, un guide, Léon la ressentait comme le fauteuil, ce fauteuil-cabinet de son enfance, qui avait surtout fait de lui un voyeur, en partie paralysé, initié à ne rien faire qui puisse être plaisir pour ses mains, dans le temps même où il voyait toutes les autres personnes, ses parents et leurs compagnons d'atelier, montrer beaucoup d'animation avec leurs mains, et tout en travaillant, y prendre plaisir. On comprend qu'il eût été pire, pour Léon, de ne pas subir cette infirmation de son désir pour le plaisir moteur, puisque c'eût été signer son appartenance au sexe féminin (lui admettait les lubies de sa mère, au contraire de sa sœur et, en cela, il préservait sa virilité potentielle). Sa petite sœur, une fille, avait refusé la coercition du fauteuil, et tellement tempêté devant la contention assise que sa mère l'en avait dispensée. C'est la défense de ce tout premier et dernier bastion de son appartenance humaine, garder pour lui une libido au masculin, un narcissisme de garçon aux griffons du destin sexué de son entrée dans la chair, qui, derrière l'écran caricatural du grand infirme moteur, avait sauvé l'intelligence et la sensibilité de l'homme en devenir qu'était Léon. Derrière le pantin mal articulé et sans forces, un sujet dont les yeux couraient avec vélocité sur les signes et en transmettaient le sens aux doigts, lesquels couraient à leur tour avec vélocité sur le piano ; un cœur aimant, un fils et un frère solidaire d'une famille, d'un groupe, un être de sublimation de désir, bref, un enfant précoce, un être rare : tel était Léon. Oui, mais.... piégé dans une névrose hystérique précocissime et la perversion sexuelle d'un objet partiel phallique de mère infantile innocemment incestueuse.

Léon, c'est une histoire parmi tant d'autres. Il y a ainsi un grand nombre d'enfants qui présentent des anomalies précoces d'adaptation lorsqu'ils arrivent à l'âge où, obligatoirement, les parents doivent les confier à la société pour leur instruction, leur formation psychosociale, c'est-à-dire l'école obligatoire. Tous ceux qui - quelles qu'en aient été les raisons dynamogènes, tenant aux conditions de leur développement au cours de leur existence fœtale, puis post-natale, puis de leur élevage - ne correspondent pas aux exigences de niveau physique, mental, caractériel, édictées par les règlements institutionnels, sont écartés de la fréquentation de l'école pour tous. Par eux, les institutions destinées à aider et rééduquer les mal-vivant, les mal-socialisés, les mal-parlant, les mal-bougeant, les mal-faisant, comme s'ils n'étaient pas à respecter tels qu'ils sont, tant par les autres enfants que par les adultes enseignants. En fait, des êtres de langage, comme tous les autres, mais fourvoyés dans un mode de réceptivité et d'expressivité qui les rend difficiles à comprendre. Les souffrances qui sont à l'origine de cette inadaptation des enfants à vivre avec les autres de leur âge ne sont pas toutes évitables ; car il y en a beaucoup, de ces enfants qui, derrière leur masque pseudo-organique de retard, de débilité, de psychose, sont des enfants précoces qui n'ont pas été reconnus tels dans les premières semaines de leur vie, et qui se sont définitivement découragés de chercher à communiquer avec un entourage qui ne les comprenait pas et qui ne répondait pas à des questions que, souvent, leur corps posait, puisqu'ils ne pouvaient pas encore parler.

La psychanalyse n'a pas apporté seulement la peste, comme disait Freud, elle a aussi inauguré une étude, un moyen d'étude de l'évolution de l'être humain, si longtemps immature et dépendant de ses parents avant qu'éclose sa génitalité. Surtout, elle permet d'éclairer les moments fragiles inévitables de la structure psychique où s'organisent, dans la petite enfance, des contradictions insolubles entre des besoins physiques et des désirs affectifs relationnels : des incompréhensions et des contradictions qui laissent leurs traces dans l'économie libidinale future des sujets, et surtout de ceux qui sont plus précocement intelligents et sensibles. Peut-être, et c'est mon souhait, si nous sommes beaucoup de psychanalystes intéressés à la prévention des troubles psychosociaux par un élevage plus adéquat à chaque enfant, pourrons-nous élaborer des règles de comportement pour les adultes, des comportements à respecter par tous les adultes vivant au contact des enfants, que ce soit dans les crèches, dans les hôpitaux, dans les écoles, afin que les plus doués ne deviennent pas, comme c'est leur sort aujourd'hui, les clients des institutions pour arriérés et psychotiques. C'est tout de même dommage, surtout si c'est évitable.

Dès la naissance, l'angoisse du désir et celle de la mort se festonnent à l'axe qui, pour chacun de nous, relie l'imaginaire au sexe, articulant notre attrait pour un être à la crainte de lui déplaire. Le narcissisme de chacun est obligé inconsciemment de faire avec ce qui est le destin de l'homme, au masculin comme au féminin. Tout seul, un être humain ne survit pas. L'harmonie avec la mère nourrice, l'adulte, femme ou homme tutélaire, est, pour tout bébé, coexistentielle à sa survie. Mais, en nous individuant par rapport à cette première dépendance langagière vitale, nous avons besoin les uns des autres pour supporter ce dramatique destin de désirant imaginairement puissant et d'individu dans la réalité très impuissant. Les autres nous apportent alors, dans leurs difficultés différentes ou semblables aux nôtres, la possibilité de nous reconnaître des humains tous en difficultés, et la possibilité de nous parler les uns aux autres. La psychanalyse a apporté la preuve que l'enfant, si jeune soit-il, a l'entendement du sens des paroles qui concernent son être au monde. La preuve aussi que la parole peut libérer l'être humain s'il réussit, par elle, à exprimer sa souffrance à qui l'écoute avec attention et sans jugement. Nous avons appris aussi que l'enfant, avant de pouvoir verbaliser ses états affectifs, exprime sa joie par une santé en état de bien-être ; et ses difficultés relationnelles par des troubles fonctionnels de sa santé. Or, la médecine d'enfants est constamment confrontée à des troubles fonctionnels chez les petits et, la plupart du temps, ils sont d'origine psychogène ; si l'on pouvait donner la parole à la mère, pour dire ce qui s'est passé, et dire avec des mots à l'enfant ce que lui aussi veut dire et par son corps traduit, on verrait la plupart de ces symptômes réactionnels disparaître sans qu'on ait eu besoin d'interdire au corps, par des moyens médicamenteux et chimiques, les manifestations fonctionnelles de dérangement. Il est possible d'aider les petits d'homme à vivre, dans ce qu'il a d'inévitable, leur destin difficile, en les amenant à s'exprimer et en décodant le sens de ce qu'ils énoncent, sans les acculer à arrêter prématurément de signifier à leur façon leurs désirs. Je pense aux hurlements signifiants des enfants qui souffrent du climat angoissant qui les entoure, par exemple, et que l'on veut faire taire ; à ces enfants qui ne peuvent pas dormir, à ces enfants qui vomissent, et qui ont besoin que l'on comprenne le sens de la souffrance qu'ils manifestent ainsi. C'est tout cela, le travail des psychanalystes d'enfants dans les consultations hospitalières. En général, on accule ces enfants, par intimidation ou par médicaments inhibiteurs, à s'arrêter prématurément de signifier à leur façon leur désir. Les empêchements opposés à cette activité de régulation viennent de ce que les adultes (parents ou tutélaires) supportent très mal l'expression de la souffrance des petits. Et puis, pour des raisons les concernant, parfois ils sont angoissés eux-mêmes et contaminent secondairement de leur angoisse l'enfant qui, en exprimant sa souffrance, essayait de se débarrasser de ses propres angoisses. Quoi qu'il en soit, ces petits, habités qu'ils sont de désirs anxiogènes pour leurs parents qu'ils aiment, sentent que ces désirs doivent être falsifiés, au point qu'ils vont les travestir, les contrer, les pervertir, et cela très précocement, pour convenir à leurs parents. Les parents ne sont pas éducateurs de métier. Ils servent d'initiateurs et de modèles premiers. C'est à ceux qui les côtoient et ne sont pas, comme eux, impliqués narcissiquement dans la relation imaginaire à l'enfant, c'est à l'ensemble des adultes d'une société, et en particulier à ceux qui se dédient à l'éducation et au soin des humains, que revient cet immense travail de prévention et de cure précoce des ratés de la santé psycho-affective et comportementale des enfants. Ils doivent savoir que guérir dès maintenant complètement les dérangements fonctionnels du *corps* des enfants serait aggraver le *refoulement* de leurs sentiments et de leurs affects, tant que la *parole* ne vient pas à leur secours pour énoncer ce que leur corps essayait d'exprimer[1].

PATHOLOGIE DE L'IMAGE DU CORPS DANS LA PHASE DE LATENCE (APRÈS UN ŒDIPE POURTANT RÉSOLU À TEMPS)

Nous avons vu qu'avec l'Œdipe s'est inauguré chez l'enfant le narcissisme secondaire, c'est-à-dire une attitude émotionnelle (active et passive) vis-à-vis de soi-même en tant que présentifié au monde par ce corps, avec le sexe qui est le sien, auquel sont définitivement barrées les réalisations procréatrices avec les familiers. J'ai dit que, vers huit ans au plus tard, pour la plupart des enfants, la phase de latence s'inaugure : en

1. Il faudrait qu'en service de pédiatrie on autorise mère et père, voire les oblige, en les y assistant, à entrer dans le box où l'enfant est isolé, à le toucher, le prendre, le changer, l'alimenter, parler de lui aux soignantes et à lui d'elles, qui remplacent ses parents en leur absence, et des médecins qui le soignent dans ce lieu temporaire, afin de le rendre guéri à ses parents.

Pour les bébés et jeunes enfants malades, la présence répétitive et pluriquotidienne du contact sensoriel de mère et père est indispensable à la conservation au moins des images du corps de base, et aussi des images fonctionnelles. Cette conservation est garante d'une retrouvaille rapide de la totale santé psychosociale, sans séquelles psychiques, affectives ou psychosomatiques, après le retour à la maison et la guérison.

Deux prétextes sont allégués pour interdire ou déconseiller leurs visites aux parents : 1. éviter les pleurs de l'enfant à leur départ ; 2. éviter l'angoisse où les met l'appareil soignant. Or, la réaction émotionnelle de l'enfant est le garant de sa cohésion sujet-pré-moi dans son corps souffrant. Quant à l'angoisse des parents, elle est aussi celle de l'enfant, mais les paroles des soignants permettent de la symboliser, et, plus tard, de comprendre les dires de l'enfant concernant des retours de souvenirs se rapportant à cette période hospitalière, éprouvante pour lui et ses parents.

même temps qu'apparaît un retrait de l'intensité organique du fonctionnement des glandes génitales, une sourdine est mise sur l'intensité émotionnelle des relations enfant-parents. Cela dit, il ne faut pas oublier que, depuis sa naissance, tout enfant est inconsciemment informé de son sexe, du fait de son désir intuitif, électif, attractif, pour les représentants de l'autre sexe. Ce désir, il le ressent confusément dans des sensations intimes. Et ce désir, bien qu'en grandissant il soit de plus en plus focalisé aux génitoires, est global. Il joue pour l'observateur un rôle indéniable dans toute option émotionnelle vis-à-vis du père et de la mère, en tant que représentants du sexe attirant pour le sujet, et pas seulement en tant que représentants de sa sécurité et d'un accueil chaleureux, ressourçant, vital pour sa personne. Arrivés à l'âge dit de raison, les enfants savent que l'amour de leur mère et de leur père pour eux n'est pas du même ordre que l'amour associé au désir physique qu'ils intuitionnent dans la relation entre adultes. Leur désir, plus ou moins fantasmé, d'accéder à l'acte génital avec leur mère ou leur père ne se réalisera pas : les enfants le savent, mais ils ont besoin que cela leur soit dit, et signifié par des agir et des non-agir émotionnels ou passionnels de l'adulte à leur égard. Malheureusement, quand les parents n'ont pas reçu de leurs propres parents la castration, les enfants ont affaire à des comportements sensuels ambigus sous prétexte d'affection parentale.

Lorsque les deux parents s'aiment, s'estiment, et vivent leurs désirs et leur amour d'une façon tranquillement conflictuelle, c'est-à-dire le plus souvent amicale, au contact de la société où ils ont des amis de leur âge, la phase de latence est plus facile à vivre pour les enfants. Mais cela ne va plus de soi lorsque les parents ne s'entendent pas ou n'ont pas une vie sociale que leurs enfants peuvent observer. Le corps du père a toujours, quoi qu'il en soit, une valeur émouvante, tant pour la fille que pour le fils; mais, en fonction de l'être et de l'agir du père, son paraître, il n'est pas toujours valeureux, pas toujours facile pour eux, face à la société, d'être la fille ou le fils de cet homme, leur père, de cette femme, leur mère.

Par exemple, il est difficile pour des enfants dont les parents divorcent et sont en conflit officiel, un conflit qui doit se résoudre par la remise de la garde de l'enfant à l'un ou à l'autre, de se sentir en sécurité pour utiliser de façon créatrice leur libido en société. La distance affective qu'il est nécessaire de prendre vis-à-vis des deux parents devient impossible du fait soit de leur conflit, soit du mode de garde décidé en faveur de l'un ou de l'autre. Ces enfants du divorce sont souvent amenés chez le psychanalyste pour des troubles cliniques. On retrouve, comme symptôme de leur souffrance, des altérations de la communication du sujet avec son schéma corporel, ou encore on retrouve des troubles de par l'invalidation de la sublimation des pulsions orales et anales qui avait été mise en route par les castrations de la petite enfance, avant l'Œdipe. Ces difficultés ainsi retrouvées d'une castration œdipienne non maintenue par le modèle parental coïncident avec les conflits familiaux, dévitalisent la libido engagée dans des sublimations antérieures[78]. Ces sublimations, qui donnent valeur à l'enfant en famille et en société en accord avec sa sexuation, s'étaient construites à l'époque où le parent qui donnait la castration était crédible sans conteste. Mais la séparation des parents a modifié chez l'enfant en cours de structuration et de croissance la valeur de modèle et de crédibilité de l'adulte, en tant que valeureux.

Et puis, il y a aussi, en sus de la pudeur qui est apparue dès l'époque de la différence sexuelle, mais plus encore à la castration œdipienne, une pudeur *symbolique,* qui joue sur le fait de se montrer ou de ne pas se montrer heureux lorsqu'on sent les parents malheureux, ou de se voir obligé à réussir, dans le seul but de consoler père ou mère de leur échec conjugal. L'enfant régresse alors, ou reste piégé dans la relation duelle pré-œdipienne qui se prolonge.

1. Ces arrêts de développement, ces retours en arrière, dont l'enfant se sent comme victime, ne sont pas sans rapport, pour lui, avec le jeu de l'oie.

Cas de Marc.

Je me rappelle cet enfant, appelons-le Marc, dont les parents, sans être divorcés, vivaient un drame conjugal d'incompréhension réciproque depuis la mort de leur fils aîné, un garçon extrêmement brillant, mort dans un accident trois ans auparavant. Marc, le second, qui, dans son enfance, promettait d'être tout aussi doué que l'aîné et n'avait présenté aucune difficulté jusque-là, se faisait depuis deux ans renvoyer de partout. Sur les conseils de psychologues, les parents - deux enseignants - l'avaient finalement mis en pension, à cause de ses difficultés caractérielles à la maison, et d'un comportement insupportablement provocateur vis-à-vis de son père. Il venait, quand je l'ai rencontré, de se faire renvoyer du lycée pour falsification continuelle de ses carnets et pour un comportement à nouveau provocateur vis-à-vis des professeurs et des surveillants. J'ai regardé avec lui ces carnets falsifiés que m'avaient apportés ses parents. En parlant avec lui, j'ai découvert, à mon étonnement, le *sens* des falsifications portées sur ce carnet.

J'ai appris de lui et de ses parents que, quand il était externe, il perdait toujours son carnet de notes et ne le donnait jamais à signer à ses parents ; et cette conduite, sur laquelle l'établissement scolaire passait quelques mois, le faisait finalement renvoyer. A présent, Marc étant pensionnaire, il lui était difficile de perdre son carnet. Il avait alors annulé quoi? les tableaux d'honneur des premiers mois, qui étaient inscrits sur ce carnet, et falsifié ses places et notes qui avaient été excellentes les premières semaines de son arrivée au lycée, pour se mettre, à la place, de mauvaises notes et de mauvaises places. Ce carnet, raturé et falsifié, était tombé aux mains du proviseur du lycée de province où Marc était placé depuis un peu plus d'un trimestre. Le proviseur, voyant ce carnet raturé, et recevant des plaintes continuelles concernant la conduite du garçon, avait décidé, pour l'exemple, de le renvoyer pendant huit jours.

Marc était un garçon de douze ans, bien développé, nerveusement très tendu. Coupable? Non : embêté. Et sur la défensive. «Je ne suis pas fou. Je ne sais pas pourquoi on m'amène chez vous.» Je lui ai demandé si le proviseur lui avait demandé les raisons pour lesquelles il falsifiait son carnet. «Non, il m'en a pas parlé.» Mais pourquoi les falsifiait-il? «Ben, c'était pour que mes parents ne sachent pas» (qu'il était bon élève). Et pourquoi fallait-il donc que ses parents ne le sachent pas? Là, c'était très compliqué. Il ressortait de son embarras à s'expliquer que, si ses parents savaient qu'il était très bon élève, lui ne pourrait plus l'être. D'abord, ce n'était pas juste. Il ne faisait pas d'efforts, et les bonnes notes lui tombaient comme ça. Et puis il n'était pas là pour consoler les parents de la mort de son frère aîné. Lui, ah oui, son frère aîné, ça, c'était un élève merveilleux. Toujours premier. Et lui, Marc, s'il avait de bonnes notes, il ne serait jamais un bon élève autant que l'avait été son frère. Et là Marc pleurait. Et puis, si on travaille bien en classe, on peut mourir. Ce sont des amis de ses parents qui l'avaient dit : à douze ans, et depuis l'âge de neuf ans, Marc mijotait cette petite phrase d'amis de ses parents après la mort de son frère aîné, cette petite phrase qui le taraudait. Ils auraient dit de l'aîné : «Il était trop intelligent, trop parfait. Cet enfant était de ceux qui ne doivent pas vivre.» Il donnait trop de satisfactions, il était trop bien. «Ce sont toujours ceux qui sont bien qui partent.» Des mots comme ça, qui se disent dans des moments de deuil, des propos de prétendue consolation entre adultes autour de la personne du mort. On connaît ces phrases - «Le malheureux, il a bien fait de mourir», «Les meilleurs s'en vont», etc. Ce sont des propos courants. Marc avait pris ces paroles comme prophétisant sa propre mort s'il avait, en classe, une réussite comparable à celle de son frère. Parce que lui, qui était aussi exceptionnellement intelligent, ne pouvait pas faire autrement que de réussir, et cela le terrorisait; et puis, en naissant, il le savait, il avait déçu son frère qui voulait une petite sœur, et, en disant cela, il pleurait encore.

Mon travail avec cet enfant a fort peu été un travail psychanalytique. D'ailleurs, il était venu dans la région parisienne chez ses parents pendant la semaine de son renvoi qui précédait quinze jours de vacances, après lesquelles il devait rentrer en pension. Avec son autorisation, et devant lui, au deuxième ou troisième entretien que nous avions ensemble, j'ai parlé au téléphone avec le proviseur de son lycée. Celui-ci fut stupéfait d'apprendre par moi que le carnet falsifié l'avait été pour substituer de mauvaises notes à de bonnes. Il n'avait pas du tout cherché à connaître les motivations de ce carnet raturé ; d'ailleurs, il n'avait jamais vu ça ! Or, c'est ce même proviseur qui réussit la cure du garçon ; non pas une cure psychanalytique, mais éducative et humaine. Il parla avec Marc, et ils décidèrent que, quand il retournerait au lycée, il irait d'abord voir le proviseur. Ce qui s'est alors passé, je l'ai su par le proviseur qui m'a téléphoné une ou deux fois au cours des deux derniers trimestres. Il avait avec Marc établi un pacte : il y aurait deux carnets, un sur lequel on mettrait les notes et les appréciations, dans leur état originel ; ce carnet serait gardé par le proviseur. Et les parents de Marc n'en auraient pas connaissance. Et puis il y aurait un autre carnet, concocté entre l'enfant et le proviseur, qui serait destiné aux parents, avec des notes et des places tout à fait banales, afin qu'avec la signature du proviseur les parents sentent que l'enfant était toléré, qu'il faisait son année scolaire, sans plus ; ainsi ils ne s'inquiéteraient pas trop, mais n'auraient surtout pas trop de satisfactions. Pour Marc, il était intolérable de leur en donner, car, comme il disait : « Je ne suis pas là pour leur faire plaisir. » En contrepartie de l'engagement du proviseur au secret du carnet, Marc s'engageait, lui, à ne plus déranger les classes en provoquant ses professeurs.

Ce pacte était astucieux. Marc était allégé d'une culpabilité magique à l'égard de son frère, qui lui interdisait de réussir en classe aussi bien que le mort, et aussi de sa crainte de mourir à son tour en étant, comme l'aîné, un modèle de fils. Il n'avait plus besoin de provoquer les professeurs à l'instar de ses parents ; et il engageait sa parole vis-à-vis du proviseur. Mais, surtout, la source même de son comportement était tarie. Cette source ? C'était que Marc était rendu fou, parce qu'il sentait l'attente, chez des parents dépressifs, de se sentir réconfortés par leur fils, au lieu de l'être l'un par l'autre, comme dans un couple accordé. Le proviseur avait tout à fait compris que cet enfant était soumis à un mécanisme d'autopunition, et il avait décidé de l'aider. La situation était difficile à tenir pour cet éducateur, et c'est aussi pour cela qu'il me téléphonait. Il aurait voulu, derrière le dos de son élève, téléphoner aux parents pour leur dire un secret qu'il trouvait difficile à garder ; mais il s'était engagé devant Marc, et je lui ai dit : « Il faut que vous alliez jusqu'au bout, sans cela, tout va rater. » Et il a tenu bon, heureux d'aider un fils d'enseignant, lui qui l'était aussi, à sortir d'un mauvais pas. En fin d'année scolaire, Marc avait fait une excellente année, tout en laissant croire par ses lettres à ses parents (qui l'avaient fort bien cru) que, semaine après semaine, il risquait d'être renvoyé, mais que cahin-caha, ça allait tout de même, etc.

Lorsque Marc est revenu me voir avec son père, sur un conseil que lui avait donné le proviseur, il a pu se passer entre nous trois une séance où la vérité s'est fait jour entre les deux hommes, où ils se sont vraiment parlé et compris ; mais Marc a fait promettre à son père de ne rien dire de tout cela à sa mère : elle n'accepterait pas, selon lui, son mensonge. Je pense que c'était pour qu'existe un secret, un pacte, entre ces trois hommes, le proviseur, un peu plus âgé que le père (et qui avait sans doute servi ici de grand-père), le père et Marc lui-même. Le père, par la suite, je l'ai su, a fait une psychanalyse.

Voilà une histoire qui montre qu'après un Œdipe qui s'était bien passé le drame de la perte de son frère avait pu conduire un garçon comme Marc pour ce qui s'ensuivrait d'angoisse mortifère et d'angoisse de castration dans le cas où il donnerait satisfaction à ses parents[1], à détruire l'image qu'il donnait et à se faire méjuger socialement. L'Œdipe de ce garçon était résolu bien avant la mort de son frère ; mais l'accident mortel avait fragilisé l'équilibre libidinal de tout ce qui restait de la famille. Si une psychanalyse avait été engagée (si le garçon y avait été motivé, ce qui n'était pas de cas), on aurait cer-

1. Je parle autant du Surmoi intériorisé qu'il avait construit en tant que second.

tainement retrouvé la rivalité entre frères de la petite enfance, rivalité totalement refoulée chez le second, toujours en admiration devant son aîné ; rivalité d'ailleurs sans doute réciproque entre deux garçons éloignés de deux ans par l'âge, et tous les deux surdoués. Cette rivalité avait certainement été revécue autrement au moment des fantasmes œdipiens, puis au moment de la rivalité que Marc avait montrée avec son père sous forme de provocation continuelle. La mère était enseignante, comme le père, et dépressive depuis la mort de son fils aîné. Tout ceci se serait explicité, avec le réveil de ce qui avait été refoulé, mais pas tout à fait symbolisé dans la petite enfance, la culpabilité, chez Marc, de n'être pas né fille. Mais dans la vie, ces énergies libidinales refoulées jouaient autrement leur jeu. Pourquoi ? Parce que, avec la résolution œdipienne, se produit chez l'enfant entré en phase de latence l'introjection caractéristique du Moi Idéal et du Surmoi préœdipien au Moi lui-même. Le narcissisme de son Moi, ce narcissisme primaire muté en narcissisme secondaire, était en l'occurrence exacerbé par l'introjection d'un Moi Idéal qui s'était construit sur un frère prestigieux et un père à satisfaire. Le Moi Idéal maternel, celui d'une enseignante valeureuse, avait compté aussi, et cette image maintenue de la mère réelle devenue angoissante, parce que dépressive, s'était certainement superposée au Moi du garçon y accentuant une sorte de féminisation des pulsions passives survenue depuis la mort du frère. La mère n'était plus sévère avec lui, elle n'exigeait plus, elle était trop déprimée. Au contraire, elle suppliait qu'il y ait la paix à la maison, qu'on soit gentil avec elle, que le père ne se mette pas en colère, etc. Tout cela avait eu un effet dépressif sur Marc, qui avait réagi par des pulsions actives agressives : cette mère, il aurait fallu la réparer, mais ce n'était pas à son fils de le faire, c'était à son mari. Il aurait fallu se faire pardonner par elle d'être resté vivant, lui, le second, qui n'avait pas autant satisfait sa mère que l'aîné, puisqu'elle aussi eût préféré une fille comme second enfant. Il aurait donc fallu que Marc se substitue à son frère. C'était impossible, et combien risqué ? Qu'il se substitue à son père, pour consoler sa mère, c'était pervers pour un enfant qui a accepté l'interdit des privautés câlines et de l'amour sensuel avec sa maman : ce qui est justement le propre de l'enfant qui a dépassé la castration œdipienne et est entré en phase de latence.

Tout cela se serait explicité dans une psychanalyse, mais tout cela, toutes ces forces inconscientes libidinales, jouait de façon inconsciente pour interdire prestance et réussite à Marc dans le milieu social qui était le sien, où qu'il fût. Si une solution n'avait pas été trouvée à cette course à l'autodestruction, à l'autodéréliction de soi, au rejet par la société, cet enfant serait tombé probablement dans une dépression semblable à celle de sa mère, ou plus encore. Il s'y serait perdu. Le fait est que son état mental avait assez inquiété le psychiatre qui l'avait vu en province pour qu'il ait conseillé au père de conduire Marc chez un psychanalyste, craignant que ses troubles caractériels n'évoluent soit vers un état plus grave - il n'avait pas dit lequel - au point de vue mental, soit vers un échec scolaire suivi de délinquance juvénile. Au vrai, il s'agissait, pour le sujet post-œdipien qu'était Marc, traumatisé, de sauver sa peau.

Avec Marc, nous voyons la fragilité d'une structure post-œdipienne pourtant réussie et saine à neuf ans; l'enfant, ébranlé à ce moment, a déclenché à douze ans une névrose d'angoisse et un état dépressif contre lequel il a lutté désespérément. Il ne savait pas, Marc, tout œdipien et post-œdipien qu'il était, se distancer de ses parents parce qu'il en était devenu le fils unique, le seul espoir, après le deuil difficile à faire d'un fils aîné exemplaire.

De la fragilité post-œdipienne.

Si la théorie psychanalytique pose qu'après un complexe d'Œdipe bien résolu l'individu dispose d'une libido solidement structurée pour l'avenir - et ce n'est pas faux - il faut ajouter que cette solidité a besoin encore de l'aide de l'entourage, et surtout que ne surgissent pas des incidents traumatiques émotionnels en cascade. La psychanalyse clinique nous permet de saisir cette dynamique inconsciente en jeu au cours de la phase de latence, après une résolution œdipienne faite tout à fait normalement, c'est-à-dire quand l'interdit de l'inceste a été nettement assimilé et que l'enfant est tout à fait intégré à la société de sa classe d'âge.

L'expérience des consultations nous montre que les enfants des deux sexes sont encore fragiles et pervertissables (sans que cela soit forcément visible), du fait que leurs réussites ou leurs échecs suscitent des effets dénarcissisants ou, au contraire, narcissisants, sur leurs parents. Et, en particulier, sur le parent auquel ils ont encore à se référer - selon leur sexe - pour advenir à une stature d'adulte. Alors qu'ils ont paru tout à fait sains dans leur vie familiale et sociale jusqu'à l'âge des options génitales et après l'Œdipe, qu'il n'y a pas eu d'incidents dans la réalité, voici qu'avec la nubilité, chez certains adolescents, ou encore chez certains jeunes adultes, apparaît une angoisse avec des effets d'épuisement qui désorganisent la psyché : des effets inhibiteurs, destructeurs, psychosomatiques. Dans le cas de Marc, tous les conseils convergeaient pour qu'on « mette ce jeune homme déprimé et en train de devenir caractériel dans un lycée climatique », le bon air devant lui faire du bien. Pourquoi pas ? Mais ce n'était pas du manque de bon air qu'il souffrait. A moins que ce ne soit du manque de climat harmonieux entre ses parents.

Tous ces jeunes gens qui, en fait, étaient prêts pour une sexualité adolescente et adulte souffrent, au moment où elle devrait apparaître, d'une véritable impuissance qu'il faut bien dire sexuelle qui s'ignore, qui est caractéristique de la phase de latence et qui ne préoccupera le sujet consciemment qu'après l'adolescence confirmée. Mais cette impuissance potentielle génitale ne frappe pas seulement le sujet, quant à son désir de rencontrer les autres et de se confirmer par son essor hors de la famille ; cette impuissance frappe aussi les sublimations des désirs prégénitaux déjà castrés. C'est ce qui se voit chez ceux qui ont des difficultés de concentration, des difficultés scolaires.

Il peut y avoir aussi des états d'angoisse mortifère qui provoquent des dépressions, des *acting out* de désespoir, à l'occasion de la soi-disant trahison d'amitiés, par exemple. Il ne s'agit pas nécessairement d'une amitié consciemment sexuée, ce peut être une amitié sentimentale intense, aussi bien homosexuelle qu'hétérosexuelle, mais vague, comme elles le sont à cet âge.

Cette trahison ressentie, c'est encore ce qui se passe quand les parents divorcent, alors que l'enfant, d'un sexe ou de l'autre, est en phase de latence ou dans la période pubère. S'il y a beaucoup d'enfants du divorce qui recourent à des psychothérapies de toutes sortes, il s'agit, le plus souvent - pour peu que ce soient des psychothérapies authentiques -, de psychothérapies de soutien des castrations prégénitales, lesquelles tendent à céder sous l'angoisse de la séparation des parents, et du choix entre l'un ou l'autre que l'enfant se croit tenu de faire, lorsqu'il entend parler tour à tour les partisans de l'un ou de l'autre des partenaires du couple. Il lui est très difficile de continuer à les valoriser tous les deux. Alors, une très forte amitié, marquée de l'exclusive narcissique, sert de refuge. Et si l'ami, ou l'amie, du moment trahit, c'est le drame.

Fragilité de l'adolescence.

Il y a aussi des adolescents qui ont l'air d'avoir passé l'Œdipe, mais qui n'ont pas du tout compris l'interdit de l'inceste homosexuel ou hétérosexuel, parce qu'ils n'avaient pas fait plus tôt l'expérience de leur puissance d'expression cohérente en tant que garçon ou fille et qu'il n'avaient pas eu, peut-être, de tentations érotiques homosexuelles ni hétérosexuelles pour leurs frères et sœurs, ou leur mère, avant sept ou huit ans. Cette conscience-là de l'érotisme peut survenir subitement avec la nubilité. Alors, les pré-adolescents se sentent troublés, les filles près de leur père, ou de leur oncle, les garçons près de leur mère, de leur tante, de leur sœur, parce qu'ils ne savent pas comment parler de ce qu'ils éprouvent. Les pulsions sont vécues sans mots, sans images, le corps est ému, ils ne savent quoi en faire ni à qui en parler. Et cela peut susciter des comportements pervers, souvent compulsifs, ou masturbatoires, dont ils se croient coupables, et à travers lesquels ils évitent en fait le travail d'arriver à leur fin ; c'est-à-dire de parler, de rendre visite à celui (celle) qu'ils aiment dans leurs fantasmes et dans le secret de leur masturbation. Comment vont jouer ces pulsions, si ce n'est pas envers des êtres humains et en particulier ceux qui remplissent l'imagination de l'adolescent? Elles vont susciter, chez l'adolescent solitaire affectif, la conquête illicite et compulsive de choses, d'engins : à défaut de la conquête d'amis, filles ou garçons, pour des activités de plaisir partagé. Elles vont susciter encore la passion pour des animaux, à qui l'on donne et desquels on reçoit des caresses valorisantes, à défaut de savoir écrire des mots d'amour et recevoir ou donner des caresses à ceux et à celles qui occupent la pensée. Ces garçons et ces filles refoulent souvent leurs désirs actifs, qu'ils sentent socialement coupables, et entrent dans un repli passif, impuissant, se traduisant parfois par un état chronique de fatigue, qui est en fait une fatigue hystérique, à leur insu. Ils ne peuvent pas faire du sport, ils obligent leurs parents à courir les médecins, dès qu'il y a une compétition, un travail quelconque, qu'une obligation de la société les concerne. Tout les épuise. Émotivité ténébreuse, cœur en chamade, tonus à éclipse. Malades? C'est le climat d'esseulement affectif dans lequel ils sont qui les déprime.

Des échecs à la réussite de leurs désirs ont des effets ambigus chez ces enfants. Ils se sentent bizarres, ils ne savent comment en parler, ils croient qu'ils sont seuls à éprouver des sensations sexuelles, bouleversantes, à la vue ou à la rencontre de l'objet aimé, ou de l'objet désiré qu'ils n'aiment pas. Ils voudraient se comporter comme ils voient tout un chacun se comporter, et cela leur donne tous les aspects d'une pathologie de cause anxiogène. Des processus compensateurs leur font parfois désirer de devenir peut-être pas meurtriers, mais délinquants, délinquants passifs, exhibitionnistes, cherchant à scandaliser, craintifs, s'agglomérant à un groupe moteur de marginaux subjugués par un leader. L'excitation que leur apporte la préparation d'un coup leur permet parfois d'entrer en contact avec d'autres de leur âge, ce qu'ils n'oseraient pas s'il ne s'agissait pas de se liguer contre les défenseurs des lois pour essayer de les feinter[1]. Transgresser les règlements, comme le faisait Marc en provoquant sans arrêt les professeurs et les gardiens de l'ordre au lycée, ou transgresser les lois de la société civile, c'est très tentant pour des garçons inhibés, des garçons et même des filles. Chez les filles, c'est plutôt le vol dans les magasins, pour éprouver la jouissance de la peur d'être prises. J'ai eu en analyse quelques femmes et jeunes filles qui appelaient ça de la cleptomanie : or, il n'y a pas là de cleptomanie, mais du vol hystérique, pour éprouver des sensations voisines de l'orgasme à tromper et transgresser les surveillants des grands magasins. C'est aussi le plaisir de se faire prendre et de plaider sa cause : qu'on est malade, qu'on n'a pas fait exprès, mythomaniser n'importe quelle histoire pour essayer de posséder, c'est le cas de le dire, les gardiens des magasins. Il y a tout un jeu du chat et de la souris avec ces policiers en civil, qui meublent de moments de détente la vie vide et angoissée de ces garçons et de ces filles. Et puis il peut y avoir dans certains cas l'envie de faire mal juger les parents à travers leur enfant, ou de leur causer des ennuis, parce qu'ils ne s'en occupent pas assez, de leurs enfants. Là, il y a tout à fait retour à la rétorsion de l'enfant devant sa souffrance de n'être plus l'objet de désir et d'amour exclusif de ses parents.

Peuvent apparaître de même, chez les jeunes des deux sexes, une homosexualité, ou plutôt une homosexualité de comportement revendiquée comme une homosexualité enracinée, avec arrogance passive chez les garçons, et cynisme actif chez les filles. Il y a, dans ce comportement spectaculaire d'homosexualité affichée, comme un abandon de la compétition. En l'occurrence, au plan de la sexualité; mais cet abandon de la compétition peut se voir sur tous les plans, scolaire, professionnel aussi. Il y a eu ainsi l'époque du «bof!» de groupes de jeunes gens pas au clair de leur sexualité, incapables de prendre

1. Voir le cas des oncles de Tony à leur adolescence : cas de Tony, p. 369.

la responsabilité de leurs amours et de leur indépendance pour assumer une relation amoureuse. En fait, ces homosexualités ou même ces hétérosexualités spectaculaires sont feintes. Ce sont des agissements réactionnels. Ce sont les cris de demande d'enfants prolongés, ignorants d'eux-mêmes et d'autrui. Ils se montrent autrement que ce qu'ils croient que la société admire et valorise, afin que la société compte avec eux, les remarque. L'alcool, la drogue à son début, quand des jeunes gens commencent à en goûter, font partie de ce mode de déréliction, d'abandon de la compétition et, peut-on dire, d'un mode de suicide lent et progressif.

Tout ceci, d'ailleurs, peut aboutir au suicide véritable, équivalent d'une scène primitive, celle de sa conception, dont l'adolescent se refuse à reconnaître qu'il a pris sa part dans l'acte initial de sa vie. Ces jeunes gens ne peuvent admettre que c'est de leur propre désir qu'ils sont nés, qu'il a été au jour le jour réassumé, et qu'ils ont survécu par lui jusqu'à aujourd'hui. On entend fréquemment un «Je n'ai pas demandé à vivre», sur un ton persécuté et revendiquant; parfois, c'est un «Personne ne m'aime», qui, en réalité, traduit un «Je n'ai personne à aimer», et on peut dire même plus : «Moi-même, je me supporte avec difficulté.» Ce désespoir de la solitude du cœur, au lieu de le reconnaître et d'en parler clairement, cet adolescent le retourne en revendications magnifiées, il se phallicise, oserais-je dire, dans un «Je m'aime vaincu». Et c'est dans un transport d'amour pour soi-même, un *acting* impulsif du désir de quelque chose d'autre, de quelque chose de nouveau, du désir d'en sortir, qu'ils se suicident, je crois, dans un ultime espoir de sensation érotique-nirvanique. Heureusement, il y en a qui se ratent (et c'est à partir de là qu'on peut psychanalytiquement étudier avec eux les processus qui les ont menés à ce point). Le sujet a veillé au cours de ce coma, et il est plus lucide après la tentative de suicide du Moi qu'avant. Et puis il est peut-être déculpabilisé de vivre, après avoir dépassé une occasion de mort imminente : puisque celle-ci a été refusée, cela veut peut-être dire qu'il faut jouer le jeu de la vie.

La plupart des enfants que les psychanalystes ont à voir

après la phase de latence et au début de la puberté sont des enfants qui manquent de moyens créatifs, de ceux qu'auraient pu leur faire découvrir les castrations de leurs désirs aux stades archaïques de leur développement. Dans les cas cliniques que j'ai pu étudier, ces castrations avaient été ratées, elles n'avaient pas débouché sur la symbolisation de pulsions, qui avaient été simplement refoulées, quant à leur objet, sans être utilisées pour la conquête d'objets licites apportant aux enfants à la fois du plaisir et la socialisation liée au partage de ce plaisir avec d'autres. C'est quelquefois aussi des enfants qui ont subi tôt une mutilation de leur image du corps, à l'âge du stade du miroir, ou encore à l'âge de la castration primaire. Ce sont alors des enfants dits psychotiques, inadaptés.

Mais ceux qui vraiment correspondent à des troubles névrotiques post-œdipiens, ce sont les sujets qu'on voit se cramponner au miroir des yeux de ceux qui les regardent, c'est-à-dire réussir non pour eux-mêmes, mais pour être vus, réussir sans projeter cette réussite dans un avenir adulte. Ces jeunes gens-là sont cramponnés à une image de leur visage, de leur corps, à leur aspect, à la surface de leur apparence visible. C'est l'inflation du donner à voir, pour cacher la détresse intérieure. Au moindre doute sur l'éventuel succès d'une entreprise visant à réaliser leur désir, un mur imaginaire se dresse, comme un obstacle entre eux et le monde. C'est l'angoisse du vide, de l'absurde qui entraîne le non-sens d'un projet, suivi du manque de dynamisme à le défendre et à l'assumer. Ils recourent au miroir pour se retrouver, ne pas se perdre complètement. C'est beaucoup moins grave quand ils recourent solitaires, maintenant, au transistor, à la musique, pour calmer et porter leur angoisse. C'est moins grave surtout lorsque cette musique solitaire les incite à se promener de façon rythmique en patin à roulettes ou à danser : car il y a là un plaisir de tout le corps, et qui fatigue, et qui, aussi, leur permet de se montrer indifférents en circulant au milieu des autres. Ils ressentent avec joie l'aise de leur schéma corporel. Et ces *joggings* que nous voyons partout, ces gymnastiques acrobatiques et rapides au cours desquelles on ne peut même pas penser, qui abrutissent, mais qui soutiennent une fausse allégresse en épuisant le corps, c'est tout de même mieux que la passivité et la drogue : c'est la recherche d'une survie physique, avec une aise de corps qui, à la minute, satisfait les tensions du corps, à défaut de satisfaire les tensions du cœur.

Il y a aussi la fragilité devant le premier amour, le premier amour sentimental, ou le premier amour sentimental associé à des projets d'avenir, du fait que le désir commence à s'en mêler. Jusque-là, ces jeunes gens n'avaient connu que des amitiés. Cette fois-ci, c'est un désir amoureux, et lorsqu'ils arrivent enfin à atteindre l'objet de leur amour, voilà que cette personne les repousse. Au lieu de considérer l'expérience comme un fait peut-être dû à l'inadéquation de leur imagination, qui a idéalisé la personne aimée, laquelle se découvre être, dans la réalité, tout à fait autre, ce n'est pas ce raisonnement que le jeune homme ou la jeune fille se font. Il s'agit immédiatement d'une déréliction insupportable. C'est immédiatement la résonance en eux - une résonance qui se décode dans leurs rêves, quand ils les racontent - d'une négligence ressentie lors de leur enfance, mais refoulée alors, la négligence dont ils se sont sentis l'objet de la part d'un parent aimé consciemment ; tout d'un coup, le rapprochement inconscient de ces deux épreuves les fait se sentir coupables, comme si était en soi incestueux d'avoir aimé quelqu'un qui n'a pas répondu à leur espoir. On voit des jeunes gens se suicider et ne pas se rater, ou d'autres, qui ne disent pas leur dépression, entrer dans des états psychosomatiques à effets organiquement graves. Il faut absolument qu'une personne qui ne soit pas un proche parent immédiat - il n'est pas toujours nécessaire que ce soit un psychanalyste, mais il faut quelqu'un de neutre et d'expérimenté, certaines grands-mères font ça très bien - entende le désespoir d'amour de ce garçon ou de cette fille, l'écoute, compatisse, sans consoler, sans critiquer, sans juger, mais en soutenant discrètement le narcissisme du délaissé.

Il se peut aussi que l'objet aimé par l'adolescent ou le jeune adulte, fille ou garçon amoureux, soit mis au pinacle, totalement idéalisé au point qu'il n'est pas même pensable, pour lui ou pour elle, d'entrer en communication avec cette entité sublime ; du coup, le sujet perd complètement tous ses moyens en toute chose. Il devient comme un chien couchant qui cherche à rencontrer son amour et passe sa vie à attendre des regards qui ne viennent jamais, et pour cause, puisque l'autre, à qui il n'ose même pas faire savoir qu'il l'aime, ne se doute pas qu'il ou elle est désiré(e), et puisqu'elle, ou il, vit dans de tout autres sphères que cet amoureux ou cette amoureuse transi(e). C'est l'érotomanie des jeunes gens, dont certains sont groupés en fans de leurs vedettes, de leurs héros ou de leurs héroïnes de rêves. Il y en a chez qui ce n'est pas bien dangereux, ça occupe leurs moments de loisirs et ça leur permet de se rencontrer entre fans ; mais d'autres vivent une véritable détresse de ne pas être remarqués, aimés, soutenus, dans la vie, par celui ou celle dont ils sont énamourés.

Il y a donc deux façons, pour un sujet qui a atteint le narcissisme secondaire caractéristique d'un post-Œdipe sain, d'être dénarcissisé, et d'une façon qui a rapidement des effets décréatifs et mortifères sérieux. Ou bien c'est la réponse négative à son désir, et il n'a plus alors de quoi continuer à exister, et c'est la destruction de toutes ses images du corps, qui lui fait perdre les droits et les moyens même d'essayer de séduire. Ou bien l'autre désiré réagit comme si ce désir ne le concernait même pas, ce qui peut, chez l'amoureux, être compris comme si son désir était interdit par une pseudo-magie : cela réveille chez l'adolescent et l'adolescente les affres de l'époque œdipienne, la hantise d'être de trop, la jalousie térébrante pour ceux ou celles qu'ils voient être accueillis alors qu'eux n'y arrivent pas ; et cela peut provoquer, au lieu d'une déréliction menant à un suicide lent ou rapide, un acte vengeur visant le rival plus heureux. C'est en particulier ce qui se passe chez des sujets dont on peut retrouver, quand on connaît leur histoire, qu'ils n'ont pas été narcissisés quand ils étaient enfants, au moment des castrations, lesquelles (comme réalités, face au rêve, que tout enfant est obligé de subir) n'ont pas été ressenties comme promotionnantes, mais comme des épreuves pénibles en un temps où leurs frères et sœurs avaient l'air d'être les objets préférentiels des parents.

Ces castrations mal données et mal reçues, données sans respect ni compassion pour leur souffrance à des enfants qui les reçoivent comme des claques, font que, après des périodes de latence à peu près vivables et des débuts d'adolescence supportables, les premiers échecs amoureux hors de la famille, qu'il s'agisse d'un amour clairement hétérosexuel ou homosexuel ou seulement vaguement teinté de sexualité, étreignent le jeune de culpabilité. D'une culpabilité totalement imaginaire, qui n'a rien à voir ni avec la responsabilité d'actes malencontreux qui auraient fait rater un bonheur ni avec aucune logique. On connaît le test qui raconte une histoire où un petit garçon, ou une petite fille (selon le sexe de l'enfant que l'on teste), a eu un différend avec son père ou avec sa mère à qui il avait désobéi, alors qu'un autre enfant est en très bons termes avec ses parents. Dans le test proposé, qui est un test parlé, les deux enfants sont censés emprunter le même chemin et passer par un pont qui, par accident, s'écroule. L'un des deux enfants est tué dans l'accident. Lequel ? Un enfant en phase de latence, ou en début de puberté dont la résolution œdipienne n'a pas été symboligène, ou un enfant très jeune, dira de la même façon, immédiatement, que celui qui a été tué, c'est celui qui avait désobéi. Au contraire, un enfant qui a bien vécu sa phase de latence, un adolescent confiant en lui et qui supporte d'être évincé par ceux qu'il choisit comme élus, celui-là répond immédiatement : « Mais comment peut-on le savoir ? » Chez celui qui donne la mort accidentelle à l'enfant désobéissant, il y a projection sur les entités du monde d'une pensée magique, concernant la toute-puissance parentale, le Surmoi. L'enfant projette ainsi ce qu'il voudrait posséder et qu'il croit que ses parents possèdent : la toute-puissance. C'est là évidemment une castration ratée, parce que tout parent doit être ressenti par son enfant comme quelqu'un qui ne possède pas la toute-puissance, mais qui se sent responsable de son enfant et souffre d'être obligé de le faire souffrir pour l'aider ; qui compatit, parce qu'il est passé par là lui aussi, et sait l'expliquer à son enfant. L'enfant non castré n'a pas été habilité à le comprendre, lorsqu'il était jeune et même moins jeune, par des conversations avec ses parents, à la suite d'incidents réels ou d'histoires racontées ou de faits divers : toutes choses dont les parents, lorsqu'ils sont soucieux de l'éducation et du développement, parlent avec leur enfant. L'enfant n'a pas été initié, par exemple, au fait que désobéir peut parfois être nécessaire pour gagner son autonomie et pour sortir d'une situation bloquée, à condition que celui qui désobéit ait bien réfléchi à ce qu'il fait, qu'il en ait mesuré les risques et qu'il ait décidé par lui-même de les affronter, y compris le risque de déplaire et d'être grondé par ses parents. C'est vrai que des gens expérimentés, ce que paraissent être les adultes, savent prévoir des dangers que les enfants ne peuvent pas prévoir. Malheureusement, beaucoup de parents prévoient aussi des dangers qui n'existent pas, et ils inhibent par leurs interdits abusifs ou leurs prophéties absurdes le désir qu'a tout enfant de devenir autonome, le devoir et le désir de penser par lui-même et de prendre ses risques lorsqu'il en a décidé.

Je reviens à ce *leitmotiv :* ce serait le rôle de l'école de soutenir chez les enfants l'esprit critique à l'égard des dires des adultes et des règlements souvent absurdes auxquels on les soumet, et que l'enfant se croit coupable de transgresser, alors qu'il en a le devoir.

Éveiller le sens critique par rapport aux détenteurs du pouvoir est aussi très important ; et, si les parents ne peuvent pas le faire, ce sera à l'école de le faire. Les détenteurs du pouvoir sont, aux yeux de la Loi, ceux qui sont chargés, par exemple, de la faire respecter. Mais ceux qui veulent utiliser en manipulateurs leur pouvoir et qui s'identifient avec leur rôle sont de mauvais maîtres ; on peut aider les enfants à les tolérer un temps, mais il faut soutenir aussi l'exercice du sens critique en face de ces comportements autoritaires qui n'ont rien de sensé, et qui ne sont que de l'autorité pour l'autorité, c'est-à-dire qu'ils sont dépourvus de sens humain, socialement utile.

L'anorexie.

Dans la pathologie des images du corps après la castration œdipienne, puis la période de latence, au début de la vie responsable en société, les adolescentes présentent très souvent, au point de vue clinique, des problèmes d'anorexie, quelquefois légers, mais qui peuvent devenir fort graves. Il faut comprendre ce symptôme par rapport à l'image du corps. Il ne remonte pas au moment de l'Œdipe, mais bien avant, entre trois et six ans. L'Œdipe n'a fait que remanier ce qui s'était passé quand ces fillettes étaient plus jeunes, au moment de la castration primaire, c'est-à-dire lorsqu'elles ont accédé au savoir de leur appartenance sexuelle et à la fierté, narcissiquement gratifiante, d'advenir femmes comme leur mère. Moment qui se dialectise aussi selon la valeur du nom du père, tel que la mère sait en susciter la conscience; car c'est autour d'un homme, représentant phallique valeureux, que s'organise chez la fille toute la sexuation. Les fillettes qui ont accepté, au moment de la castration primaire, à trois ans, le renvoi de leur vie sexuelle jusqu'à la nubilité, mais qui ont été convaincues de la valeur de leur personne en tant que fille de tel homme et de telle femme, ces jeunes filles-là font rarement - je n'en ai jamais vu - de l'anorexie. Quand elles arrivent à la puberté, elles savent garder le phallisme nécessaire de leurs pulsions archaïques, c'est-à-dire une activité industrieuse, une activité au service du jeu, une activité au service de la vie sociale; elles réussissent dans la vie scolaire et sociale. Avec pudeur, sans honte d'elles-mêmes, elles sont heureuses de se montrer à leur avantage et d'attirer les regards d'autrui quand leur corps se développe et qu'elles deviennent des jeunes filles. Elles rivalisent avec les autres filles sans culpabilité.

Il faut tout de même savoir que, parmi ces jeunes filles qui arrivent à la nubilité après un Œdipe réussi et une phase de latence socialement réussie, il y en a qui, au moment de l'adolescence, se déguisent, pourrait-on dire, en faux garçons. Ce n'est pas toujours un signe d'homosexualité en cours de construction. C'est parfois signe d'un trop-plein de richesses féminines, parfois résistance à laisser parler des désirs passifs de séduction, et c'est aussi tactique prudentielle : car il est très difficile pour une fille qui suscite les regards et les désirs des garçons, et la rivalité des autres filles, de continuer d'acquérir des armes pour la vie sociale. Elle peut être tentée de lâcher la compétition scolaire. Or, actuellement, on sait à quel point il est important d'être apte à gagner sa vie pour une femme qui veut être autonome dans toutes les situations, surtout quand elle sera chargée d'enfants, pour le cas où sera nécessaire son salaire, ou bien pour celui où elle conservera seule l'enfant. Les pulsions passives dominantes des filles à la puberté peuvent entraver la réussite dans un métier; et les filles genre «garçon manqué» sont parfois beaucoup plus hétérosexuelles de désir que des filles soi-disant très féminines, dont le charme féminin est reconnu et vanté par tous et qui, quelquefois, ne sont ni garçon ni fille, mais passives à l'extrême, et qui attendent d'être l'objet d'élection d'un être phallique, quel qu'il soit, qui leur donnera tout ce qu'elles ne cherchent pas à se procurer par elles-mêmes - c'est-à-dire les possibilités de la vie en société - en tant que parasites, légales ou illégales. Lorsqu'elles trouvent un homme qui les prend en charge, époux légitime ou amant régulier, c'est pour elles un répondant phallique social dont elles profitent comme un bébé profite du sein maternel et de l'adulte tutélaire dont il est dépendant. Lorsqu'elles deviennent femmes et malheureusement mères, elles ne sont pas capables d'élever leurs enfants. Elles peuvent être bonnes nourrices, bonnes gestantes, mais leurs enfants sont élevés par elles dans le narcissisme de leur propre personne sexuée. Elles ne peuvent pas donner aux enfants les castrations et susciter en eux la symbolisation des pulsions dont est interdite l'expression brute. Ce sont des éducatrices du bien manger, du bien faire, du bien paraître, mais non du devenir désirant autonome d'un garçon ou d'une fille.

L'anorexie mentale ou la boulimie, ces syndromes beaucoup plus fréquents chez les filles que chez les garçons au moment de l'adolescence ou de la puberté, sont ainsi des symptômes qui ont leurs racines libidinales autour de l'époque d'une castration primaire qui a été très mal soutenue par l'éducation de la mère. Chez les garçons, la boulimie est parfois un syndrome pendant la période œdipienne ; et, pendant la phase de latence, c'est plutôt l'anorexie ; à l'adolescence, c'est de nouveau la boulimie. Chez les filles, c'est au moment de la poussée pubertaire, et après, que l'anorexie survient. Cela vient de ce que les pulsions génitales de la fille reprennent une organisation économique un peu semblable à celle des pulsions orales : c'est que, au moment du sevrage, les pulsions orales relatives au désir du sein (je ne parle pas du besoin du lait, je parle du désir du sein comme objet partiel de la mère) peuvent avoir été refoulées sans que la symbolisation dans la relation de sujet à sujet, pour le plaisir, entre le bébé fille et sa mère, ait remplacé et dépassé de beaucoup l'intérêt tactile et gustatif du sein pour la bouche du bébé fille. L'intérêt pour la relation à la mère et le désir sexuel au sens large sont, chez ces filles qui deviennent des anorexiques, totalement refoulés, sans être mutés en relations interhumaines avec la mère et les femmes. A la puberté, l'intérêt pénien, l'intérêt pour le phallus, qui est représenté chez l'homme par le pénis, comme il l'est chez la femme par les seins, fait que la poussée pubertaire, la croissance des seins, l'arrivée des règles, signifient pour la jeune fille, consciemment et inconsciemment, sa possible fécondité. Or, le couple de ses parents vit en l'occurrence, le plus souvent, sur un mode infantile, dans un climat soit agréable, soit désagréable ; et l'idée inconsciente de grossesse n'est pas supportable pour ces fillettes. Leur hantise consciente est de grossir. Elles vivent une espèce de magma conflictuel, dans lequel la sexualité d'adulte s'engouffre, marquée d'un signe négatif, l'horreur d'avoir de la poitrine, des seins, l'horreur d'être grosse. Cela demande à être analysé, et il s'agit de perturbation dans les relations réelles entre la fille et sa mère, entre la fille et la nourriture, entre la fille et son père, entre sa féminité imaginaire et son inexpérience des garçons, entre la fille et son miroir. Grossir, mot inconsciemment référé à celui de grossesse, dangereux pour l'esthétique d'une jeune fille qui veut séduire : cela, soi-disant, l'empêcherait de plaire. Mais c'est surtout à elle-même dans la glace, à elle-même dans son propre regard, qu'elle veut plaire, en effaçant toutes les rondeurs féminines de son corps, même les plus discrètes. Le désir pour le père se déguise alors soit en affection compliquée et conflictuelle, soit au contraire en fuite manifeste loin de sa vue et refus de répondre quand il lui parle. Son problème est enraciné dans un conflit d'amour et de désir vis-à-vis du père, et dans un conflit de féminité rivale avec la mère dont l'enfant est restée comme un bébé-chat : la mère, certes, s'en soucie, mais jamais elle ne l'a vraiment considérée comme une jeune fille allant-devenant femme. Le narcissisme de la jeune fille est pris dans un marché de dupes. Elle vit des conflits inconscients tout à fait autonomes, datant de ses trois à six ans, et qui n'ont que très peu à faire avec le comportement actuel de ses parents à son égard, comportement en réalité secondaire, lié à leur inquiétude justifiée concernant son état de santé délabré.

Grossesse et image du corps.

Les vomissements de la grossesse, chez la femme enceinte, viennent eux aussi d'un conflit datant de l'image du corps du petit âge, à la fois au sevrage et au début de l'Œdipe.

Quant aux appendicites, chez les garçons comme chez les filles, ce sont des troubles psychosomatiques en rapport avec l'époque où ils imaginaient la conception selon une technologie digestive. Ces fantasmes sont depuis longtemps dépassés, mais il y a eu une époque où ils ont été opérationnels et ont laissé les possibilités d'une infection, plus tard, en tel endroit du schéma corporel, du fait même que l'image du corps gravide des femmes enceintes était vue comme un plein de caca magique. Les garçons, ou même les filles, supposaient derrière la parturition un cas particulier de puissance anale de la mère. L'enfant incestueux inconscient que tout enfant avant l'Œdipe désire porter, à l'instar de sa mère, en gage de l'amour et du désir qu'il a pour son père (et je ne parle pas seulement pour les fillettes, mais aussi pour les garçons), cet enfant incestueux, inconscient, il faut vraiment l'avorter, avant de pouvoir liquider son Œdipe. L'appendice devient ainsi le siège d'une inflammation et il faut le retirer, pour sauver le sujet d'un piège archaïque qui réaliserait, dans le dysfonctionnement du schéma corporel, le fantasme d'un désir qui autrefois n'a pu se dire clairement chez l'enfant. C'est donc son corps qui répète un dire, qui le signifie, dans cet appendice : un dire qui, actuellement, n'a vraiment plus de sens pour l'enfant qui a atteint sept-huit ou quatorze-quinze ans. Il est possible que le lecteur soit très étonné de ce que je viens d'écrire, mais, s'il fréquentait des enfants, il verrait combien est surprenant le nombre de ceux qui fantasment, qui claironnent à tout le monde, qu'ils vont avoir un bébé, et qui supposent et montrent qu'il est dans leur corps, dans leur ventre. Il n'y a évidemment rien d'autre qu'à rire : «Ah, tu crois vraiment!» Ils l'ont dit. Et, pour ceux-là, ça ne fera pas d'appendicite plus tard; c'est pour ceux qui refoulent ce désir et qui n'en parlent pas que le corps aura à le signifier avant qu'ils ne quittent l'enfance. Voilà la différence : la parole exprime un désir et évite que ce soit dans le corps que ça parle, si ce n'est aujourd'hui, plus tard. C'est pourquoi les fantasmes des enfants, quand ils les parlent, ne doivent provoquer ni échos, ni dénégations, ni sentiments; on laisse les enfants parler, c'est tout et c'est suffisant; ces propos sont libérateurs pour ce qui est en cours d'être sainement refoulé; après quoi, ce sera symbolisé autrement que dans le corps, et de façon culturelle. Les pulsions féminines du garçon se subliment alors autrement qu'en portant un fruit de chair, et les pulsions émissives génitales de la fille se subliment autrement que dans le désir de faire elle-même un enfant à son père.

HYSTÉRIE ET PSYCHOSOMATIQUE

Les développements donnés tout au long de ce travail à la notion d'une image du corps tout à la fois référée au schéma corporel et distincte de lui m'amènent à préciser comment se joue le rapport entre le corps réel et l'image dynamogène libidinale inconsciente que le sujet s'en fait, et la différence par rapport au narcissisme des symptômes dus à l'hystérie et de ceux dus à des troubles psychosomatiques.

On a donné le nom d'*hystérie* à des comportements qui avaient inconsciemment des visées manipulatrices de l'autre; tandis qu'on donne le nom de troubles *psychosomatiques* à des atteintes fonctionnelles dans le corps qui ne sont pas dues à des causes organiques : il n'y a pas d'infection, il n'y a pas même, du moins au début, de troubles lésionnels; il n'y a pas de troubles neurologiques; et pourtant l'individu est déréglé dans sa santé, il souffre. Son corps est malade, mais l'origine de son dérèglement fonctionnel physiologique est un désordre inconscient psychologique.

De toute façon, hystérie comme psychosomatisme, le ou la malade souffre réellement et est gêné dans son activité psychosociale. Dans les troubles dits hystériques, l'individu est plus souvent femme, dit-on; j'en doute[1].

L'individu hystérique se porte dans l'ensemble bien, mais,

1. Je pense que le fait de parler d'hystérie surtout chez les femmes vient de ce que l'hystérie, chez l'homme, est utilisée beaucoup plus socialement que chez la femme, dans des comportements phallocrates, dans des comportements de prestance, qui sont appréciés comme valeurs par la société, donc narcissisants pour le sujet et opérationnels quant à son agir sur autrui. Ce qui fait qu'on dépiste davantage l'hystérie de la femme, c'est que, quand elle échoue à atteindre son but et que sa souffrance narcissique en est surexcitée, elle persévère parfois dans le même symptôme, inconscient dans sa source, et que l'hystérie, de ce fait, apparaît sans lien avec la réussite sociale. Moyennant quoi, on appelle hystérie chez la femme ce qui est moyens admirés comme accessoires de la réussite sociale chez l'homme.

par des troubles « mimiqués » qui viennent soudainement, il se complaît inconsciemment dans une manipulation de l'autre, je dirais par des moyens de faible. Chez la femme hystérique, une libido frustrée se traduit par des scènes spectaculaires qui la paralysent, et qui rendent coupable son conjoint qui ne la satisfait pas sexuellement ; mais elle-même éprouve quelque chose de l'ordre de l'orgasme inconscient à l'occasion de ces scènes : elle a une économie libidinale qui aboutit, à l'occasion des crises, à une décharge nerveuse inconsciente, suivie de bien-être, comme dans un orgasme.

C'est la vie interindividuelle, la vie de relation que l'hystérique entrave, à travers ou la bonne marche de son couple, ou ses relations de travail ; tandis que le psychosomatique n'entrave pas la bonne marche des relations affectives qu'il a avec les autres : c'est le médecin qui devient chez lui l'objet de la manipulation, par l'état chronique d'un malade à tout bout de champ patraque, sinon vraiment inquiétant.

Une *paralysie hystérique* gêne ou fait souffrir un individu, inconscient de ce que c'est lui-même qui l'a provoquée ; son but inconscient était de manipuler un autre par qui il se sent frustré, mais finalement il devient prisonnier d'un dire dans son corps, qu'il croit être attaqué par un agent extérieur, microbien par exemple, ou par un accident dû à sa maladresse, et qui l'empêche de bouger. Il se sent victime d'une cause qui lui est étrangère, alors qu'en fait, sans le savoir, c'est lui qui s'autovictimise, pour un but inconscient, qui est d'agir sur son entourage ou de s'empêcher lui-même d'agir. Quand il s'agit de psychosomatique, on a affaire aux effets d'une lutte inconsciente (à décoder) entre les instances de la psyché, en contradiction à l'intérieur même de l'individu ; alors que l'hystérie est une lutte imaginaire entre un individu et un autre, dont il désire ou redoute inconsciemment une satisfaction dans une réalité qu'il ne sait pas maîtriser autrement. Freud cite ainsi le cas de paralysie hystérique du bras d'une jeune fille dont le frère s'était cassé la jambe, à l'occasion de quoi l'un de ses camarades était venu lui rendre visite à domicile. La jeune fille s'était éprise en secret du jeune visiteur. Mais le frère guéri ne faisait plus venir son camarade à la maison. Sans le savoir, elle, qui désirait revoir le jeune homme, mais qui ne pouvait ni se l'avouer ni le dire, avait paralysé son bras pour imiter son frère. Son bras à elle était comme dans un plâtre imaginaire, avec cette logique magique inconsciente : «Si un membre était immobilisé, le jeune homme reviendrait.» C'est sous hypnose que Freud a fait parler cette jeune fille du sens qu'avait son bras immobile et comme cassé. Dans le sommeil hypnotique, le sujet du désir est tout à fait lucide en ce qui concerne le Moi; la jeune fille endormie savait donc que son bras immobile était un appel à la visite du jeune homme. Le Moi adapté au langage ambiant n'a pas accès au signifiant du désir, du fait des résistances qui se développent en lui et qui empêchent le sujet de dépasser les tabous qui ont accompagné son éducation. Endormie, la jeune fille pouvait dire son espérance d'une visite du jeune homme. Cette compréhension d'elle-même, elle ne l'aurait pas eue au réveil, si Freud ne lui avait pas dit ce qu'elle avait révélé sous hypnose. C'est d'ailleurs devant les dégâts émotionnels narcissiques de pareille révélation que Freud s'est rendu compte qu'il était inutile, et même nuisible, de travailler en rapprochant brusquement l'inconscient du conscient par un travail sous hypnose révélé ensuite au dormeur : cela ne pouvait que créer des traumatismes.

Freud a prouvé qu'il valait beaucoup mieux travailler avec les résistances mêmes du sujet conscient à dire la vérité de son désir inconscient. Car, une fois qu'elles se sont exprimées et qu'a été analysée leur période d'organisation, les résistances n'ont plus lieu de demeurer. Plus précisément, au cours de ce travail entre l'analysant et l'analyste, le transfert de la relation émotionnelle avec les personnes de son enfance s'établit sur l'analyste et, les résistances y étant épuisées, le désir peut se dire et être remis en relation avec l'époque où il était apparu pour la première fois.

Au lieu de la révélation sauvage, souvent traumatique et inutilisable, de désirs refoulés, *Freud a inauguré la cure des troubles psychosociaux par la médiation du transfert* que le patient fait sur qui l'écoute et l'assiste, au cours de rencontres rythmées contractuellement dans le temps, toujours dans le même espace, moyennant paiement. La relation entre ces deux participants devient l'occasion d'expériences ou revécues du passé, ou nouvelles, pour le patient, qui se trouve en même temps confronté à une marge d'appréciation, différente entre le psychanalyste et lui, quant à l'imaginaire et à la réalité du matériel apporté, séance après séance. D'où, pour le patient, une maturation : laquelle procède de l'élucidation sans culpabilité de ses désirs qu'il parle ici sans les agir, et du langage dont il dispose pour les exprimer. Ce travail le conduit à saisir la valeur qu'ont relativement les uns aux autres ses désirs, leur dire ou leur taire, selon l'éthique au jour le jour qu'il critique sur le divan. Cette éthique est réajustée au développement de son niveau de conscience qui se dégage d'*a priori* archaïques, et de son jugement - conscient - qui s'affine à l'égard du lien à son psychanalyste. Lien qui se «désintimise», se banalise, se désenchante. L'analyste, guide du travail subjectif de son patient, n'intervient jamais dans la réalité qui suscite chez celui-ci des actes à poser, des décisions à prendre, selon celui ou ceux de ses désirs qui sont à négocier avec le social, pour les assumer au mieux de leur réalisation. La cure se termine par le *quitus* réciproque entre l'analysant et l'analyste, le premier n'étant plus motivé à continuer une remontée de son histoire qui ne l'intéresse plus, et le second, de préférence, d'accord.

Un cas d'hystérie chez un jeune garçon : Alex.

J'ai eu l'occasion de connaître un enfant, un garçon de treize ans, qui s'était cassé plusieurs fois le bras droit et dont il était impossible de mobiliser le coude une fois le plâtre ôté. Son bras était resté figé, alors que la radiographie ne montrait pas d'obstacles à l'extension et à la flexion de l'avant-bras sur le bras. Au cours d'une ou deux semaines d'une rééducation qui traînait, le garçon s'était recassé le même bras. Nouveau plâtre, puis déplâtrage. De nouveau, impossibilité de mobilisation du bras droit. Puis, troisième fracture du même bras, donc troisième plâtre. Bien sûr, encore une fois, le plâtre ôté, pas de mobilisation possible.

Pour confirmer que le coude était absolument libre dans ses mouvements, la radiographie ne montrant pas d'anomalie articulatoire (c'était à la consultation de chirurgie d'un hôpital d'enfants), on avait donné une bouffée d'anesthésie générale au garçon : sous l'anesthésie, son bras totalement libre s'était montré parfaitement mobilisable passivement. La récupération fonctionnelle n'aurait donc pas dû poser de problèmes dans son cas. Au réveil de l'anesthésie, on aurait cassé le coude du garçon si on avait essayé de le lui faire mobiliser. Et lui-même, s'essayant à le faire, n'y arrivait pas. Il ne ressentait pourtant aucune douleur dans ce membre supérieur infirme. C'est à ce moment-là que le chef de service, sachant que moi, l'externe de la consultation, j'étais psychanalysée, me demanda si je pouvais m'occuper du garçon et lui faire admettre que rien ne s'opposait, dans la réalité, à la récupération de la mobilité de son bras.

J'acceptai, le garçon aussi. Alex vint ainsi tous les deux jours à la consultation de chirurgie, dans une autre pièce que celle des soins. Nous restions ensemble pendant une bonne demi-heure des deux côtés d'une table. Il dessinait, et nous parlions. Je ne l'avais pas soigné moi-même pour sa fracture, ni au moment de l'anesthésie, ni pour aucune tentative de rééducation. J'étais donc dans des conditions classiques pour jouer le rôle de psychothérapeute. Au bout de très peu de séances, le désir inconscient qui obligeait Alex à l'immobilisation de son bras apparut clairement. Il vivait dans la «zone», une région spécifique défavorisée, proche de l'hôpital. Il avait une sœur, son aînée de quatre ans, qui l'aurait séduit lorsqu'il avait huit ans - donc cinq ans plus tôt - et elle douze, du moins le disait-il. Vrai ou faux ? Cette sœur, il l'aimait bien ; il avait un petit frère de quatre ans plus jeune que lui, qu'il aimait bien aussi. Il me parla de son désir réel pour sa sœur. Désir réel, souvenirs avoués avec une certaine gêne, d'avoir joué à se croire le mari et elle, sa femme, lors d'une scène de tendresse pseudomaternelle entre sa grande sœur, lui; et son petit frère. Mais ce n'était pas ça qui était important, disait-il. A une autre séance, il me dit que l'important, pour lui, c'était un rêve qui l'embêtait, mais il ne pouvait pas le dire. Il dessinait des agressions au couteau, machinalement, tout en parlant, et ses dessins étaient associés au non-dire de ce rêve à répétition. Il associait sur ce rêve, de séance en séance, et suivant les caractéristiques variées du récit, il le mimait aussi, tout en le racontant.

Un jour, pendant qu'il mimait une scène, une variante de ce rêve où sa «grande sœur» figurait (c'était ainsi que, dans son rêve, il la nommait, alors que dans la conversation banale, il disait toujours «ma sœur»), il se mit à mobiliser son bras droit, à son grand étonnement, comme si sa main, armée d'un poignard imaginaire, visait ma personne, supposée représenter la place de la grande sœur dans le rêve. Nous avons pu parler de ce qu'il venait de mimer et, en même temps, le comparer aux dessins que, machinalement, il faisait tout en parlant. Cela pouvait signifier que son bras droit, armé d'un couteau, était susceptible de donner un coup mortel à sa sœur, ou peut-être à sa mère de quand il était petit, puisqu'il parlait de grande sœur, ou à une autre femme, comme moi, par exemple. Avoir son bras droit paralysé, évidemment, cela l'empêchait de faire un malheur. Cet empêchement lui venait de sa conscience humanisée - conscience inconsciente peut-être - de l'interdit de l'inceste, de l'interdit du meurtre. L'interdit du meurtre, nous l'avons vu, vient avec la castration anale, et l'interdit de l'inceste avec la castration œdipienne. Ce qui se traduisait pour lui par la culpabilité d'une transgression incestueuse, sa sœur avait tenté de le lui imposer, en même temps que la culpabilité du meurtre éventuel de sa sœur, meurtre qui pouvait être d'ailleurs le déplacement symbolique de son désir incestueux archaïque à lui, puisque, nous l'avons vu, dans l'image du corps du petit garçon, la magnificence de l'érection pénienne et le désir qui l'accompagne pour l'objet élu maternel font que l'enfant rêve de trucider son objet d'amour.

C'était une réponse à sa sœur qui, actuellement, dans la réalité, à dix-sept ans pour elle, et pour lui treize, voulait qu'il partage avec elle le grand lit des parents où elle couchait depuis quelques mois que leur mère était à l'hôpital. Elle le pressait d'accepter. Elle disait qu'on mettrait entre eux un polochon, mais lui refusait. Tel était le conflit actuel. Alex préférait coucher par terre ou dans l'autre pièce du logement, qui en avait deux, où dormaient le père, quand il était là, et le petit frère. Pourtant, ils avaient partagé le même matelas, lui et sa sœur, dans leur petite enfance, et encore avant le départ de leur mère à l'hôpital. Mais maintenant, il ne voulait plus. En réponse à sa sœur qui lui proposait un peut-être semblant de corps à corps qui lui ferait plaisir, à elle, il voulait répondre par un corps à corps qui tue, et c'est cela dont il se défendait inconsciemment.

Sa paralysie hystérique était une auto-mutilation imaginaire, indolore, malcommode, mais moins grave que les fractures véritables auto-mutilantes. Ce n'était qu'un mime inconscient; il tombait, et toujours sur le même bras qui se fracturait. La fracture réparée, il se fracturait à nouveau. Mais l'hystérie, dans le sommeil anesthésique, disparaissait. C'est dès qu'il était conscient qu'elle le fixait dans l'impotence totale du bras meurtrier, devenu non mobilisable. Alex avait presque treize ans, il atteignait donc la puberté. Il était en pleine croissance, et cette puberté avait réveillé en lui le souvenir d'une séduction, pourtant dans ses dires bien antérieure. Séduction au cours de laquelle sa sœur l'avait, disait-il, obligé à la masturber, après qu'elle lui en eut fait autant. Ce souvenir, si ce n'était pas un fantasme, raconté avec très peu d'affect, était sans doute à l'origine d'un désir inconscient. C'était peut-être le souvenir-écran d'un désir fantasmé à l'âge du petit frère, désir hétérosexuel encore peu rival avec le père, mais désir de mâle, qui s'exprimait en désir de pénétration sur la personne de sa sœur ou de sa mère avant l'époque œdipienne. Il avait déplacé la pénétration pénienne sur la pénétration d'un couteau. Bien que son bras fût paralysé, sa main pouvait dessiner des représentations graphiques. On pouvait voir une main, armée d'un couteau de boucherie, mais jamais on ne voyait sur le même dessin la personne éventuellement visée par le couteau. C'est autour de ces

CELT EN OC

FESTIVAL MONTAUT (09)

DU 31 MAI AU 1ER JUIN 2019

REPAS 4 CONCERTS LE 1ER JUI
MOULES / FRITES À VOLONTÉ
VIN, CAFÉ ET DESSERT COMPRIS

15€ EN PROMOTION SUR LE SITE
HELLOASSO-PADÈNES, AVANT LE 28 MAI 2019
PRENEZ VOS COUVERTS !

MARCHÉ ARTISANAL
ANIMATIONS ENFANTS

2 BALS,
12 CONCERTS
TRAD, ROCK,
PUNK, ELECTRO
CELTIQUE ET
OCCITAN

COURSE NATURE
5€ SUR MIDI-RUN.FR
10€ SUR PLACE

RANDONNÉE
3€ SUR MIDI-RUN.FR ET SUR PLACE

CONCERTS / BALS
GRATUITS LE VENDREDI SOIR ET SAMEDI APRÈS-MIDI
PAYANTS LE SAMEDI SOIR, TARIFS RÉDUITS
SUR LE SITE HELLOASSO-PADÈNES

INFORMATIONS 06 95 30 50 34
https://festivalceltenoc.wixsite.com/festivalceltenoc

dessins et de ce rêve qu'il ne pouvait pas raconter que tout le travail de l'analyse a tourné.

Quel père avait-il, quel grand-père? Les difficultés d'une émigration qu'avaient amené cette famille venue de l'Est dans la situation précaire qu'on a vue autour de Paris. Or, si le bras de l'enfant n'avait pas besoin de rééducation, le kinésithérapeute, qui avait un bon contact avec Alex, et après que la psychothérapie eut permis de soulager les motivations psychogènes de cette étrange infirmation de la motricité, voulut reprendre le travail. Et Alex aimait bien bavarder avec ce kinésithérapeute masculin. Le fait est qu'il lui raconta ce qu'il m'avait dit et que le kinésithérapeute se trouva jouer le rôle du meilleur des éducateurs pour ce garçon prépubère dont le père, absent ou très préoccupé, négligeait ses enfants. La mère, je ne sais pourquoi, était dans je ne sais quel hôpital depuis des mois. C'était la sœur de quinze ou seize ans qui tenait le foyer, si tant est que, dans cette baraque divisée en deux pièces, on pouvait parler de foyer.

On peut dire que ce qui est hystérique est toujours appel au secours adressé visiblement à un autre, en vue d'obtenir une satisfaction libidinale plus ou moins clairement érotique, à la fois désirée et refoulée. Cette ambivalence du désir provoque le sujet à une régression des pulsions, inconsciente, bien que probablement elle ait d'abord été consciente. Cette régression exprime les pulsions en les associant à un mode archaïque de satisfaction.

Chez Alex, la pulsion de pénétration génitale se transformait en pulsion de membre pénétrateur qu'Alex ne voulait pas réaliser. C'était là le symptôme hystérique, le déplacement du pénis sur le bras et le couteau.

Le *trouble psychosomatique* provient plutôt d'une douleur à l'occasion de souffrances intimes : souffrances dues à une relation déçue avec un être élu, qui se traduisent par une blessure imaginaire, avec retour à une image du corps archaïque et à l'époque de la relation du sujet avec une autre personne que celle dont il est question actuellement. Le trouble psychosomatique actuel est la répétition, amplifiée parfois, d'un dysfonctionnement passé, réel ou imaginé, du corps propre du patient. Lequel corps devient le substitut d'un compagnon contemporain d'une épreuve associée à l'épreuve d'aujourd'hui, un compagnon dont le sujet pense qu'il le comprendrait, ne le laisserait pas seul devant sa souffrance et avec sa blessure actuelle. Ce n'est donc pas le même narcissisme qui semble être touché dans le trouble psychosomatique et dans l'hystérie. *Dans l'hystérie, il me semble que c'est le narcissisme secondaire qui est en danger; dans le psychosomatique, ce serait le narcissisme primaire.* Dans l'hystérie, ce qu'on pourrait appeler l'éthique de l'érotique s'ordonne autour de la génitalité; dans le psychosomatique, elle s'ordonne autour de la dépendance pour le manger et le faire, ou de l'autonomie par rapport à l'être aimé dans l'enfance, à l'être aimé dans la relation élective où il a pu accompagner les épreuves des castrations anales et orales.

Il y aurait donc quelque chose de plus archaïque dans les troubles psychosomatiques que dans les troubles hystériques. Citons un cas - celui d'une mère - qui me semble typique d'un trouble psychosomatique. Pendant les obsèques de son fils, décédé adulte, au moment de la mise en terre du cercueil, cette mère a ressenti comme un coup de poignard à l'estomac. A l'examen fait peu après, il s'est avéré qu'elle avait un cancer de l'estomac dont elle est morte le mois suivant, au jour anniversaire de la mort de son fils. Il est bien possible que ce cancer, elle en ait été atteinte, sans en être alertée, depuis longtemps : c'est ce qu'ont dit les médecins à son mari; mais elle en a senti la morsure ce jour-là, et au moment même où l'on déposait son fils dans la tombe. C'est comme si la mort de ce fils aîné, le premier qu'elle avait allaité, réveillait en elle un sevrage impossible. Peut-être était-elle restée attachée chair à chair inconsciemment à cet enfant aîné, par-delà même l'époque de son sevrage; au moment de la mort du fils, le détachement définitif de son corps lui arrachait la substance viscérale de son propre estomac. Mourir un «mois» après son enfant, jour pour jour! Mort de ce «Moi» qui a muté la femme en mère à la naissance de son aîné (et les femmes le savent bien

- il y a un aîné de chaque sexe, pour les pères aussi) : devenir mère pour la première fois, c'est une mutation, une mutation du Moi, une mutation du narcissisme de la femme; mais pas du sujet du désir : ce sujet est en deçà du croisement du temps et de l'espace, il ne connaît ni naissance ni mort, mais seulement le verbe être pour aimer.

En tant que sujets, nous ne connaissons les autres qu'à travers notre relation moïque à eux, et la leur à nous : c'est là le problème du psychosomatique, lié au rapport du symbolique et de la réalité, temps croisé à l'espace, que constitue la chair vivante, par l'intermédiaire de l'articulation de l'image du corps sur le schéma corporel.

La souffrance qui brise le continuum d'une relation vitale, le sujet n'a pas de mots pour la parler. Le corps est comme mutilé, en un lieu spécifique de l'histoire du lien d'amour brisé; et il signifie, en en jugulant plus ou moins une part, l'expression impossible de la souffrance endurée, ainsi en partie anesthésiée.

Dans le même ordre d'idées, il est bien connu qu'il ne faut pas d'émotions à un cardiaque, parce que les émotions touchent le cœur, celui de l'image du corps, celui des émotions; c'est que ce cœur a une répercussion sur le schéma corporel, et sur le fonctionnement du cœur en tant que viscéral. Le «cœur de cœur», et le «cœur de viande», comme m'a appris à dire un enfant que je soignais, sont distincts, différenciables, mais parfois, dans la pathologie, interfèrent l'un sur l'autre.

Il est bien connu également que, lorsqu'il y a des discussions dramatiques dans une famille, il peut y avoir un réveil d'ulcère de l'estomac chez un chronique ulcéreux potentiel. L'analyse d'un sujet ulcéreux confirme bien l'archaïcité de ce trouble psychosomatique. Sa libido est restée marquée par l'amour de sa mère, confondu avec son désir pour elle. Les représentations oniriques, en cours d'analyse, obéissent à une éthique cannibale, l'analysant revivant l'époque où sa mère le nourrissait au sein. Cette éthique d'amour maternel, ce manger de baisers, joue, jusque dans l'estomac, son rôle dans les relations avec les personnes qui partagent avec nous nos repas et dont les accès caractériels se répercutent émotionnellement sur les autres.

Cas de Tony : père psychosomatique, enfant hypocondriaque (ou hystérique?).

J'ai connu un homme, appellons-le le père de Tony, qui était le dernier-né d'une famille de cinq garçons. Il avait un ulcère à l'estomac depuis des années, il avait souffert de gastrite dès l'âge de quatorze ans. C'était le seul des cinq frères à avoir une vie sociale et génitale régulière : il était marié, et Tony était son fils unique. Ses quatre frères étaient des délinquants qui passaient leur temps en prison.

Leur père, le grand-père paternel de Tony donc, enfant de l'Assistance publique comme leur mère (la grand-mère de Tony), était mort d'un accident du travail quand le père de Tony était tout enfant : il ne s'en souvenait pas. Quant à la mère, alcoolique (ou devenue alcoolique après son veuvage?), elle était morte du *delirium tremens* quand le père de Tony avait dix ans. Il disait qu'elle les avait tous nourris au sein. Il avait les larmes aux yeux en parlant d'elle, si bonne, mais qui vivait d'une façon désorganisée et qui avait été rejetée par la société du fait de son alcoolisme. D'autant plus qu'à sa mort, lui, qui avait dix ans, et deux de ses frères, les plus proches de lui, avaient été pris en charge par l'Assistance publique. Cette mère, rejetée de tous, avait donc induit chez ses fils quand ils étaient bébés, et qu'ils l'aimaient tous, un conflit intime d'amour éperdu, cœur à cœur, pour elle, puis de honte d'elle, vis-à-vis de la société. Au fur et à mesure qu'ils grandissaient, ils étaient dans le dénuement matériel. Les quatre autres fils avaient construit leur structure libidinale en conservant comme seul Moi Idéal la mère aimée de quand ils étaient petits! ils n'avaient été soutenus que par cette identification, le «travail» du père l'ayant «tué», à une époque où il n'y avait pas de Sécurité sociale, pas d'Allocations familiales, ni de compensations aux accidents du travail pour les ouvriers accidentés mortellement. Ils étaient, en grandissant avec elle, sans autre famille, devenus comme elle, des individus inadaptés aux lois, et des objets à rejeter pour la Société. Ils avaient tous commencé par la délinquance juvénile, dès quatorze ans, et c'est au même âge que le père de Tony, lui, payait par ses gastrites une sorte de délinquance de son tube digestif. Il gardait la même fixation à une mère qui avait été si bonne nourrice et si tendrement aimante et douce dans le souvenir. Ses frères avaient commencé par voler, puis boire, puis ç'avait été la prison à temps, puis l'attaque à main armée. Deux d'entre eux étaient devenus des meurtriers au cours de leurs récidives. Lui était un délinquant psychosomatique : c'est son estomac qu'il attaquait ou qui l'attaquait, ou plutôt il s'auto-dévorait lui-même, à défaut du sein maternel auquel il avait tété le dernier et qui, de ce fait, l'avait nourri plus longtemps que les autres, comme il le disait.

On voit ici, distribuée dans une famille, la distinction dont nous parlions, entre les troubles hystériques et les troubles psychosomatiques. Trois des frères, ceux qui avaient plus de quatre ans à la mort de leur père, étaient hystériques, c'étaient des délinquants hystériques actifs, le quatrième, un hystérique passif. Le cinquième était psychosomatique, le père de Tony.

L'occasion qui m'a fait connaître cet homme et son histoire n'est pas, comme on pourrait le croire, une cure psychothérapique de son ulcère. Je l'ai connu en consultation hospitalière, à l'occasion d'une demande du service où je me trouvais pour l'examen psychologique d'un garçon de dix ans, Tony, précisément. *Tony, depuis plusieurs mois, manquait l'école sous prétexte de douleurs aiguës aux genoux.* L'observation à l'hôpital et tous les examens et analyses ne permettaient pas de comprendre la cause de cette souffrance. Était-il un simulateur? Quel était son niveau mental? Ses douleurs, disait-on, l'empêchaient réellement de dormir et gênaient sa démarche. Au cours d'un temps prolongé d'observation à l'hôpital, Tony n'était apparu ni caractériel ni scolairement retardé. Son Q.I. était de 105; bref, son cas embarrassait. Non, cet enfant n'était ni délinquant, ni retardé, ni caractériel, il souffrait. Il était hypocondriaque. *Genoux? Je, nous.* Qu'en est-il de nous, mon père et moi? On dirait un jeu de mots ou de maux. Mais c'est bien cela qui ressortait des séances où je l'écoutais. Il posait nettement le problème de sa famille paternelle, à travers un appel au secours qui avait pris forme langagière de ce symptôme médiatisé en mal aux genoux. A l'origine, il y avait le dire d'un médecin de son quartier, appelé un jour où il souffrait effectivement d'un genou un peu enflé et chaud, pour lequel le médecin avait ordonné un repos sans école pendant une semaine, et diagnostiqué des «douleurs de croissance». Cela se passait quelques mois plus tôt. Et puis, Tony avait fêté ses dix ans, l'âge où son père avait perdu sa mère et été recueilli par l'Assistance publique. Il est probable qu'à l'anniversaire des dix ans de son fils, tous ces vieux souvenirs avaient dû revenir à la mémoire du père, mais il n'en avait rien dit. Car, rien de l'enfance de ce père ni de sa famille n'avait jamais été dit, ni à sa femme ni à son fils. La femme, elle aussi de l'Assistance publique, avait été abandonnée beaucoup plus précocement que lui, et avait un bon souvenir d'une nourrice de son enfance, hélas morte peu après son départ pour une pension de l'Assistance. Elle savait seulement de son mari qu'il avait eu sa maman jusqu'à dix ans et que la pauvre femme... Mais elle ne connaissait la délinquance d'un beau-frère, qu'elle n'avait jamais vu, que d'une façon très vague, à cause de «papiers et lettres d'avocat» que son mari avait un jour reçus. Il lui avait alors dit qu'il devait aller parler avec un avocat des bêtises faites par son frère, le plus proche de lui. Elle était discrète et aimante, elle aimait ce mari, orphelin comme elle, et frappé par le malheur. Rien de ce qui concernait l'origine ni la parenté de Tony d'aucun côté, ni paternel ni maternel, n'était donc connu de l'enfant. Et c'est cette cure psychothérapique, psychanalytique, d'un petit-fils, qui a permis de comprendre ce qu'est le destin libidinal dans une lignée, quand le narcissisme est blessé au cours de la structuration.

L'éthique du désir s'était enracinée chez le père de Tony à l'époque orale, dans les problèmes narcissiques de validité phallique de sa mère ; et, pour ses frères, autour des problèmes secondaires, liés au mépris et à l'abandon d'un père vaincu par un accident du travail.

C'est grâce aux troubles hypocondriaques du garçon que j'ai pu connaître l'histoire de cette famille et aussi, par la parole et le retour du dire concernant tout ce non-dit, aider l'enfant à retrouver la santé. Les traumatismes du cœur qui ne sont pas parlés peuvent donc être exprimés par le corps, qui se sent traumatisé, par l'intermédiaire de l'image du corps, croisée comme trame et chaîne au tissu de notre narcissisme. Il s'agissait, dans le cas de ce genou douloureux, du cœur du père de Tony et du sien, son cœur associé au cœur de son père, bref, non de genou, mais de Je-Nous; ces deux cœurs au sens du lien affectif qui lie un être humain à son géniteur, à celui qu'il aime au début de sa vie et qui lui fait s'aimer lui-même, je veux dire le père ou celui qui en tient la place. C'est ce même père, responsable de son enfant, fille ou garçon, qui, à partir de trois ans, le détache de la relation duelle à sa mère, pour en faire un être social sexué et selon la Loi. C'est pourquoi tout le dire ou le non-dire concernant un père est tellement traumatisant, dans le sens d'une absence d'éléments structurels dans la vie inconsciente; c'est pourquoi aussi ce traumatisme se reporte à la génération suivante, c'est là une des découvertes les plus importantes de la psychanalyse : l'héritage d'une dette inconsciente qui dédynamise un des descendants de la deuxième ou troisième génération.

Le père de Tony, à l'époque de son sevrage, n'ayant pas connu son père, ne pouvait être élevé que par référence à ce que la société lui signifiait de sa mère pour l'en détacher. Or, cette société n'aidait pas non plus ses aînés, les substituts du père pour lui. Pour un petit enfant, les aînés représentent d'autres grandes personnes au contact de maman, ils sont un peu des substituts paternels. Eh bien, ces aînés étaient incapables de servir de référents à la Loi, eux-mêmes étant traumatisés par la décapitation de la famille et par la détresse dans laquelle la mère était restée avec ses cinq enfants. Le traumatisme dû à l'abandon des enfants par l'un ou par l'autre des parents est différent selon l'âge du développement, non pas physique, mais affectif et sexuel, de chacun dans une même famille. Si, à la suite d'un traumatisme qui a frappé tous les enfants, plus la mère (ou le père) qui a la charge de ces enfants seul(e) après la disparition de son conjoint, chacun trouve à parler de ce dont il souffre à qui sait l'entendre, l'entendre pour lui-même, alors, chacun peut arriver à assumer son épreuve, et à la dépasser. Et même sortir plus fort de cette expérience, s'il a pu à ce propos exprimer tout ce qu'un vivant dans la détresse a à dire de cet événement. Toute épreuve est une expérience de survie du corps et tout se passe comme si celui-ci avait pour métaphore le psychisme ; mais, pour que le psychisme reste vivant, il faut qu'il y ait langage échangé, expressif, actuel, avec quelqu'un qui prête à celui qu'il écoute la valeur de sujet de sa propre histoire.

Toute épreuve est une expérience dans la réalité qui peut être assumée psychiquement, si le corps y survit. Mais, pour cela, il faut un travail qui s'appelle le travail psychanalytique, et ce travail ne peut être fait qu'avec quelqu'un qui, par son écoute et sa propre formation, donne à celui qui lui parle une castration symboligène, c'est-à-dire l'aide à se comprendre avec la symbolisation de ce qu'il a perdu et qui se met alors à lui appartenir en propre. Ainsi, ce père courageux qui avait dû abandonner le poste de chef de famille du fait d'un accident mortel du travail, chacun de ses fils eût pu, pour lui faire honneur, aidé par une autre personne, tenir dans ces difficultés, puisque tous étaient des enfants intelligents ; mais il eût fallu réhabiliter et la personne du père dont ils n'avaient d'autre expérience que l'abandon où s'était retrouvée la mère, et la souffrance de la mère dont la seule solution avait été de boire pour laisser la nourriture aux garçons, à une époque où le vin était très bon marché dans les estaminets.

D'ENGENDREURS EN ENGENDRÉS : LA SOUFFRANCE D'IMAGINAIRE EN RÉALITÉ : LES DETTES ET LES HÉRITAGES

Mettre des mots sur la souffrance d'une épreuve, pour qui peut entendre ces mots, et prêter son attention au sujet qui parle en lui faisant confiance, cela apaise l'angoisse. Et, sans angoisse, la vie, la survie, permettant à celui qui a dépassé l'aigu de l'épreuve de trouver la solution par lui-même. Cela veut dire que les pulsions dont la satisfaction est interdite provoquent des surtensions libidinales et, de ce fait, de l'angoisse, comme tout ce qui est surtension chez un être humain. Une sous-tension libidinale provoque le repli et le sommeil ; la surtension, elle, provoque l'angoisse. Et l'angoisse par surtension provoque un malaise, et le mal-être est ressenti comme culpabilité au premier degré déjà ; puis, comme il fige les forces vives de l'individu, celui-ci se sent secondairement coupable de ne pas faire face, de manquer à la dignité liée au fait d'assumer son désir, qui est enracinée dans l'être humain depuis son origine. C'est pourquoi l'angoisse a besoin de s'exprimer. Si elle ne peut s'exprimer en paroles, c'est par le comportement ou le fonctionnement corporel, par le comportement du corps en société ou le comportement caractériel, ou par un dysfonctionnement du corps végétatif ou moteur que l'angoisse s'exprime. Tout est langage chez l'être humain. Le corps lui-même, par la santé, ou par la maladie, est langage. La santé, c'est le langage du bien-portant ; la maladie est un langage d'éprouvé et, parfois, d'angoissé. Être malade est signe de lutte contre un ennemi de cet équilibre des échanges, qu'on nomme santé. Toute l'énergie est alors focalisée pour résister au dol ou pour guérir le dol qu'un agent extérieur a provoqué directement (accident, blessure, maladie) ou secondairement par réaction de défense. J'ai essayé, dans ces dernières pages, de décoder l'évolution de l'image du corps liée au narcissisme primaire, puis au narcissisme secondaire, après la résolution de l'Œdipe. J'ai dit qu'elle était et érogène et fonctionnelle, mais aussi à son origine, ce que j'ai décrit comme une image de base contre l'intégrité de laquelle toute menace est ressentie comme mortelle. Elle relie le corps au langage le plus végétatif, cardio-respiratoire-digestif. L'intégrité de cette image du corps quant au cardio-respiratoire et au digestif, c'est cela qui donne à l'être humain la sécurité jusque dans son sommeil ; faute de quoi le sujet du désir ne peut plus animer la chair, et s'ensuivent de grosses perturbations psycho-organiques.

Si l'*image de base* est touchée, il y a dévitalisation partielle ou totale, et jusqu'à une réaction lésionnelle. Si c'est l'*image fonctionnelle* qui est touchée par un événement traumatique qui n'est pas parlé, il y a réaction fonctionnelle, humorale, neuro-musculaire. Des effets déréglants de l'homéostasie et du tonus, à point de départ inconscient, altèrent plus ou moins le Moi et l'ordre des instances psychiques, et, à partir de là, le comportement comme expression langagière globale. Si c'est l'*image érogène* qui est en cause, il peut y avoir infirmation ou au contraire surexcitation du désir, d'une façon qui déborde ce que le sujet est capable de maîtriser quant au passage de son expression dans le schéma corporel. Chez les aînés du père de Tony, par exemple, la souffrance éprouvée à l'âge où ils étaient presque pubères, quand leur mère s'est totalement délabrée au point de vue social, ne leur a pas permis de se construire à travers une éthique de travailleurs. Leur père avait été méprisé dans sa valeur de travailleur, puisqu'il y avait laissé sa peau et que la société n'avait tenu aucun compte de sa dignité de chef de famille, en aidant ses enfants à survivre, même matériellement, et pas seulement éducativement. A la mort du père, pour les aînés, que le père avait marqué par l'exemple du travail, d'une vie honnête et ordonnée, la castration qu'il avait commencé de leur donner a sauté (si je puis dire). Les freins pulsionnels à la nuisance et au meurtre aussi ont sauté, emportant avec eux la symbolisation de la sexualité orale et anale, tremplin d'une libido utilisable dans la scolarité et le travail. De plus, la mère, tendre et aimée, étant laissée à leur discrétion, les émotions incestueuses se sont réveillées chez ces enfants. Tout cela dans l'inconscient ; mais le résultat a été que le travail n'avait plus de valeur ; de surcroît, l'amour filial pour la mère était bafoué, puisque ses enfants ne pouvaient pas encore travailler, gagner de l'argent pour l'aider et ne pouvaient rien faire d'autre que d'assister à la façon dont les gens, autour d'eux, la blâmaient, de supporter de ne plus manger à sa faim en buvant. Les aînés, frappés jusque dans leur dignité humaine, c'est-à-dire dans l'image de base de leur narcissisme, par la déréliction dont ils héritaient concernant leur père et leur mère à l'âge social œdipien, n'ont pu que devenir des délinquants graves, allant, pour deux d'entre eux, jusqu'au crime de sang, par escalade et prisons successives, et fréquentation de délinquants peut-être pire qu'eux, et qui n'avaient pas gardé de leur mère une image aussi prestigieuse que celle conservée par chacun d'entre eux.

Celui, pour lequel le père de Tony avait été convoqué par l'avocat, était le frère qui le précédait directement. Il était aboulique, hystérique passif, il n'aimait pas les filles, il avait, selon l'avocat, été exploité par une bande, mais n'avait commis, personnellement, ni vol ni crime. Ce frère avait été le compagnon de pensionnat du père de Tony à l'Assistance publique, lors de la mort de leur mère. C'était celui que la mère avait sevré au moment où elle était enceinte précisément du père de Tony.

Ce dernier ne portait aucun jugement péjoratif concernant ses frères. Il était frappé par le malheur et parlait avec résignation de ses frères, mais exprimait un amour indéfectible et ardent pour sa mère, et une estime idéalisée pour un père dont il n'avait aucun souvenir et dont il n'avait rien entendu dire d'autre que son destin déjà d'enfant de l'Assistance publique et son accident du travail.

Les symptômes, qu'ils soient hypocondriaques comme chez Tony, le petit-fils de l'accidenté du travail, hystériques comme chez ses oncles, ou psychosomatiques comme chez le père de

Tony, peuvent être compris comme le langage du Moi inconscient en tant que solidaire du corps propre, lieu du schéma corporel. Ces symptômes qui obèrent la liberté de vivre sont autant de moyens d'exprimer la souffrance d'un être humain atteint dans son narcissisme : lequel est arrimé, de castration en castration, symboligène ou non, au cours de son premier développement, à une éthique inconsciente, et assure la continuité dans la cohésion de la structure psychique et sexuelle.

Cette continuité des structures psychiques et sexuelles, c'est cela qui est compris sous le terme de narcissisme, lié au croisement de l'image du corps inconsciente et du schéma corporel préconscient et conscient. C'est la condition de l'articulation du sujet, qui n'est ni temporel ni spatial, au contraire de ce qu'on peut dire de son corps, lequel participe du Moi par lequel le sujet s'objective dans ses motivations de comportement; les justifiant dans la réalité par des fantasmes ou des rationalisations verbales qui se manifestent par ses échanges avec le cosmos, si l'on peut dire, c'est-à-dire la santé, ses relations avec les animaux et les humains, son habitus caractériel.

Les autres corps aussi sont des objets appartenant à la réalité croisée du temps et de l'espace. Chaque corps est représentatif d'un sujet désirant, si c'est un humain; mais il est perçu par les autres sous sa forme d'objet offert à leur désir, en les provoquant à le désirer d'une manière philique ou phobique; je veux dire désirer pour entrer avec lui en une relation d'échange de plaisir, ou pour refuser une relation d'échange avec lui qui serait déplaisir.

C'est le sujet du désir - en tant non seulement que témoin, mais aussi qu'acteur de son histoire, par l'intermédiaire du corps - qui prend chair dans ce corps au jour de la conception de chacun, et qui reconduit son contrat de vivant, d'inspiration en inspiration, après que, d'expiration en expiration, il ait risqué, en confiance, ce contrat de vivant. On peut dire que c'est de seconde en seconde que le narcissisme d'un sujet reconduit le contrat du sujet désirant avec son corps. C'est cela vivre, pour un être humain.

Ce contrat qui lie le sujet à son corps est la mystérieuse énigme de chaque être humain. Lorsqu'il parle, chacun parle de lui-même sous le couvert du mot «Moi» distinct de «Toi» et «Eux», mais, en même temps, ce sujet qui parle de lui au nom de «Je» peut ou désavouer le Moi, ou le prendre en charge consciemment (et peut-être ailleurs). Et encore, dans son sommeil, il est, ce sujet, le témoin autre de ce «Moi» immobile, on pourrait dire végétatif; et, dans le même temps, le travail de ré-assumation de son corps se fait chez le sujet, que le désir, pendant la veille, avait fatigué : c'est donc que le narcissisme de base veille à reconduire quotidiennement, dans le vivant, son contrat, à reconduire cette énigme. Ce «Je» ensommeillé, qui ne pourrait même pas dire le «Je» grammatical d'une phrase, ce «Je» ensommeillé qui veille, on ne sait où, en permettant au corps la réfection de ses forces, ce «Je» est témoin du désir de tous ces désirants qui remontent à la nuit des temps, de s'être engendrés de mère en fille, de père en fils, depuis que le monde est monde.

Cette énigme, l'enfant humain l'aborde autour de ses trois ans. Il croit, l'innocent, que l'adulte, image de lui achevée, va lui donner réponse à toutes les questions qu'il se pose; mais l'adulte, lui, attend de ses enfants réponse à l'énigme du sens de sa vie, réponse à l'énigme des échecs du Moi par rapport au désir du Je.

Et c'est cette maldonne, cette mal-compréhension où chacun attend de l'autre une réponse que personne ne peut lui donner, qui fait le problème des relations enfants-parents. Ils ne peuvent accepter facilement leur impuissance : l'enfant, celle de ses parents, et les parents, celle de leur enfant (impuissance à leur donner la satisfaction que leur désir imaginaire voudrait trouver dans la réalité).

En tout cas, chez Tony, qui avait mal aux genoux, cette articulation de ses membres inférieurs, c'est l'énigme de cette douleur posée à des médecins, qui n'avaient pas, avec leur savoir concernant le corps, de solution à ce qui se passait, qui a permis que le contact avec un psychanalyste éclaire l'autre énigme que posait «Je-Nous» au père dans le corps de son fils, et à l'enfant dans son amour pour sa famille, à la veille de devoir assumer seul son désir. Cette histoire a permis aussi à la jeune analyste que j'étais à l'époque de comprendre comment la souffrance non parlée de deux lignées peut s'exprimer chez un enfant de dix ans, leur héritier : Tony, interdit de vie normale et privé de sommeil par une douleur lancinante hypocondriaque, hurlait une souffrance qui remontait à son père et à son grand-père, et peut-être encore plus loin.

Certes, rien n'a été changé, pour le père, par le fait que, en me parlant, il réactivait en lui, à l'âge qu'il avait, les émois affectifs de son enfance. Mais il n'était pas tout seul : il pouvait, en repensant le sens de sa vie, parler à son fils de ce qu'il ne savait pas, mais qui lui avait posé problème, ou de ce qu'il savait, et qui lui faisait de la peine.

Tony, lui, n'avait pas posé de questions directes à son père; c'est par l'intermédiaire de son corps que les questions se posaient, sans réponse du côté du corps en tant qu'objet du savoir médical. L'énigme des mutations de la croissance et du destin des êtres humains, aux différentes périodes de leur histoire personnelle, recouvre en eux des événements intérieurs passés et même trépassés. Ce sont des événements qui se sont passés entre leurs grands-parents et leurs géniteurs, comme aussi des événements qui se sont passés au cours de la vie du sujet, mais n'ont pas pu se parler au fur et à mesure des mutations de sa vie. C'est le corps de Tony qui semblait l'empêcher de vivre, et ce n'était pas cela, mais le non-dit que ce corps représentait. Tony a permis qu'enfin son père puisse mettre des mots, pour un psychanalyste qui l'écoutait, sur son histoire, des mots de fils, de petit-fils, devenu père et engendreur d'enfant. Il a pu, avec ces mots, parler de sa femme et de son fils, alors qu'il n'en parlait jamais à personne; parler de sa mère, de leur malheur, du courage de cette femme, de ses malheureux frères dont il n'avait jamais parlé à Tony, ces oncles vaincus par leur force libidinale qu'un père, disparu trop tôt, n'avait pu initier à une autre loi que celle du travail et du courage, loi devenue elle-même caduque et absurde du fait de sa mort, sans honneur reconnu, au travail.

Et que dire de cette détresse où sa disparition avait laissé femme et enfants en bas âge, cette même détresse qu'avait connue le père du père de Tony, abandonné à l'Assistance publique, cette détresse qu'avait connue la mère de Tony, elle aussi abandonnée à l'Assistance publique? Mais il faut remonter encore plus haut dans l'histoire de ces désirants, il faut remonter à la détresse de l'arrière-grand-mère maternelle et de l'arrière-grand-mère paternelle de Tony, lors de leurs grossesses déniées comme valeur par la société; des femmes qui avaient servi d'objet à un homme irresponsable et n'avaient pas été soutenues pour ce qui est d'assumer leur enfant. C'est tout cela que Tony résumait dans son corps, dans ses deux genoux, chacun de ses membres inférieurs représentant son assise dans la vie, ses deux parents, pour qui l'énigme était «Je-Nous».

En guise de conclusion à ce travail.

L'énigme de notre vie - à tous et à chacun - dans sa relation, par notre corps, au corps des autres, et, par le langage, aux autres sujets, à travers les médiations des choses les plus substantielles jusqu'aux plus subtils des regards et des sons, cette énigme demeure.

Image du corps, croisée à chaque micro-seconde au schéma corporel, substrat de notre être au monde, lien des sujets à leur corps dans sa substantialité palpitante, lieu de leur apparence : tel peut aussi se dire le désir inconscient. L'énigme reste, liée à la pesanteur de la chair, toujours plurielle, avec ses besoins et ses désirs où le Moi de chacun (avec ceux des autres) s'épuise. Et puis que faire de ce sujet en quête de subtile union avec un autre sujet? Désir qui se veut accordé à l'autre par l'harmonique subtile de l'amour. L'énigme «Je-Nous» demeure, de génération en génération, tandis que moi, toi, les autres, meurent, et le langage est l'énigme qui, séparés que nous sommes les uns des autres, nous unit par-delà... en deçà... par quoi? En qui? Serait-ce, cet inconnaissable, le Sujet du verbe Être?

Cas cliniques de troubles de l'image du corps

Je ne pense pas que ce soit un hasard si la majorité des exemples porte sur des garçons. Garçons et filles sont portés et élevés par leur mère (ou après naissance, par des femmes). La première identification a la mère pour modèle. Au décours des castrations successives, les garçons se séparent de leur *alter ego* premier aimé, désiré dans les pulsions féminines de mère et sœurs. Les filles retrouvent en elles-mêmes ce qu'elles quittent, le pouvoir féminin de leurs pulsions passives représentées dans la mère et les femmes. Le rôle du Père et de la loi est dominant chez les garçons.

Devenues mères, bien des filles dérobent leurs fils aux épreuves castratrices de leur père et de la loi, dévalorisant ainsi la filiation symbolique humaine au bénéfice de la maternité physiologique et de la parentalité affective.

Le narcissisme des garçons et des filles est différent. La loi, incontournable pour les garçons.

De quelques thèmes annexes abordés

Table